第九章 [illegible]的设计

① [illegible]

[illegible]

[illegible]力[illegible]

[illegible]

[illegible]

[illegible]力。[illegible]

运动的方向[illegible]

[illegible]

[illegible]

[illegible]

口腔固定修复的临床设计

徐 军 等 编著

编委会

主 任　徐 军

编 委 (以姓氏笔画为序)

江 泳　刘玉华　周永胜　谭建国　樊 聪

人民卫生出版社

图书在版编目（CIP）数据

口腔固定修复的临床设计/徐军等编著. —北京：
人民卫生出版社，2006.12
ISBN 978-7-117-07919-8

Ⅰ. 口…　Ⅱ. 徐…　Ⅲ. 口腔矫形学　Ⅳ. R783

中国版本图书馆CIP数据核字（2006）第094215号

门户网：www.pmph.com　出版物查询、网上书店、
卫人网：www.ipmph.com　护士、医师、药师、中医
师、卫生资格考试培训

口腔固定修复的临床设计

编　　著：徐　军等
出版发行：人民卫生出版社（中继线 010-59780011）
地　　址：北京市朝阳区潘家园南里 19 号
邮　　编：100021
E - mail：pmph @ pmph.com
购书热线：010-67605754　010-65264830
　　　　　010-59787586　010-59787592
印　　刷：北京盛通印刷股份有限公司
经　　销：新华书店
开　　本：889 × 1194　1/16　印张：13.5
字　　数：387 千字
版　　次：2006 年 12 月第 1 版　2018 年 12 月第 1 版第 7 次印刷
标准书号：ISBN 978-7-117-07919-8/R · 7920
定　　价：188.00 元
打击盗版举报电话：010-59787491　E-mail：WQ@pmph.com
（凡属印装质量问题请与本社销售中心联系退换）

前言

在创始北医口腔固定修复学课程的几位先师中，我有幸见过其中的两位。当年他们在一无所有的基础上，翻译、创造、传播了这门使今天亿万中国人受益的专业。1983年，我曾见过朱希涛教授在1937年给一位男性患者做的左上6的OD嵌体，使用了45年后仍一切正常。那时刚大学毕业不久的我，在文革中背诵老三篇长大，不懂得尊师重道，更不懂一个口腔固定修复体能使用半个世纪意味着什么。

口腔固定修复不同于活动修复，其牙体预备的大量性和不可逆性以及修复体的不可摘戴性，决定了任何设计与制作的失误都会造成缺陷的不可弥补、持续的创伤与刺激。今天中国口腔修复界的物质条件（房间、设备、器械、材料）比过去不知好了多少倍，在现在的条件下作出的修复体，理应比先师们半个多世纪前所作的更耐久。即便是无髓的牙齿也是生命之躯的一部分，一个口腔修复科医生技术与良知的丰碑不在纸上或墙上，而在患者的嘴里。

与北医口腔修复学教研室固定修复教学组的五位同仁一起编著的这本书，是在我十几年来的教案基础上修改增补完成的，真诚感谢Lee Hysan基金会的资助，使我有机会加深了对口腔固定修复学的理解。这里面有国内外先师的创始与教诲，有宋世卿教授的传承，有随周书敏教授从事口腔修复生物力学研究的体会，有我们从事临床与教学研究的经验。

书中的病例与模型标本由魏秀霞、尹明、王乔、聂宇光、梁征五位主管技师精心制作完成；杨旭主治医师、蔡宇技师、路阳、朱敏同学协助拍摄、绘制了书中部分章节的图片；张丽君主管技师、宋莹护士、韩旭东护士配合拍摄了多幅图片；北医口腔修复科的多位医师、护师、研究生在成书过程中提供过帮助，在此一并致以深深的谢意。

错误与不足之处，敬请业界人士批评指正。

徐 军

2006年3月29日

于北京魏公村

目 录

第一章

嵌　　体

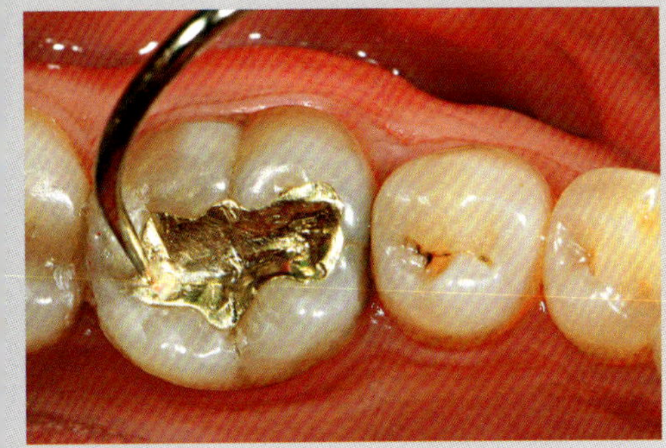

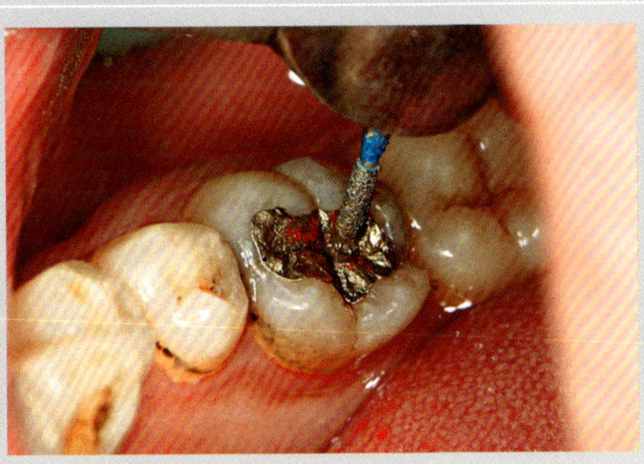

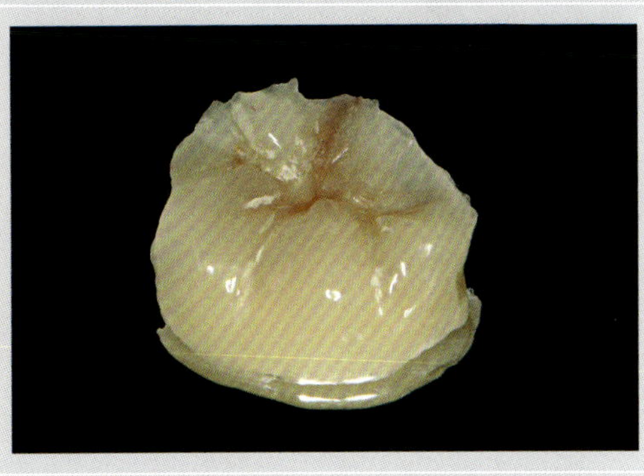

嵌体（inlay）是一种嵌入牙体内部，用以恢复牙体缺损的形态和功能的修复体【图 1-1，1-2】。

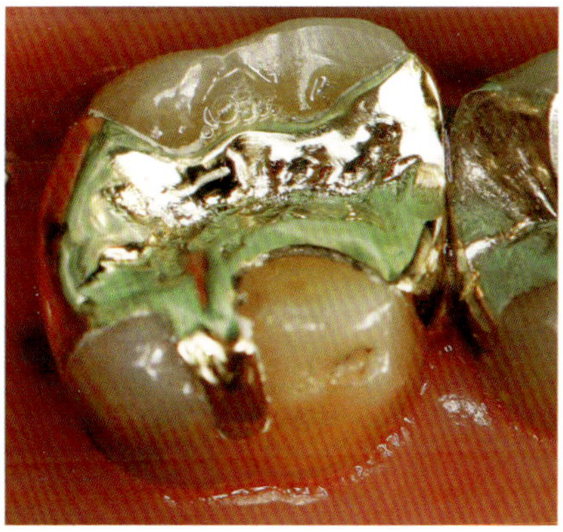

图 1-1 金合金嵌体

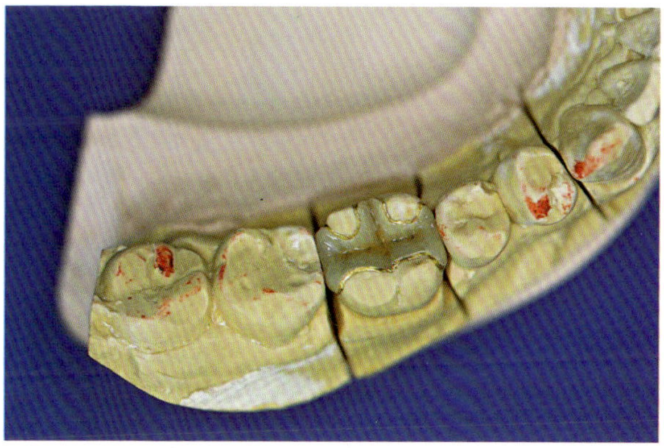

图 1-2 金沉积瓷嵌体

在修复牙体缺损的诸多修复方法中，在什么情况下应该选择嵌体类，在什么情况下应该选择部分冠或全冠类修复体来修复牙体缺损，这与牙体缺损的大小、原因、位置等因素有关。

一、嵌体的种类

1. 根据嵌体覆盖牙面的不同分类

可分为单面嵌体【图 1-3】、双面嵌体【图 1-4】和多面嵌体。按部位可分为𬌗面嵌体、颊面嵌体、邻𬌗嵌体等。双面嵌体具体可叫作近中𬌗嵌体（简称为 MO 嵌体），远中𬌗嵌体（OD 嵌体），颊𬌗嵌体（BO 嵌体），舌𬌗嵌体（LO 嵌体）。多面嵌体具体简称为 MOD 嵌体、BOD 嵌体等。

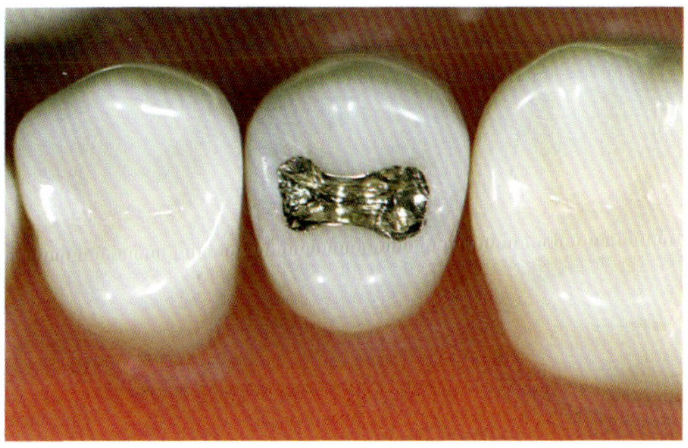

图 1-3 单面嵌体

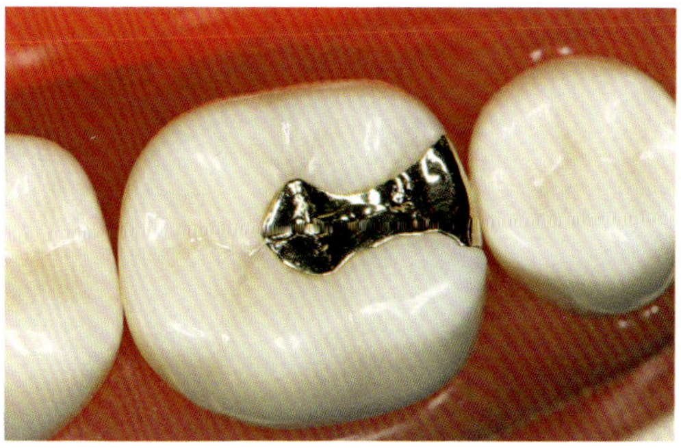

图 1-4 双面嵌体

2. 根据制作嵌体材料不同分类

（1）合金嵌体：有镍铬合金，不同含量的金合金制作的嵌体。金合金化学性能稳定，有良好的延展性能和机械性能，是制作后牙嵌体理想的传统修复材料。

（2）树脂嵌体：用于嵌体的复合树脂在成分和聚合方式上均与常规充填的树脂不同，它需先在模型上制作成型【图 1-5】，经高温高压处理后再戴入口内。树脂嵌体操作简便，易修补，对对𬌗牙磨耗小，是一种良好的美学嵌体材料。

（3）瓷嵌体：有直接在耐火材代型上制作的烤瓷嵌体；有CAD/CAM磨削出的瓷嵌体，有在模型上作蜡型包埋后铸造出的铸瓷嵌体;有用金沉积法制作组织面衬底后作的烤瓷嵌体，它们具有卓越的美观性能【图1-6】。

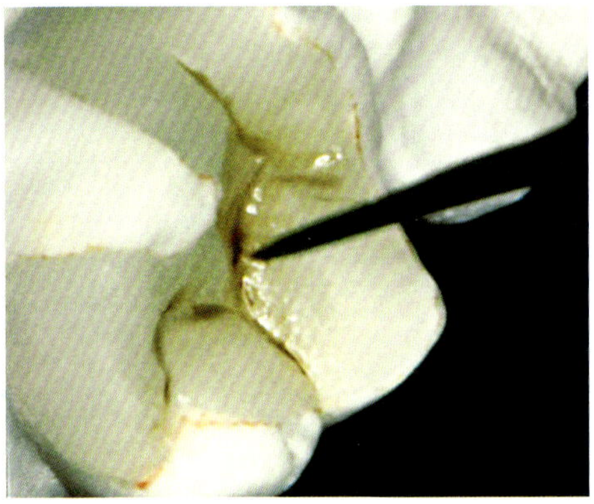

图1-5　树脂嵌体

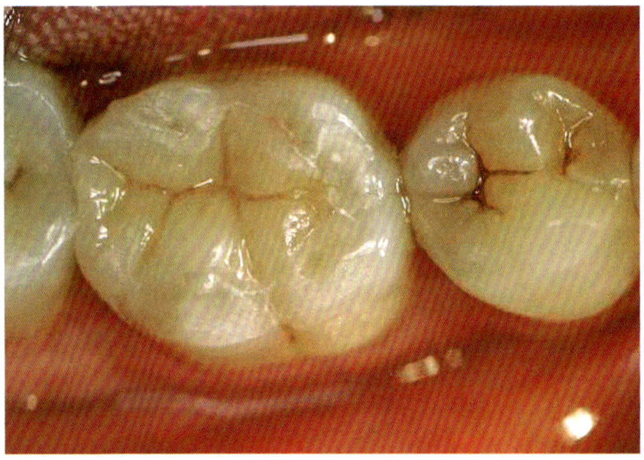

图1-6　瓷嵌体

二、嵌体的适应证与禁忌证

一般来说能用充填法修复的牙体缺损都是嵌体的适应证，但多年来，充填法适应证的扩大应用造成了认识上的误区。不以建𬌗为前提来考虑固位形与抗力的耐久性，不考虑𬌗接触面积的减小，通常以不建𬌗的填充为手段，患牙咀嚼功能得不到恢复，造成自身与对𬌗牙的过萌、𬌗接触的稳定性丧失等问题，多个牙时则可引起𬌗功能紊乱。因此，在无功能状态下维持充填体在位的作法是不可取的【图1-7】。修复体是修复的手段而不是目的，嵌体，它只能修复缺损部位的牙体而不能保护剩余部分的牙体。剩余部分的牙体不仅要给嵌体提供足够的支持与固位，自身部分的抗力也只能由自身提供。所以，充填体也好，嵌体也好，都只能在牙体虽缺损，但尚有较大体积的健康牙体组织余留时应用。或换言之，一颗牙牙体缺损后，如牙体预备后，剩余部分的牙体可以耐受功能状态下的各向𬌗力不折裂，并能为嵌体提供足够的固位形，则为嵌体修复的适应证。除此之外，皆为禁忌证【图1-8】。所以，作嵌体的牙冠必须有足够的高度和余留牙壁的厚度，以使其获得固位与抗力。

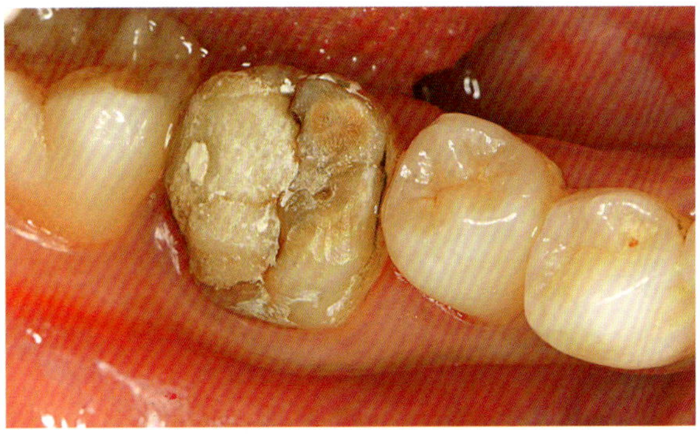

图1-7　无功能充填体

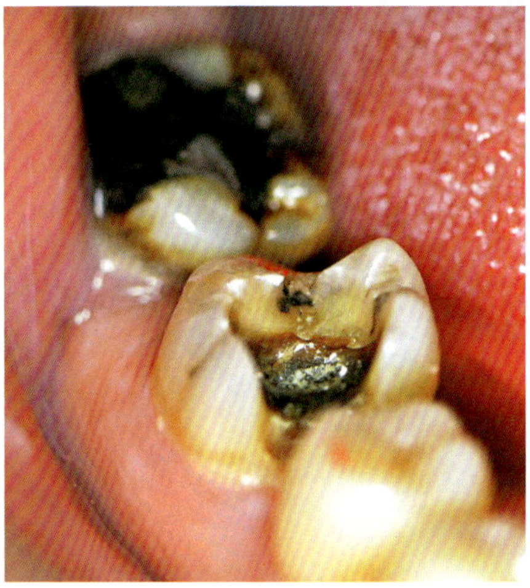

图1-8　已不适合作嵌体的牙体缺损

而能用充填体充填的洞型为什么要选择嵌体类呢？让我们将嵌体与银汞、树脂、玻璃离子充填体进行一下比较：

作充填体，制备牙体时可保留倒凹或需作出倒凹；而作嵌体制备牙体，则不能有任何倒凹。

充填体靠倒凹固位；嵌体靠粘固和摩擦力固位。

充填体是直接在口内充填而成；而嵌体是用不同材料在口外的模型上制作完成。

充填体的𬌗面形态靠在口内修整形成，成沟窝较易，成尖嵴难【图 1-9，10】；嵌体的𬌗面形态在模型上精细雕刻形成，𬌗面任何形态均可作出并与对𬌗协调【图 1-11】。

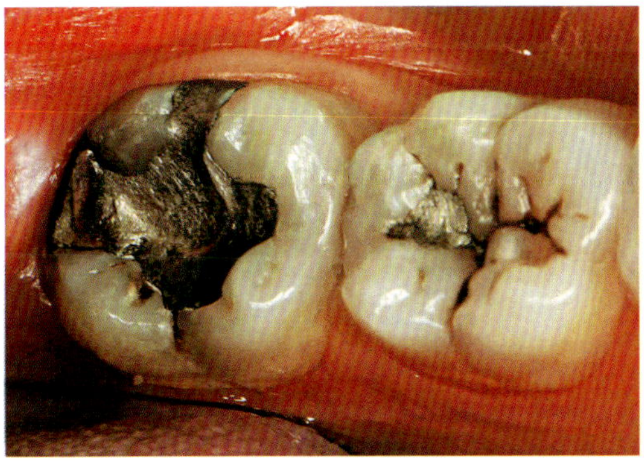

图 1-9 银汞充填体

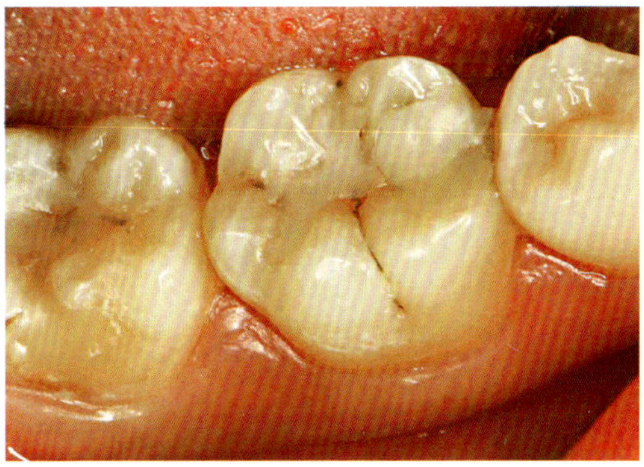

图 1-10 直接充填的树脂

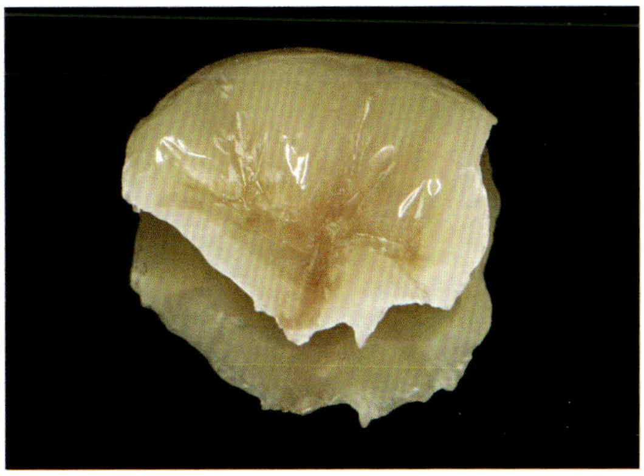

图 1-11 模型上制作出的树脂嵌体

充填体邻、轴面不易正确恢复外形突度，不能高度抛光，易附着菌斑。而嵌体可恢复正确的邻接触关系和轴面凸度【图 1-12，13】，除组织面外均可高度抛光，不易附着菌斑，容易清洁。

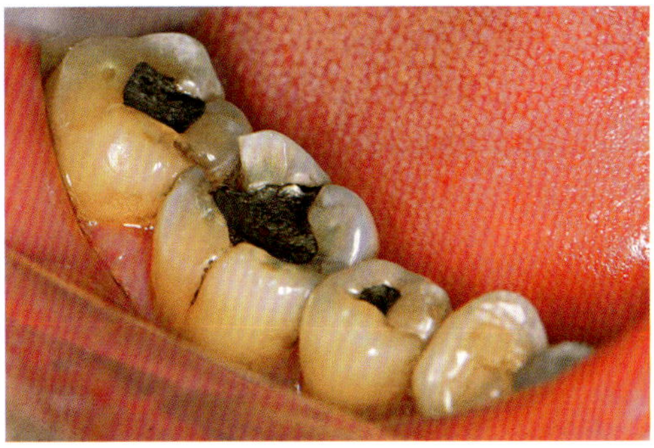

图 1-12 充填体折断、缺损，表面粗糙

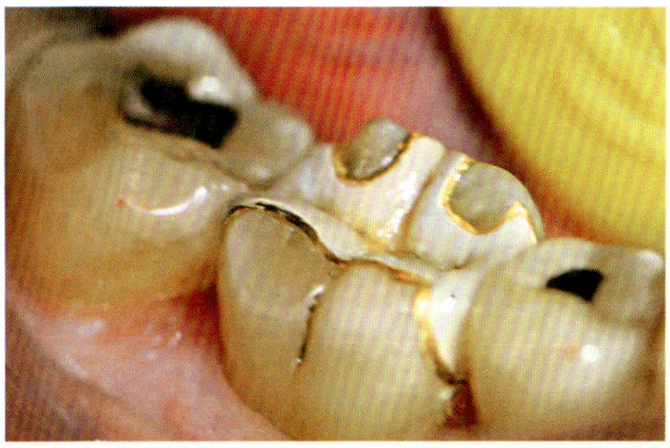

图 1-13 恢复𬌗接触关系与邻接关系的金瓷嵌体

与银汞充填体相比，合金嵌体在强度、耐久性能上要好得多，金合金可长期维持准确的形态与完整的边缘【图 1-14，15】。

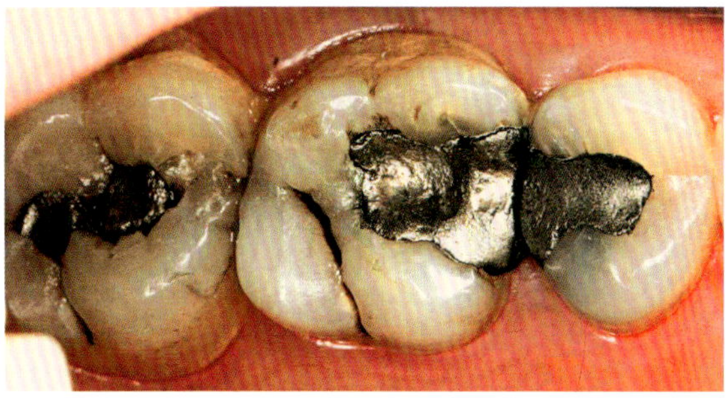

图 1-14　有蠕变、断裂及牙体组织浸染的银汞充填体

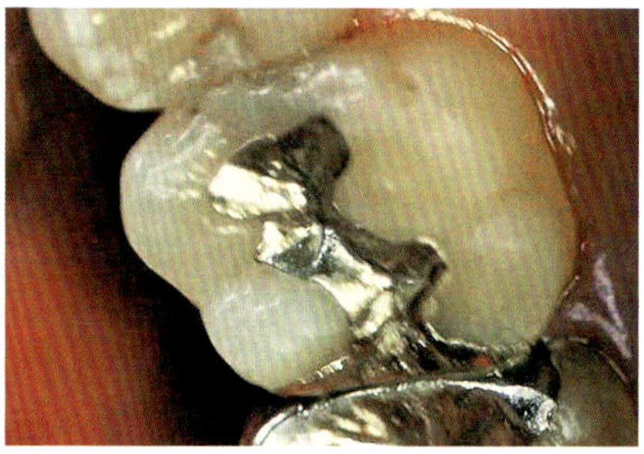

图 1-15　金合金嵌体

与树脂、玻璃离子充填体相比，瓷、树脂嵌体在美观、性能上要好得多。

就修复牙体缺损的范围而言，充填法与嵌体无明显区别。但当龋洞较小，用嵌体修复可能会因其牙体预备的固位要求而多去除一些牙体组织，如缺损的部位会使金属暴露或侵及牙龈边缘时则宜采用充填法。嵌体是外形线最长的修复体，只能在龋坏率低、口腔卫生好的情况下应用。当冠低、龋坏率高、缺损大、外形线长、牙体薄弱时都不适合作嵌体。与冠类修复体相比，嵌体固位力差，当𬌗力大、磨耗重或有磨牙症时也不适合作嵌体。

三、嵌体洞型制备的步骤与要求

经检查患牙的牙体缺损情况，了解缺损对邻牙、对𬌗牙有无影响，并拍 X 片判断缺损部位的大小，位置以及牙髓情况、髓角位置后，先作好嵌体修复设计，才可进行牙体制备。步骤如下：

1. 去尽腐质

与牙体牙髓病学治疗时的要求是一致的，为消除细菌感染，终止龋蚀进展，要将感染坏死的牙齿组织去除彻底，脱矿层抗力不足，但为避免露髓可适量保留。如为其他原因造成的牙体缺损，直接从下一步开始。

2. 制备具有固位形和抗力形的洞型

应先用𬌗纸仔细检查咬𬌗接触关系，以确定𬌗面的边缘设计位置能与正中接触点保持1mm的距离。用钨钢裂钻或金刚砂平头锥台形车针从𬌗面缺损或龋坏最宽处入手，根据缺损的深度与缺损边缘的位置形成𬌗面部分的洞型，同时去出除悬釉，颊舌向的扩展应尽量保守以保证颊舌壁的抗力形，如𬌗面洞型最深处近髓，应该垫底形成平面【图 1-16～21】。取印模前对外形轮廓修整，使各线角圆钝。

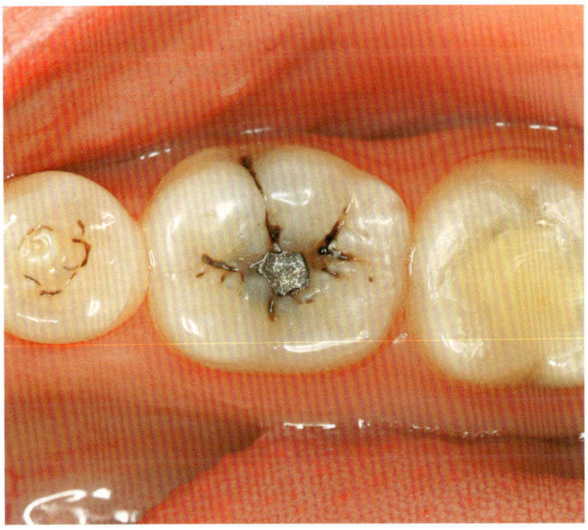

图 1-16 充填体下方继发龋、窝沟龋

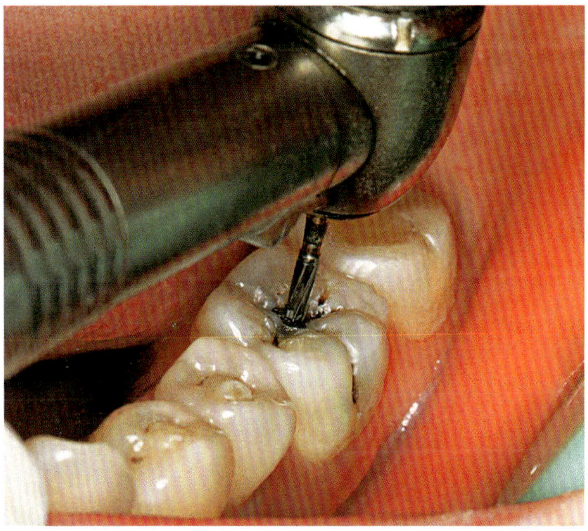

图 1-17 去除旧充填体

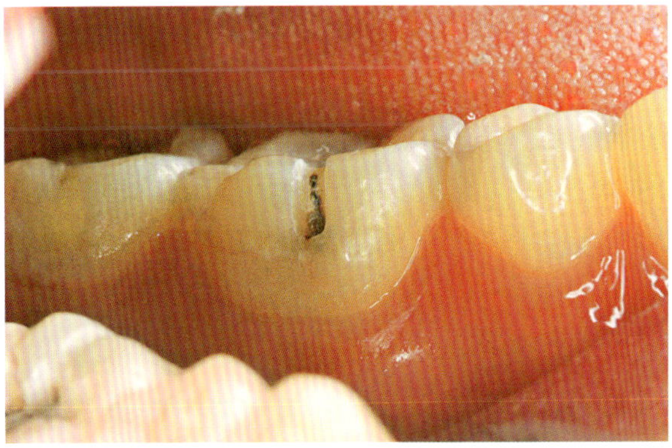

图 1-18 颊面龋损

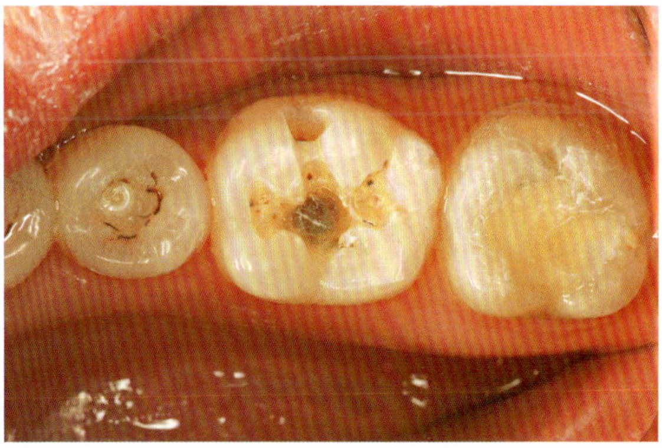

图 1-19 初步完成预备（𬌗面洞型最深处近髓）

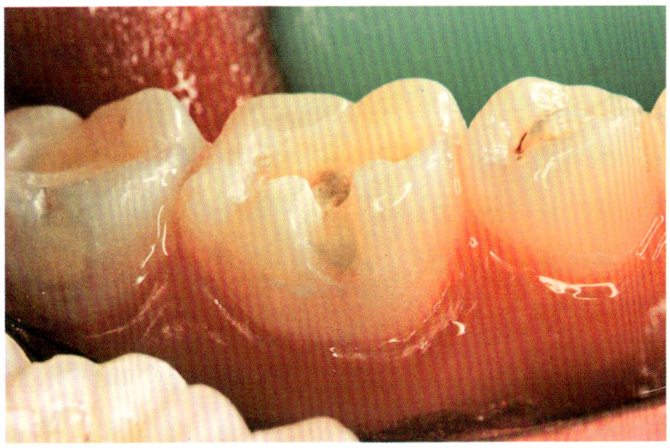

图 1-20 洞型颊𬌗面观

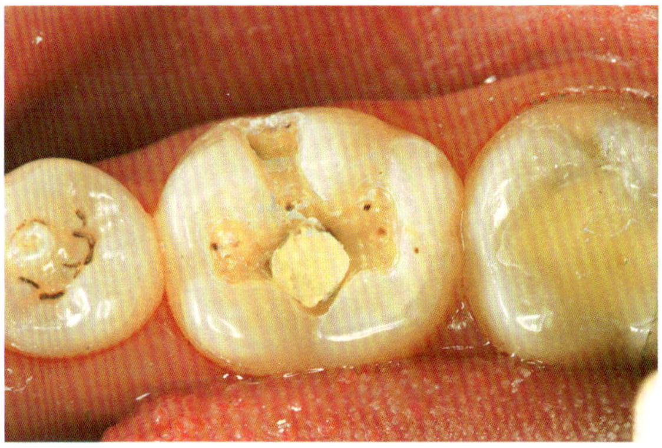

图 1-21 𬌗面洞型最深处垫底后

如缺损波及邻面，则需制备MO或OD洞型。在进入邻面的缺损预备时，则注意不要伤及邻牙，根据邻面缺损的宽度形成箱形，箱形洞缘的龈阶和颊舌壁应在邻面接触区外，龈阶的宽度为1mm。邻面洞缘应与邻牙保持最小0.6mm的间隙以使取印模时印模材进入。

对嵌体洞型的设计要求：

（1）无倒凹：嵌体从inlay一词翻译而来，原意中并无需用外力挤入凹处而后卡住的意思。一个嵌体洞型无论多么复杂，有多少个轴壁，都只能有一个就位道，这意味着轴壁之间应彼此平行，任一壁上都不能有倒凹，否则嵌体将无法就位，如加外力使其就位则会导致牙折。以人肉眼判断轴壁间绝对平行是不易的，但外展6°以内是可以作到的，此时仍可保持较好的固位力【图1-22】。

（2）有洞斜面：嵌体的洞型，多数情况下应该在洞缘处作45°洞斜面。殆面作洞斜面有两个原因：一是去除无支持的牙釉质边缘防止折裂，二是由嵌体合金形成相应的斜面边缘覆盖制备出的洞斜面，合金的强度较高，边缘虽薄而不会折裂。它也可使边缘位置选择性地躲开殆接触点1mm。因为，任何修复体的边缘位置相对于修复体与牙体而言，总是一个薄弱环节，原则上不应放在殆接触点上，但轴壁切割时又必须遵循保存原则，此时用洞斜面将其边缘外移便可一举两得。

邻面的洞缘也应有洞斜面，它在去除无基釉的同时还可酌情使边缘位于自洁区。龈阶处也应作出洞斜面，它的角度也多是45°，有时为避免预备时伤及邻牙也可与邻牙的凸度平行。但邻面的洞斜面往往被包括在邻面的片切面内，在邻面凸度较小时，45°洞斜面不足以使邻颊舌边缘位于自洁区，应在邻面制备出一个较大的片切面【图1-23】。

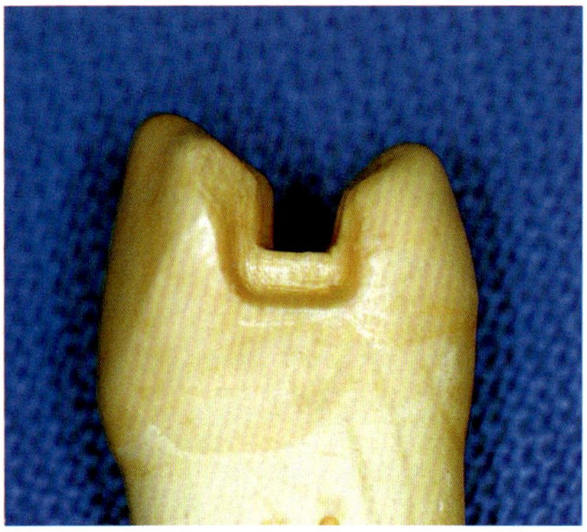

图1-22　洞型无倒凹

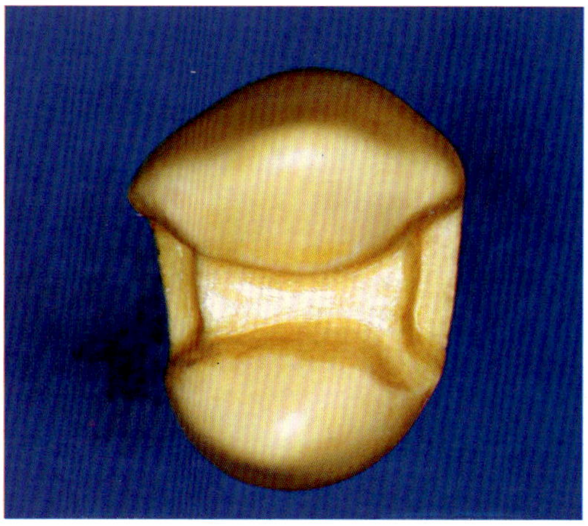

图1-23　MOD嵌体洞型殆面观

（3）可有辅助固位形：

如果按照以上设计制备要求：洞型外展不超过6°，根据缺损的深度，制备出洞型的高度如在2mm以上，嵌体的固位应该没有问题，但这是对殆面嵌体而言。

对于邻殆嵌体而言，邻面箱形增加了3～4个轴壁，对辅助提高抵抗殆向脱位的固位力大有帮助，但殆龈向就位的嵌体，还需在功能状态下有抵抗邻向脱位的辅助固位形；为此，需要在制备殆面洞型时，由殆面洞型向邻面箱形的连接处可相对于殆面部分窄些，此外多保留些或殆面中央处稍许多扩展些，便可形成从殆面观类似鸠尾外形的固位形，俗称殆面鸠尾【图1-24】。

除此之外，还可采用针形、沟形等辅助固位形，用以帮助某些固位力不足的洞型增加某一方向的固位力。

传统的牙体预备要求：底平、壁直、点线角清楚。这与以上内容并不矛盾，保存牙医学与垫底材料的进步，使去腐后不平的洞底可垫平；壁直则固位力好；点线角清楚可指洞缘处的外点线角，这样嵌体边缘外形连续准确而完整；至于洞底处的点线角，由于直角会造成应力集中形成危险截面而导致牙壁折裂，故近年来已很少采用，而改为倒弧角设计【图 1-25】。

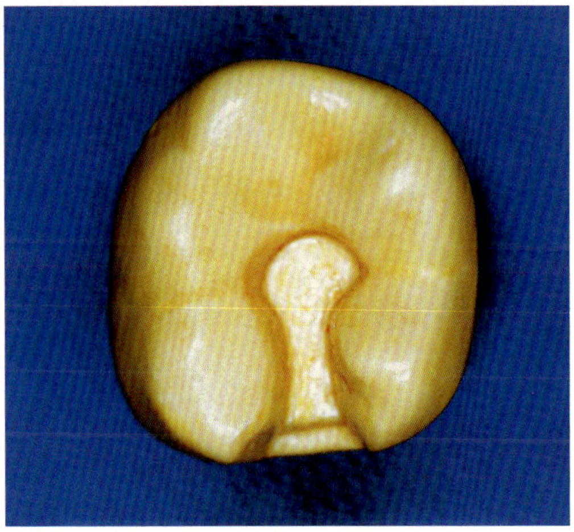

图 1-24　鸠尾峡

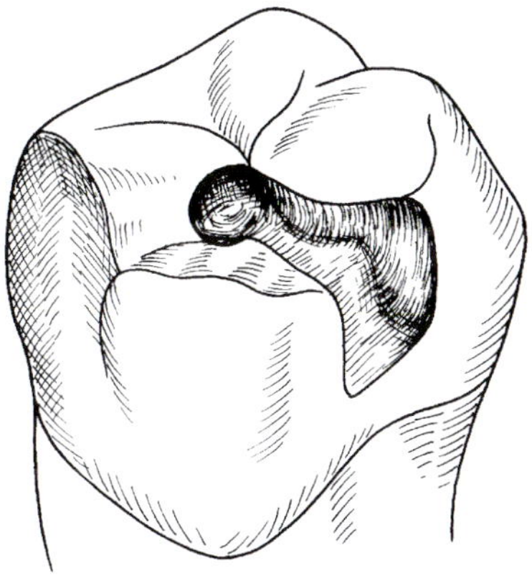

图 1-25　倒弧角

牙体预备完成后，如龈阶位于龈沟内可用双线法排龈，先在龈沟内放 0 号线在其上放 1 或 2 号排龈线、取印模前仅取出上方排龈线，取印模后再取出沟内排龈线，一般取印模时往往会把龈沟内的 0 号线带出。然后根据需要作𬌗记录，进行暂封、灌模型。模型进入技工室开始嵌体的制作，谓之间接法，即在口外利用模型与代型制作蜡型的方法；而直接法是在患者口内制备的牙体窝洞中，直接制取蜡型的方法；直接法一般只适用于单面嵌体。间接法要求模型与代型必须十分准确，其优点是节省医生的椅旁时间，减少患者的就诊时间，易于建立正确的邻接与𬌗关系，易于建立修复体准确的边缘，所以应用越来越广。

随着粘结技术的进步，近年来选择树脂和瓷类修复材料作嵌体的越来越多，此类修复体牙体预备原则上与金属嵌体相同，但适应证大为扩大。𬌗面的磨除量应满足材料的强度所要求的厚度（2～2.5mm）。在近髓时应用氢氧化钙垫底，为保存牙体组织，轴壁局部的倒凹可用玻璃离子填平，线角应更圆钝以减小应力；修复体的固位主要靠粘结而不靠固位形，所以各轴壁可外展至 15°～ 20° 以方便就位；修复体的边缘采用对接形式，不作洞斜面。不能使用丁香油类暂封材料以免影响粘固效果【图 1-26~31】。但是，此种设计能否像经典的金嵌体那样使用几十年尚有待长期的临床观察。

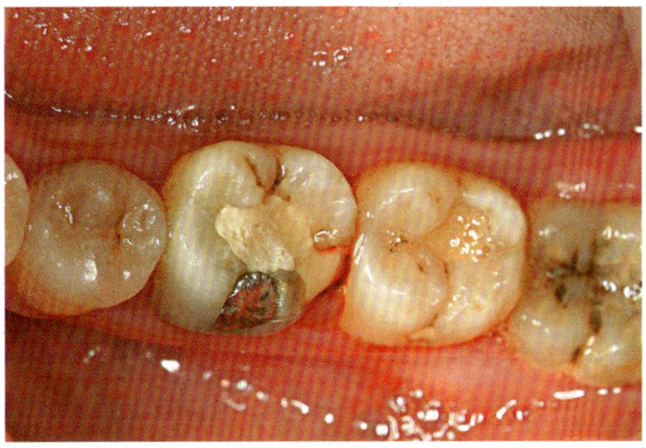

图 1-26　下 6 BOD 缺损

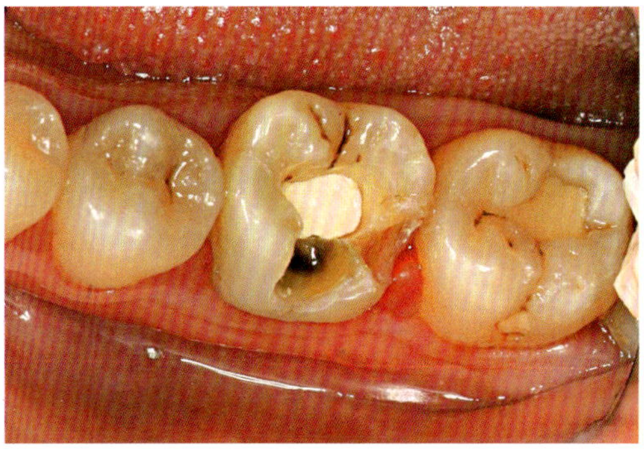

图 1-27　牙体预备后

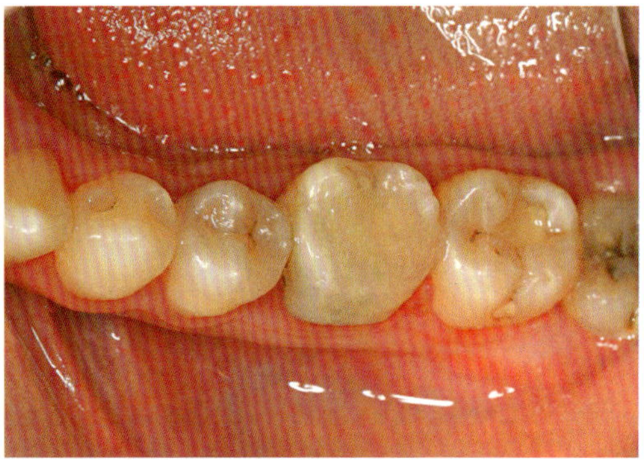

图 1-28　临时嵌体

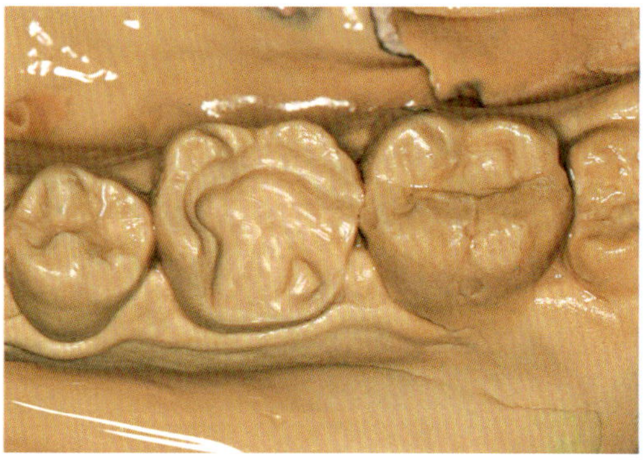

图 1-29　工作模型

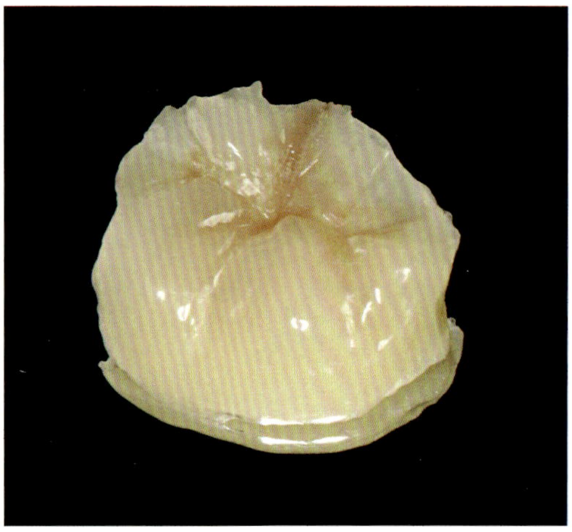

图 1-30　完成的树脂嵌体

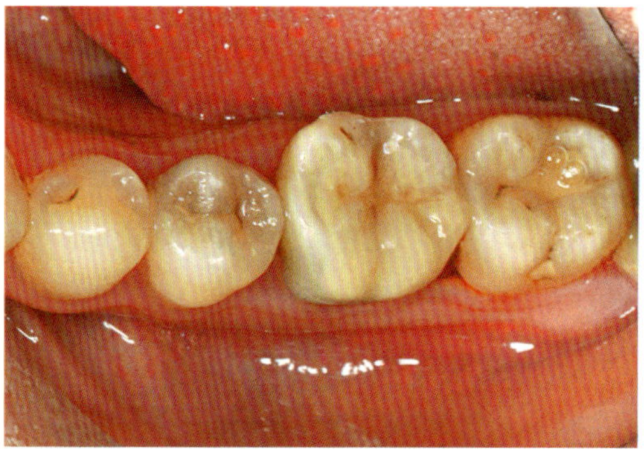

图 1-31　口内粘固完成

四、技工室工艺流程（略）

五、嵌体的试戴与粘固

所有修复牙体缺损的修复体，在技工室完成后，都需要由医生在口内试戴，合适后才能粘固，相对于其他种类的修复体而言，嵌体体积最小，试戴时最不容易操作，尤其需要小心，防止病人误咽。

1. 去除洞型内的暂封物，清洗干净；

2. 检查嵌体组织面有无金属瘤及附着物【图 1-32】；

3. 可用试戴喷剂喷在组织面上，在预备体上轻轻试戴，不能用力，否则会引起折裂；并用较细的车针逐步磨除标记出的阻碍就位之处，直至完全就位【图 1-33】；

4. 检查有无翘动、固位如何、边缘是否密合等，如有问题作调整；

5. 调𬌗【图 1-34】；

6. 再次检查全部边缘是否密合【图 1-35】。

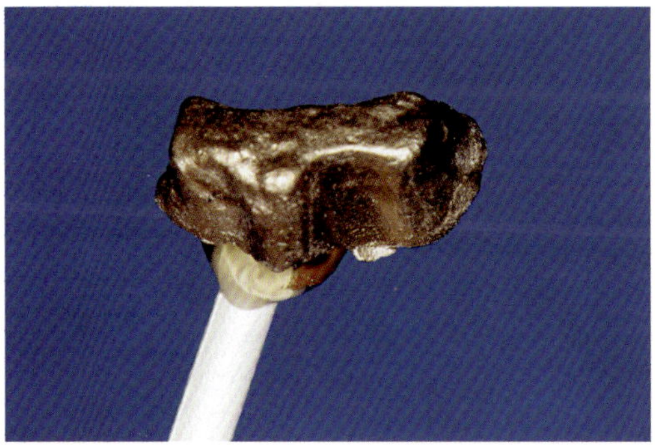

图 1-32 检查组织面

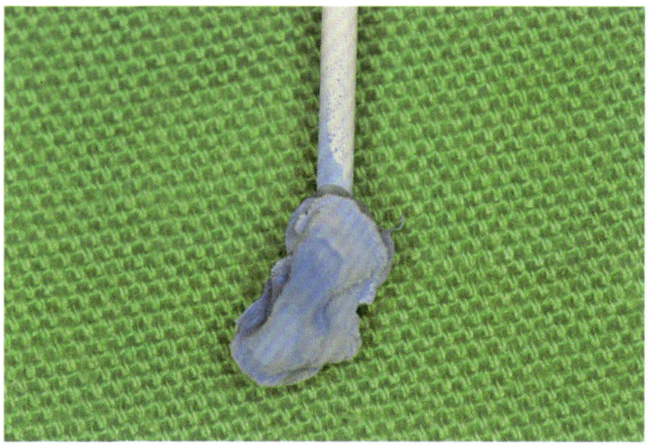

图 1-33 试戴喷剂检查组织面

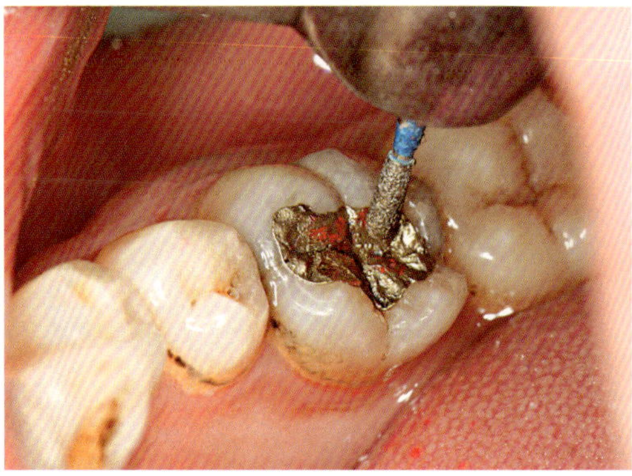

图 1-34 就位后调𬌗

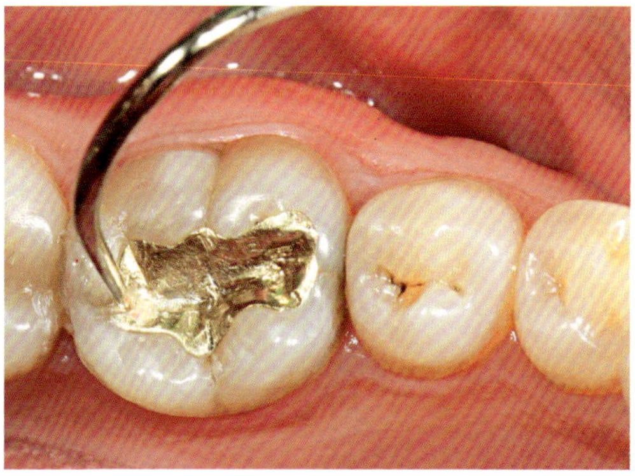

图 1-35 检查边缘

以上内容全部满意后，嵌体应取下抛光后再粘固，但此时取下会有困难，应注意不可用不锈钢锐器钩住边缘强行取下，金合金作嵌体时一般使用Ⅱ或Ⅲ型合金，较洁治器等不锈钢器械软。如为邻𬌗嵌体，可用牙线从邻面带下，或用粘蜡、粘棒从𬌗面粘下【图 1-36】。

将嵌体抛光后，清洁消毒嵌体组织面与洞型，隔唾，根据牙髓情况选择合适的粘固剂粘固。嵌体就位，闭口直至粘固剂凝固【图 1-37】。用牙线，探针仔细去除多余的水门汀。再检查咬合，确信无误后，嵌体修复过程完成【图 1-38】。

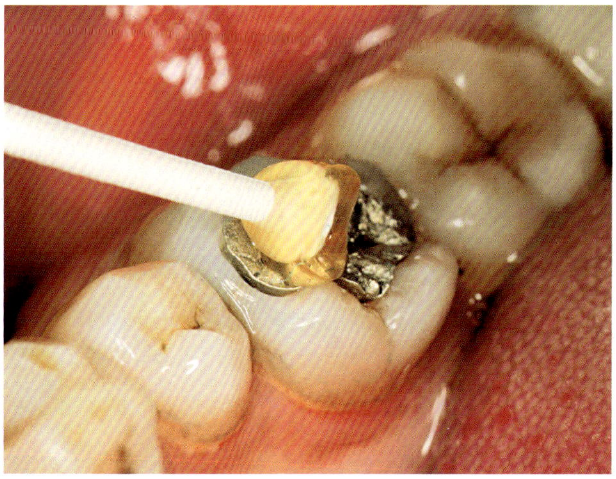

图 1-36 用粘棒将嵌体取下

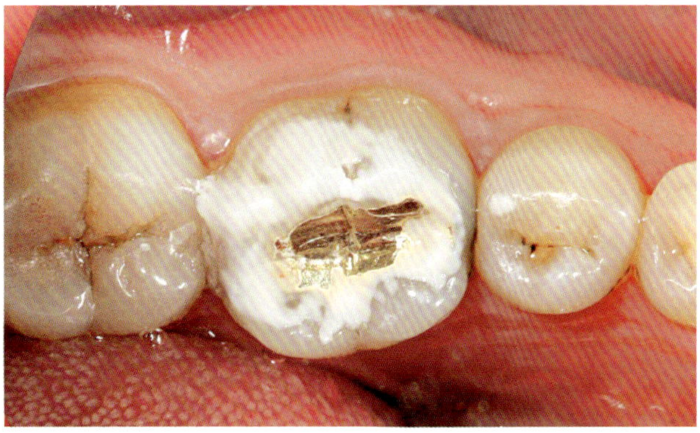

图 1–37　水门汀粘固嵌体

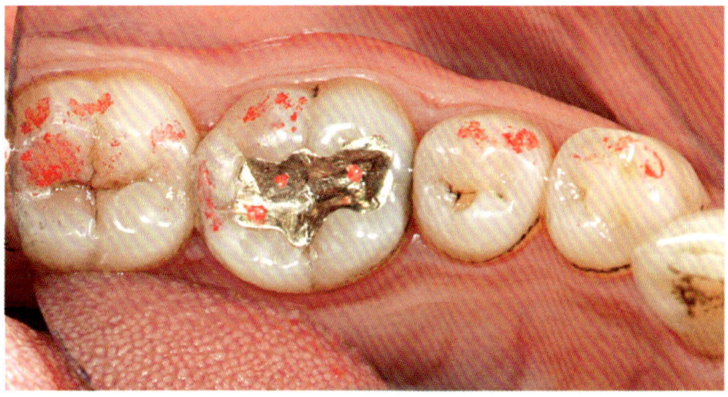

图 1–38　再次检查咬合，完成修复

六、高嵌体

高嵌体是嵌体的变种，最初由 MOD 嵌体衍变而来。

嵌体，已如前述，只能修复代替缺损部位的牙体组织，而不能保护剩余部分的牙体组织。所有的窝洞预备，当然都会减弱剩余部分的牙体组织的抗力，这与窝洞的宽度和深度有关：窝洞的宽度越大，深度越大，剩余部分的牙体组织抗力形越差。I 类洞比同样宽度的 II 类洞要好，MO或OD洞型要优于MOD洞型，当嵌体预后不良，牙壁有折裂的可能时，可设计高嵌体，高嵌体一般用合金制作，强度高的瓷和树脂材料也可作高嵌体。

1. 高嵌体的适应证

(1) 后牙的多面嵌体。

(2) 洞型𬌗面部分宽度较大时。

(3) 𬌗面有较大范围缺损，有牙尖需恢复但有完整的颊舌壁可保留时。

2. 高嵌体的优缺点

优点：牙体硬组织是一种耐压不耐拉的材料，高嵌体可使牙壁的受力性质由嵌体时的拉应力改为压应力，从而使牙折的可能性大为减小。

缺点：牙体制备较复杂，固位力较差，边缘线较长。

3. 高嵌体的牙体制备

（1）去除腐质，去除旧有修复体，充填体。

（2）𬌗面磨除：作高嵌体时因牙体余留量小，𬌗面磨除量较小，但也应顺应牙冠原𬌗面外形，根据正常情况下对𬌗牙的情况，制备出与对𬌗𬌗面较均匀的间隙。支持尖处磨除量应有1.5mm，非支持尖处磨除量可少些，应有1mm，同时制备出支持尖外斜面。制备时可作指示沟，制备后检查制备出的间隙。

（3）制备支持尖外斜面后，在斜面下形成轴壁与肩台，建立边缘终止线。

为使支持尖内外斜面与对𬌗间有均匀间隙，预备体牙尖位置应位于原牙尖的位置处，不偏颊侧，不偏舌侧。原则上同嵌体一样也要求将高嵌体的边缘远离𬌗接触1mm，但在支持尖上无处作类似嵌体洞斜面的处理，为此，在外斜面下沿就位道作一轴壁，轴壁的高度根据𬌗关系情况而设计，覆𬌗反覆𬌗深则高，反之则低，轴壁下形成1mm宽肩台。这样才能在高嵌体受力时形成良好的支持。

（4）形成𬌗面峡部轴壁与洞底：如果原有旧充填体，去除后稍修整洞壁，去除倒凹即可。如原为龋坏或缺损，则与嵌体相同制备出颊舌侧相对平行的轴壁，外展不要超过6°，对轴壁上不影响牙体组织固位与抗力的小龋洞应用水门汀填平，并将洞底制备平整。

（5）制备邻面或颊舌面箱形：根据缺损，制备出轴面箱形，要求同嵌体，其颊舌壁线角不应超过轴线角，否则应作全冠。龈阶宽度不要小于1mm。箱形是高嵌体预备的关键所在，车针应顺就位方向准确预备，如操作速度过快使箱形的轴壁的预备角度过大则很难再修改。

（6）修整外形，在所有边缘处作出连续光滑的斜面，斜面0.5～0.7mm宽即可。

4. 取印模、制作、试戴、粘固如嵌体【图1-39～41】。

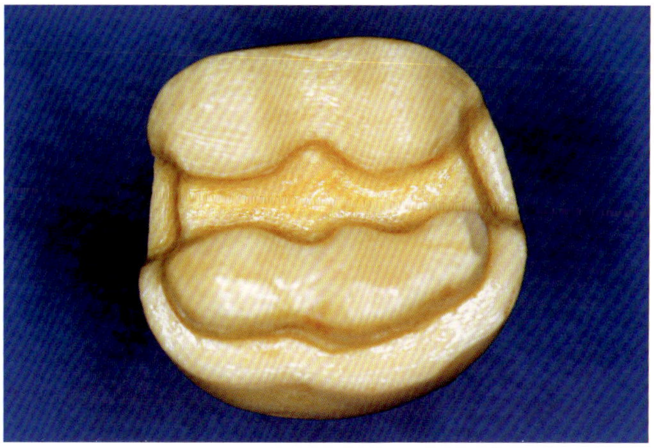

图1-39 高嵌体代型𬌗面观

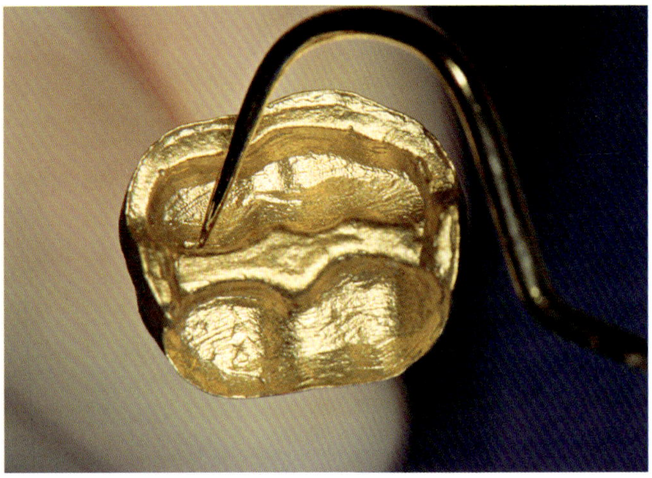

图 1-40　铸造完成后组织面外观

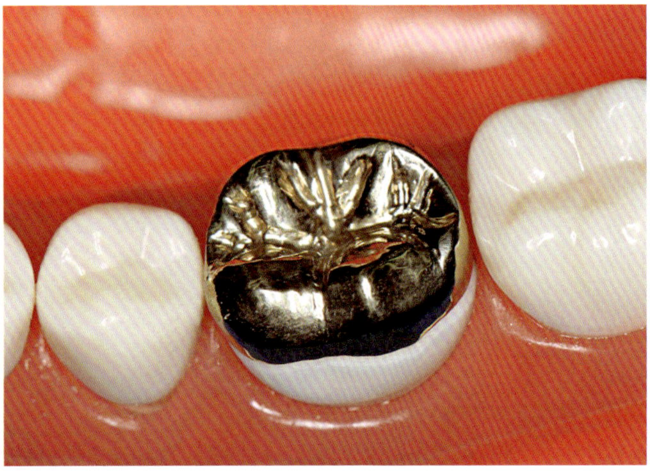

图 1-41　高嵌体戴入模型后颊殆面观

第二章

部 分 冠

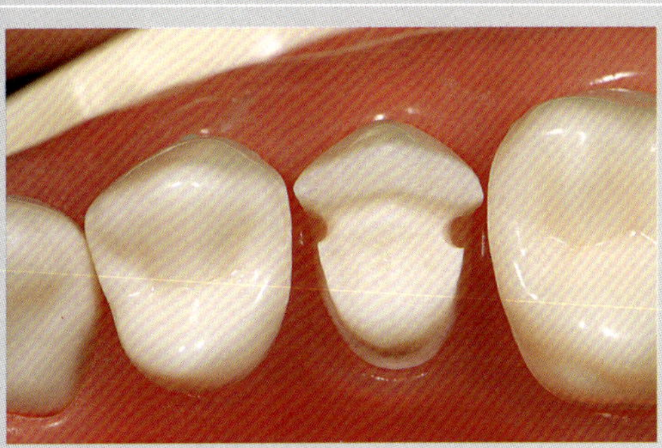
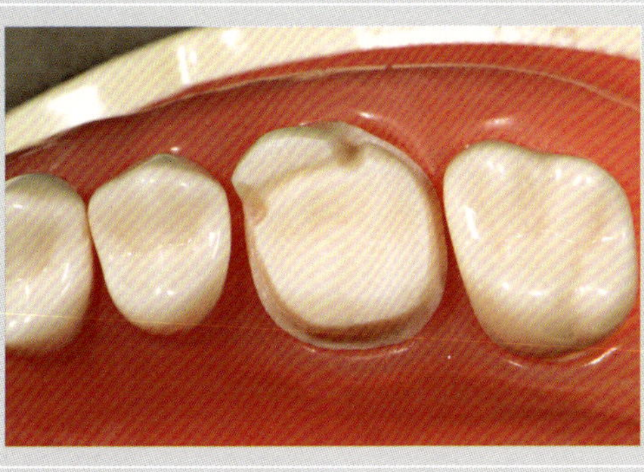
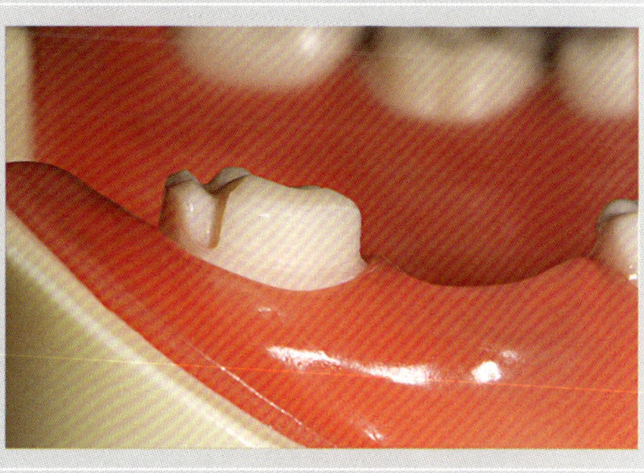

部分冠是覆盖于部分牙冠表面的固定修复体。

部分冠可分为前牙的开面冠、3/4 冠；后牙的 3/4 冠、7/8 冠等。开面冠为锤造法制作，其余为铸造法制作；部分冠只能用金属制作。

在金属烤瓷修复体产生以前，部分冠曾被广泛地应用于修复牙体缺损及作固定义齿的固位体。

前牙的部分冠不覆盖唇面，上后牙的部分冠暴露颊面的全部或一部分，下后牙的部分冠根据不同的情况，可暴露舌面或不覆盖远中面。当不影响固位力形与抗力形时，很显然部分冠比全冠更符合保存修复的原则，但部分冠的牙体制备要比全冠的牙体制备更复杂一些。如能完整地保留唇颊面，则保留了真实、自然的外观，任何医生与技师都很难做出与原有真牙的美学外观完全一致的烤瓷修复体。

部分冠的分数叫法，如代表被覆盖牙面的数目，则后牙宜叫 4/5 冠，如代表冠颈缘相当于牙颈缘周径的长度比分值，则 3/4 冠、7/8 冠便包括了前牙后牙各种形式的部分冠。

一、部分冠的适应证

1. 有牙体缺损需修复但又非嵌体的适应证时；
2. 有某一牙面是完整的（多为唇颊面），且保留该面不用并不会使修复体的固位与抗力不足；
3. 牙的各部位的各个径均较大（尤其唇舌径），且龋坏率较低时；
4. 基牙牙位正常且间隙较小的三单位固定桥的固位体。

二、部分冠的牙体制备

1. 前牙 3/4 冠的牙体制备

前牙 3/4 冠如果有金属边缘暴露则会严重影响美观，所以作前牙 3/4 冠的牙体预备时能否不暴露切缘与近远中的金属边缘是需要首先加以考虑的。牙体制备步骤如下：

（1）舌面预备：用轮状车针将舌面均匀磨除 0.7mm 的间隙，如为尖牙，则作出近远中两个面，根据对𬌗情况，该牙在牙弓中的排列情况，可作适当调整。注意检查前伸𬌗，ICP 位与前伸𬌗位时的间隙保持均匀一致。

（2）切缘预备：只预备切缘的舌侧部分，用轮状车针均匀磨除 0.7mm 成一小平面，尖牙作成近远中两个小平面。

（3）舌隆突下轴壁制备：用圆头柱状车针从舌隆突至龈缘（根据设定的边缘位置，龈上或龈沟内）消除倒凹，作成一与唇面的切 2/3 平行的轴壁。中国很多人的牙舌隆突不发达，可适当扩宽肩台宽度，如仍不行，只好用针道代替轴壁了。

（4）邻面制备：用针状细长车针从舌隆突下轴壁的邻舌线角处向唇面切割，去除倒凹，近远中两邻面彼此平行或内聚 6°，不破坏与邻牙接触点的唇侧部分，靠近切缘处与切缘的预备面相连。

（5）邻面轴沟的制备：3/4 冠制备两个邻面轴沟的目的之一是形成两个轴沟的内舌侧壁，这两个壁的作用相当于全冠预备体的唇侧壁，即未来 3/4 冠抵抗舌向脱落的轴壁。用适当粗细的平头锥形车针在预备好的邻面内尽可能靠近唇侧，沟可长些，与唇面切 2/3、舌隆突下轴壁平行，龈端在边缘线 0.5mm 以上，制备出两个互相平行的 ≥ 1mm 深度的轴沟。

（6）切端沟制备：用倒锥形车针或火焰形车针在切缘制备好的平面上，作出一平行于切嵴的 0.5mm 深，1mm 宽的切嵴沟，沟的两端与邻面轴沟的开口相连。

（7）修整：将各轴壁光滑移行相连，圆钝过锐的线角，预备面的边缘处只要不会暴露金属便可作出斜面以去除悬釉，轴沟的舌侧壁一定要完整清晰，颈部边缘的无角肩台要有一定宽度，用圆头柱状车针修整使之连续等宽，这样，颈缘－两侧轴沟－切缘沟，3/4冠边缘的所有部位均为金属最厚的地方，形成了一个增力环，对于未来功能状态下抵抗疲劳避免发生变形效果较好。

（8）前牙改良型3/4冠：当经典部分冠的牙体制备不能实现时，如某个邻面不能完全应用，某处不能设计轴沟时，可作相应的设计变动。只要可以抵抗舌侧脱位，并形成边缘增力环即可。

切端沟可以取消；一个长的邻面轴沟可由两个短的来代替；可以少制备一个邻面将边缘移至邻舌处或舌侧；相应的轴沟可由两个针道代替；针道代替轴沟一般以二代一，长2～3mm，粗0.6mm。备牙时小心不要波及牙髓，0.5～0.6mm直径的针道，最好用高强度合金制作。

2. 后牙3/4冠的牙体制备

后牙，尤其上后牙应用3/4冠修复效果最好，既能良好地修复缺损，恢复功能，固位形容易设计，又不影响美观。

（1）殆面制备：用圆头锥形车针按殆面原有外形磨出1～1.5mm的间隙，正常殆关系时，颊面被涉及量不应超过0.5mm。检查侧方殆，注意工作尖4个斜面的磨除量，预备后支持尖的位置应在原尖顶位置。

（2）舌面制备：用圆头柱状车针预备舌面，去除倒凹，形成与牙长轴一致的轴壁，边缘终止在预定的位置（龈上或龈沟内某处）形成0.5mm宽的无角肩台，并向邻面延伸。

（3）邻面制备：用针状车针从舌邻预备面处开始向颊面切割，不碰伤邻牙，不伤及龈乳头，去除倒凹，在邻颊线角前停止，后用圆头柱状车针修整邻面轴壁并连续邻面与舌侧的无角肩台，并使三轴壁形成一个就位道。

（4）邻面轴沟的制备：用适当粗细的平头锥形车针，在预备好的三个邻面上尽量靠近颊侧的位置，与舌侧壁平行，在边缘肩台0.5mm以上作出两个深度≥1mm左右互相平行的轴沟，前磨牙3/4冠要求抵抗舌侧脱位的力量比前牙大，所以其轴沟内舌侧壁必须十分明确，最好与邻面轴壁成直角或略小于90°，其内颊侧壁可形成斜面直达边缘。

（5）殆面沟的制备：用平头锥形短车针，在（非工作尖）颊尖舌斜面上连接两侧轴沟形成一均匀深度上的V形殆面沟，主要为了形成边缘的增力环，所以V形沟的舌侧壁可短于颊侧壁。

（6）修整：将各轴壁光滑移行相连，圆钝过锐的线角，预备面的边缘处只要不暴露金属便可作出斜面以去除悬釉【图2-1】。

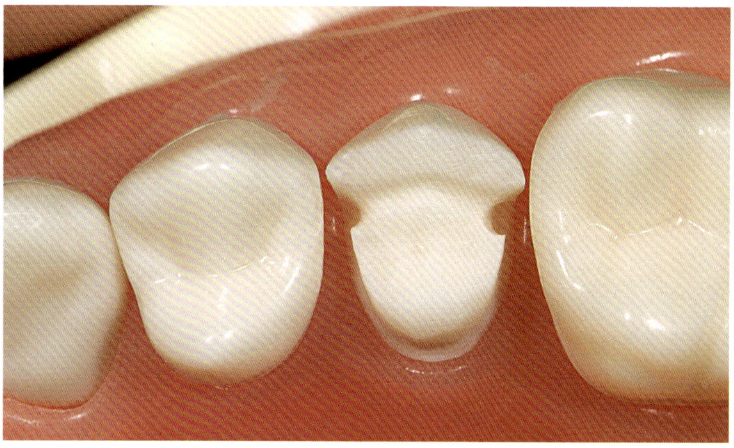

图2-1　后牙3/4冠预备体外形殆面观

3. 后牙 7/8 冠的牙体制备

后牙 7/8 冠是 3/4 冠的变种，当后牙（尤其上磨牙）的远中半（或远中颊尖）需要被包被住时，可作 7/8 冠。固位力优于 3/4 冠，远中轴沟移位于颊面而使轴沟的制备较 3/4 冠容易的多。

（1）殆面、舌面制备同 3/4 冠。

（2）邻面制备远中面后继续向颊面制备。

（3）颊面制备：注意保持与其余三轴壁的平行，包被住缺损后近中应有 1.5～2mm 健康牙本质作边缘位置。

（4）轴沟制备：近中轴沟同后牙 3/4 冠，颊侧轴沟在颊面的健康牙本质上靠近近中边缘处，宽度，深度同近中轴沟。

（5）殆面沟制备：连接近中轴沟与颊面轴沟，因而相对较短、外形、深度，作用同 3/4 冠殆面沟。

（6）修整：因远中轴沟移至颊侧，边缘修整较容易【图 2-2】。

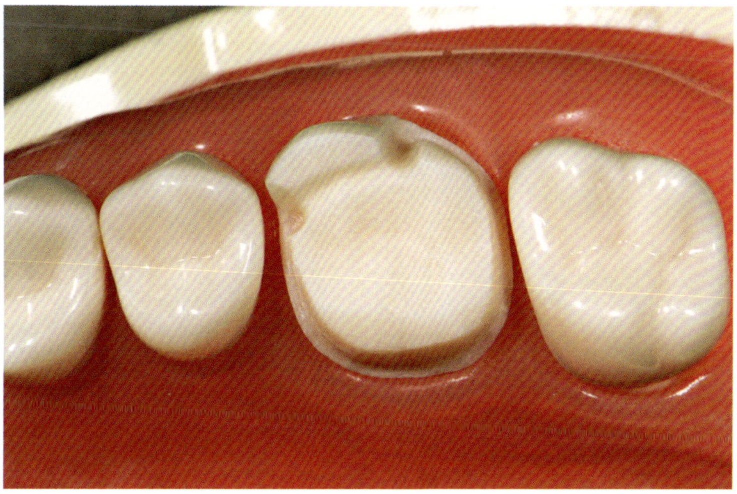

图 2-2　后牙 7/8 冠预备体外形殆面观

4. 磨牙近中半冠的牙体制备

近中半冠又叫邻面半冠，是后牙3/4冠的又一变异形式，等于将3/4冠旋转90°放置，多用于近中倾斜的下磨牙，当远中无龋坏，正畸扶正无望，又需要修复近中缺失牙时可用此冠作固位体。

（1）殆面制备：根据殆接触情况，均匀预备出1.5～2mm的间隙，远中止于殆面远中边缘嵴近中。

（2）轴面制备：预备近中、颊侧、舌侧三轴壁，注意要与近中基牙形成共同就位道。

（3）轴沟制备：在颊、舌侧预备面的远中，靠近边缘处，制备出两个与共同就位道一致的轴沟，形成明确的沟内近中壁，深度、长度，外形同3/4冠。

（4）殆面沟制备：与远中面平行连接两侧轴沟开口处，在远中殆面上形成明确的殆面沟，以形成增力环，为增加向近中脱位的抵抗，殆面沟中央的远中窝处通常预备出一圆形的洞型。如果原有MO充填体，则可去除旧充填体，略增大鸠尾，修整洞型，使鸠尾远中的扩大部分与两侧殆面沟相连【图2-3】。

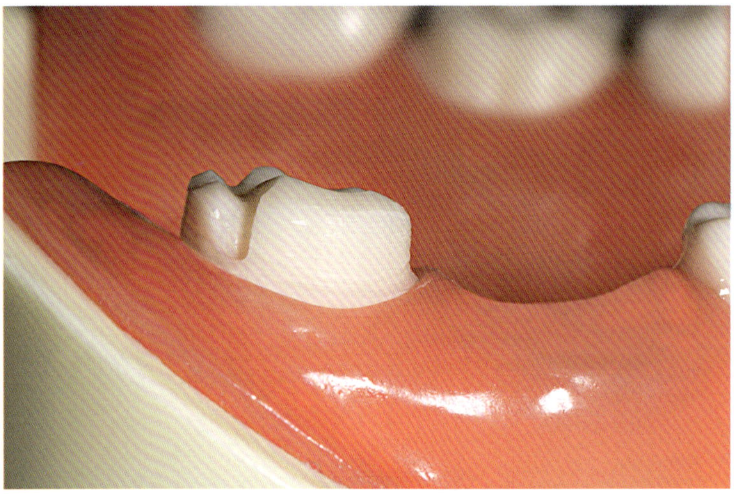

图2-3　磨牙近中半冠预备体外形颊面观

三、试戴与粘固

部分冠的试戴过程与要求同嵌体。粘固，在所有的修复体里是最容易的，因水门汀排溢容易，因而就位良好。

第三章

铸造金属全冠

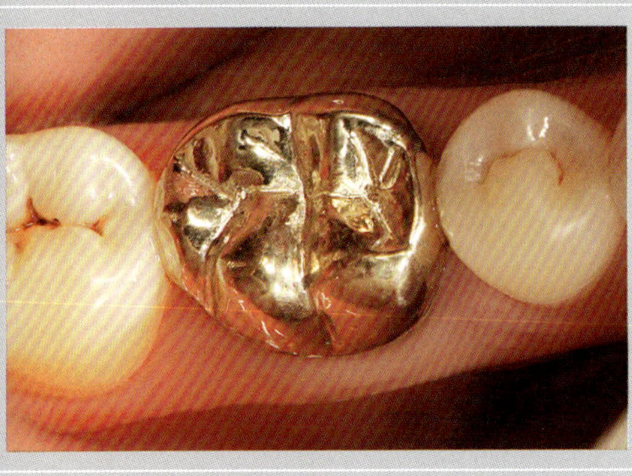

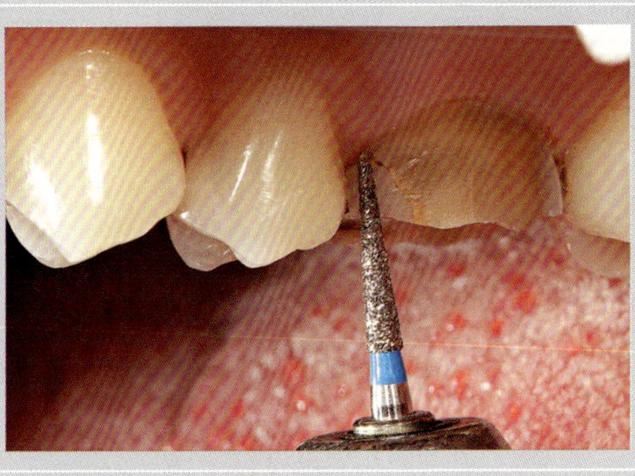

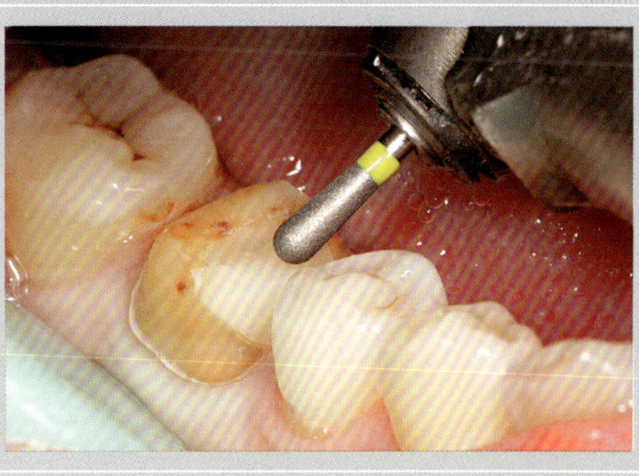

全冠是覆盖全部牙冠表面的修复体。铸造金属全冠是用铸造金属材料制作的全冠修复体【图 3-1】。

与部分冠相比，全冠需要切割的牙体组织多，但对剩余组织的保护作用好，且牙体制备相对简单，固位力大于部分冠，因而选择固位体时最常用。

与其他类全冠相比，铸造金属全冠因材料强度高，需要切割的牙体组织相对较少；冠与预备体的整体密合性最好；金属材料不美观，因而不能应用于前牙；金属全冠可以最大限度地弥补牙体的缺损，满足冠外形的要求，而不必担心冠厚薄不均会产生问题，并可加添轴沟、箱形等辅助固位形，边缘强度高、变形小、准确、密合，并可高度抛光；轴面外形、𬌗面外形、邻接触、𬌗接触设计最精确，易于调改调𬌗，不易破损，是使用寿命最长的一种修复体。

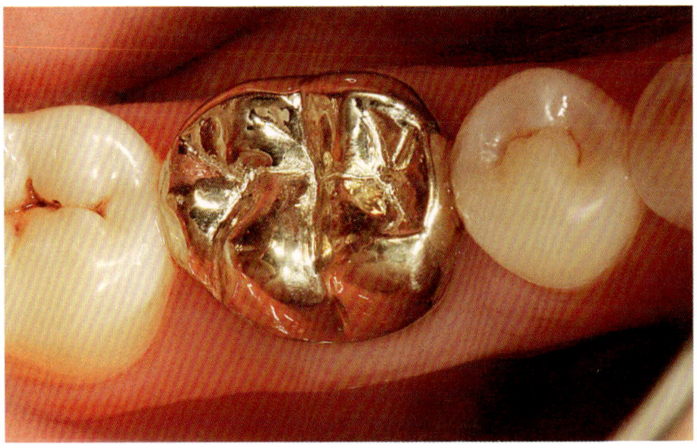

图 3-1 铸造金属全冠

一、适应证

1. 后牙的牙体缺损已非嵌体适应证，余留的牙体组织不能再局部单独承受正常范围的𬌗力，但可为全冠形成足够固位力形与抗力形者【图 3-2】。

2. 后牙大范围的牙体缺损，桩核戴入后，需作冠且无美观要求者【图 3-3】。

3. 后牙固定义齿的固位体。

4. 因发育问题存在牙间隙、釉质发育不全、轻度错位等，需要恢复正常邻接、对𬌗关系的后牙。

5. 可摘局部义齿的基牙需改形、保护者。

6. 后牙严重牙本质过敏，其他治疗方法无效者。

7. 因不同金属引起微电流或腐蚀，需更换金属者。

8. 隐裂后牙需预防牙折者。

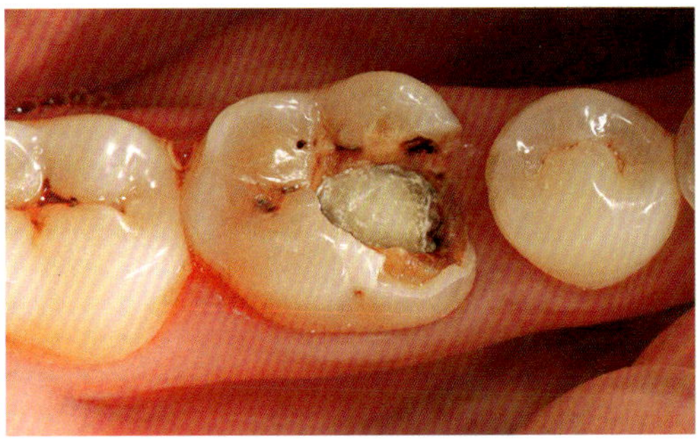

图 3-2 适应证 1

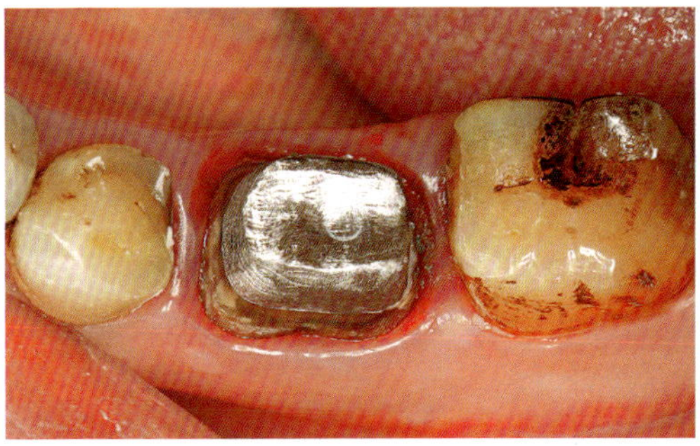

图 3-3 适应证 2

二、全冠的固位设计

（一）全冠的固位原理

全冠的固位是指在预备体上就位良好的全冠，能够固定于其上，并在口腔内行使各种功能时，能抵抗各种作用力而不发生移位和脱落的特性。全冠的的固位力主要来源于摩擦力、约束力和粘结力。

1. 摩擦力

摩擦力是两个相互接触而又相对运动的物体间所产生的作用力。物体在滑动过程中所产生的摩擦力叫滑动摩擦力。当外力不大，两个相互接触的物体有相对滑动的趋势时所产生的摩擦力叫做静摩擦力。静摩擦力的大小对全冠的固位有重要作用。

按照物理学上的静摩擦定律：

$$F_{max} = f\,N$$

其中 F_{max} 为最大静摩擦力，f 为摩擦系数，N 为两物体间的正压力。

全冠要达到良好的固位，就需要尽量提高最大静摩擦力，也就是需要增加两物体间的摩擦系数和正压力的大小。

摩擦系数与两接触物体的材料和接触面的性质有关，同种材料接触面越粗糙则摩擦系数越大。因此，可以适当的增加修复体组织面和预备体表面的粗糙度。

增加全冠组织面与预备体之间的密合度可以加大正压力，从而可以提高全冠的固位。

2. 约束力

物体位移时受到一定条件限制的现象称为约束。约束加给被约束物体的力叫作约束力。

全冠在口腔内行使功能，受到各种脱位力的作用，产生脱位的趋势。全冠的脱位可以简化分为两种形式：一种是沿反就位道方向的𬌗向脱位【图 3-4】，另一种就是除了反就位道以外其它方向的脱位，即旋转脱位【图 3-5】。对应着两种脱位的固位型可以分为轴向固位（retention）和非轴向固位（resistance）。

轴向固位主要依靠摩擦力和粘结力。非轴向固位（resistance）则主要依靠预备体的固位形对修复体脱位的约束力。

如图 3-5 所示，全冠受到侧向力时会产生旋转的趋势，旋转以对侧的龈边缘为转动中心，以龈边缘之间的横截面直径为转动半径。箭头所指部位位于旋转半径以外的预备体可以阻挡脱位的发生，产生非轴向固位。当预备体结构完全位于旋转半径以内时，则不会产生抵抗旋转脱位的非轴向固位力。

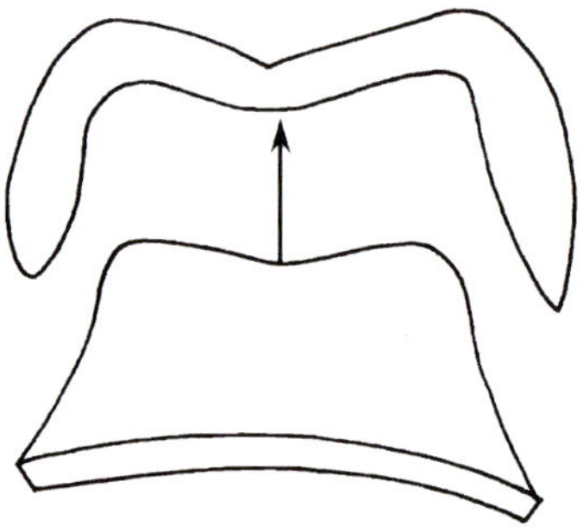

图 3-4　𬌗向脱位

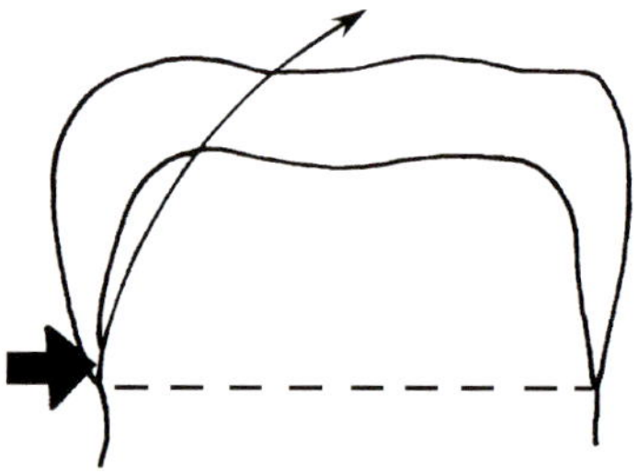

图 3-5　旋转脱位

3. 粘结力

粘结力是指粘结剂与被粘结物体界面上分子间的结合力。

全冠需要使用粘结水门汀（cement or luting agent）粘结在牙体预备体上。粘结力是修复体固位力来源之一。

粘结力的产生机制主要有机械嵌合（mechanical interlock）和由粘结剂与被粘结物体间形成的共价键、离子键所形成的化学结合。

目前临床所使用的粘结水门汀主要有以下几类：

（1）磷酸锌水门汀

（2）聚羧酸锌水门汀

（3）玻璃离子水门汀

（4）树脂水门汀

（5）树脂改良玻璃离子水门汀

（6）复合体水门汀

磷酸锌水门汀、聚羧酸锌水门汀和玻璃离子水门汀对牙体组织和修复体的粘结主要通过机械嵌合，玻璃离子水门汀可以与牙体组织中的钙离子有一定的螯合作用。三种粘结水门汀均可溶于唾液，修复体边缘暴露的水门汀会逐渐被溶解，产生边缘微漏（microleakage）。磷酸锌水门汀在聚合前酸度较高，要避免对牙髓的刺激。聚羧酸锌水门汀对牙髓刺激小，可用于近髓的预备体粘结，但聚羧酸锌水门汀抗压强度较低，避免用于受力较大的修复体的粘结。玻璃离子水门汀强度高、并可释放氟离子，有防止继发龋产生的作用，是目前常用的粘结水门汀。

树脂水门汀是近年来发展非常迅速的一种粘结水门汀，其粘结强度高、自身强度高、颜色美观、不溶于唾液，可用于固位性较差，需要提高粘结力的修复体的粘结。亦可用于贴面、粘结固定桥等以粘结固位力为主的修复体的粘结。但费用较高，操作较复杂，技术敏感度高。

树脂粘结水门汀对釉质的粘结主要通过使用磷酸等酸蚀，在釉质表面形成蜂窝状结构，粘结剂进入形成良好的机械嵌合。对牙本质的粘结则较为复杂，1982年日本学者中林宣南提出了混合层（hybrid layer）理论，奠定了牙本质粘结的理论基础。首先通过酸蚀去除牙本质表面的玷污层（smear layer），同时牙本质表面脱矿，形成数个微米厚的胶原纤维网状结构；然后同时具有亲水基团和疏水基团的粘结功能单体进入胶原纤维网，代替了酸蚀脱去的羟基磷灰石，与胶原纤维一起构成混合层。混合层的机械嵌合是牙本质粘结的主要机制。根据对牙本质表面的玷污层的处理方式的不同，牙本质粘结剂可以分为全酸蚀（total etching）和自酸蚀（self-etching）两种模式。全酸蚀将玷污层完全去除，自酸蚀没有单独的酸蚀步骤，保留玷污层，将玷污层部分溶解。对合金、瓷等修复体的粘结可以在喷砂、酸蚀等表面粗化的基础上，使用耦联剂（coupling agent），在树脂粘结水门汀与合金、瓷之间形成牢固的化学结合。

树脂改良玻璃离子水门汀和复合体水门汀是今年新发展的粘结材料，目的是试图结合玻璃离子水门汀释氟、和钙离子螯合、和树脂水门汀粘结强度高、不溶于唾液、可光照聚合等优点。其临床应用有待于进一步的研究。

（二）临床影响全冠固位的因素

1. 预备体相对轴面的聚合度

预备体各相对轴壁互相平行，或𬌗（切）向聚合度为6°。预备体各相对轴壁聚合度超过6°，固位力就会有明显的降低。聚合度越小，全冠与预备体之间的摩擦固位越大，对修复体脱位的约束力越大。如图所示，聚合度过大，修复体可以在多个方向脱位【图3-6】，聚合度小，则全冠只可以反就位道方向脱位。

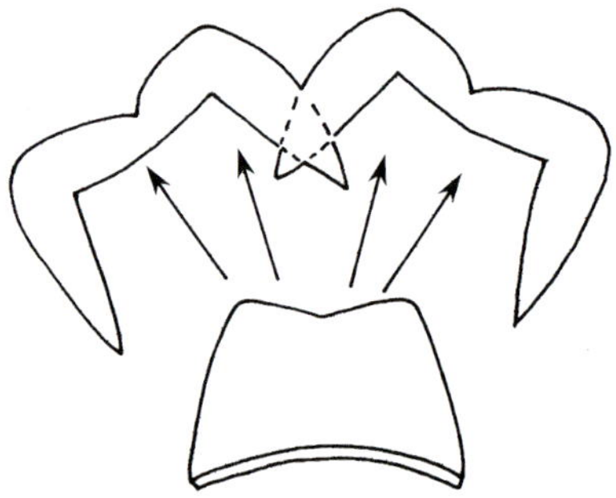

图3-6　聚合度过大，冠可多向脱位

2. 预备体的𬌗龈高度

预备体的𬌗龈高度越大，不仅全冠与牙体预备体之间的接触面积大，增加了摩擦力和粘结力。更重要的是预备体的𬌗龈高度越大，当全冠有旋转脱位的趋势时，预备体能够抵抗旋转脱位的能力越大【图3-7】。

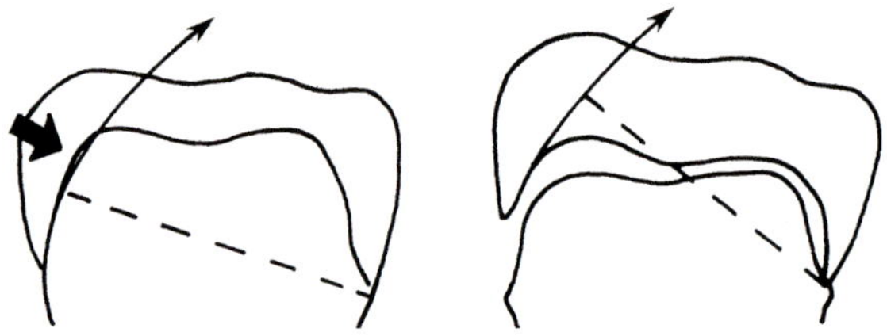

图3-7　龈高度不同，抵抗旋转脱位的能力不同

3. 预备体的横截面直径

在预备体的𬌗龈高度相同的情况下，预备体的横截面直径越大，旋转脱位的旋转半径越大，预备体位于旋转半径之内的可以抵抗旋转脱位的部分越少【图3-8】。

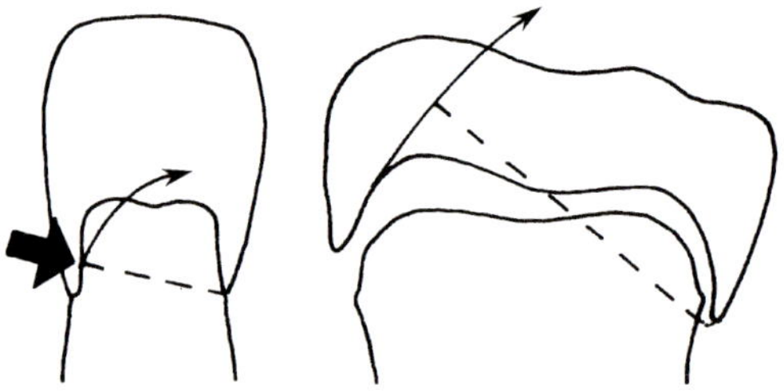

图3-8　截面直径大，抵抗旋转脱位的能力差

预备体相对轴面的聚合度、预备体的㓇龈高度和预备体的横截面直径三个因素是临床上全冠固位的影响因素，这是医生可以控制的三个变量【图 3-9】。

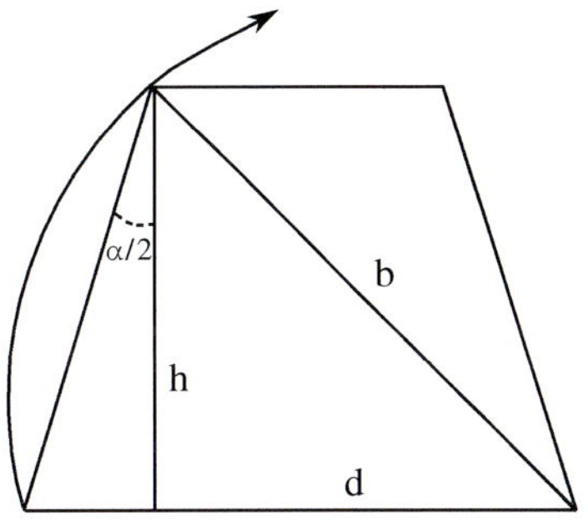

图 3-9 影响全冠固位的 3 个因素

其中 h 为预备体的㓇龈高度，d 为预备体的横截面直径，α 为预备体相对轴面的聚合度，则当 b=d 时为全冠产生约束力的最低限度。

$$h = d \cdot \sin\alpha$$

因此，如果预备体的㓇龈高度理想，则可以适当放宽对聚合度的要求；如果㓇龈高度不足，则需要减小聚合度。磨牙的预备体的横截面直径一般大于前磨牙和前牙，所以对磨牙预备体的㓇龈高度的要求大于前磨牙和前牙。

当磨牙的 d=10mm 时，h 与 α 的关系满足下表时，才满足固位要求：

h（mm）	α 最大值（°）
3	17.4
2	11.6
1	5.8

有关文献统计表明，临床实际工作中全冠备牙的聚合度一般在 12.2°～27° 之间，临床上 17.4° 的聚合度比较容易达到，故应 h ≥ 3mm。

4. 增加辅助固位

当通过控制以上三个因素不能获得良好的固位时，可以增加辅助固位形，如设计沟（groove）固位形、针道（pin hole）固位形和洞固位形（box form）固位。

（1）沟固位形：一种部分冠常用的辅助固位形，还可用于全冠或嵌体的轴面来增加固位。沟固位形可以增加修复体与预备体的接触面积，从而增加摩擦力和粘结力，但更重要的原理是增加了预备体对修复体的约束力，较少了修复体移位的自由度【图 3-10】。如下图所示：图 A 中全冠受到侧向力时有旋状脱位的趋势，预备体的轴壁不能提供足够的约束。这时如图 B 增加一个沟固位形，沟固位形可以为全冠提供额外的约束力，防止了全冠的旋状脱位。

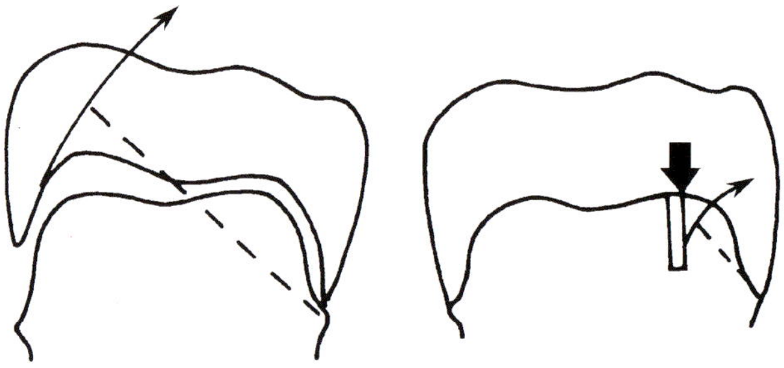

图 3-10　沟固位形增加抵抗旋转脱位的能力

沟固位形位于预备体的轴壁，深度约进入牙体组织 1mm，龈端形成 1mm 肩台。方向必须与修复体的就位道方向一致，两条以上的沟应互相平行。沟的形态为半圆形，沟的一侧轴壁必须清晰，以抵抗脱位【图 3-11】。

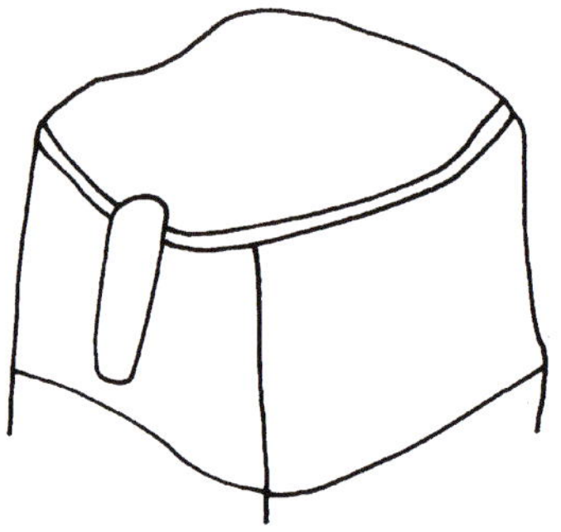

图 3-11　全冠预备体加轴沟

后牙全冠所受的脱位力，上颌主要为舌向颊的力，下颌主要为颊向舌的力。因此上颌后牙的舌侧轴壁、下颌后牙的颊侧轴壁为主要的固位壁，应尽量增加其䏲龈高度和减小聚合度。所增加的辅助固位沟应尽量放在邻面、上颌后牙略偏颊、下颌后牙略偏舌的牙本质较厚处，则可以更加有效地抵抗这类脱位力。

（2）针道固位形：进入牙体内的一种固位形，固位能力强。常作为辅助的固位形。深度一般为 2mm，应进入健康的牙本质内。针道固位形受力时在牙体组织内产生有害的拉应力，最好用于活髓牙，死髓牙的使用应慎重。在死髓牙针道的深度可适当加深。针道的直径一般为 1mm。针道应放置在强壮的牙体内，避开髓角等易损伤牙髓的位置。前牙一般放置在舌面窝近舌隆突处【图 3-12】。后牙可放置在牙尖间的沟窝处。针道的方向应互相平行，并且与修复体的就位道方向一致。

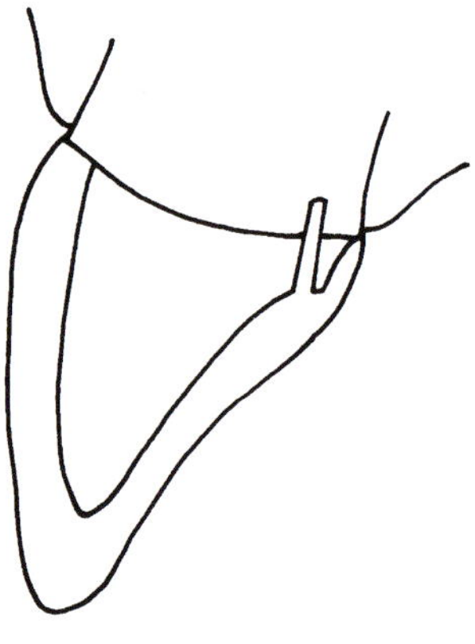

图 3-12　前牙舌隆突处的针道

（3）洞固位形：洞固位形是进入牙体内的具有特定形态的洞，又称箱状固位形，深度至少为 2mm，洞越深固位越好。但过深会损害牙髓，增加磨牙量，降低了牙体的强度。适用于全冠修复的牙齿冠部存在邻䏲龋洞或充填体者。

洞的所有轴壁都必须与就位道一致。相对轴壁平行或向洞口敞开 2°～5°。不同于嵌体的洞固位形，可不必预备洞缘斜面。

5. 选择性能良好的粘结材料

在良好的固位形设计的基础上，选择良好的粘结水门汀可以提高修复体的固位。近年来，牙科粘结技术发展很快，新的粘结剂不断出现，提高了粘结能力。对于固位较差的修复体可以选用粘结力强大的树脂粘结剂，并对修复体表面进行粗化和耦联剂处理，提高粘结固位力。

三、牙体预备与要求

1. 𬌗面制备

应按𬌗面外形，均匀磨除1mm（非贵金属），或1.5mm（贵金属）。应用深度指示法，可比较容易地保证外形磨除量，并作到均匀一致。这样做，𬌗关系容易建立；各处材料的厚度容易保持一致；如为活髓，还可避免露髓。方法是用1或1.5mm直径的短钻针，在功能尖内外斜面、非功能尖内斜面上根据牙近远中径的大小，各作出4～5个1或1.5mm深的沟【图3-13】。再从近中到远中将该斜面上沟之间与至边缘嵴的牙体组织磨除，然后再修整，形成一个完整预备后的𬌗面【图3-14】。

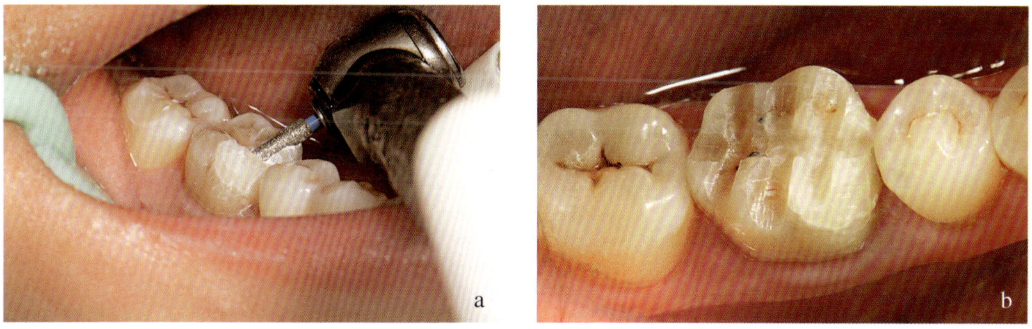

图3-13 作出𬌗面深度指示沟

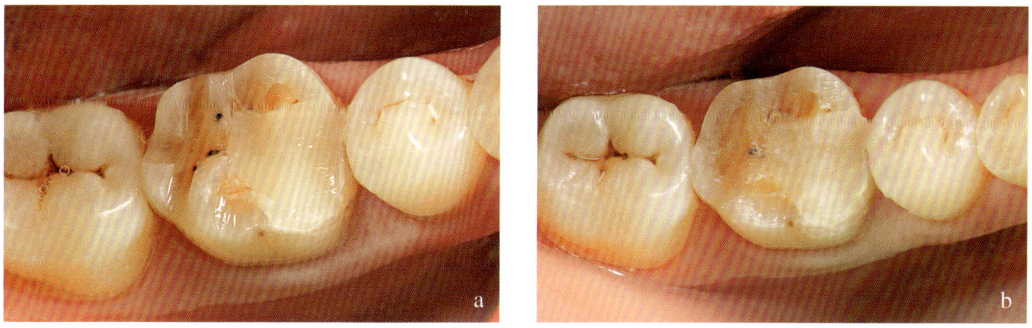

图3-14 𬌗面制备

如患者已不年轻，𬌗面牙本质的厚度允许，患者又准备选择贵金属材料，功能尖处可磨除2～2.5mm，多留出一些间隙可增加功能尖处的冠厚度，从而耐受更长使用时间的磨耗。

无论有无缺损，要注意让制备后的牙尖位置在原来的位置上，颊舌向、近远中向均需如此，最常见的错误是功能尖牙尖外移，为此，在𬌗面均匀磨除一层后先作出功能尖斜面再进行轴壁磨除是很有必要的【图3-15】。

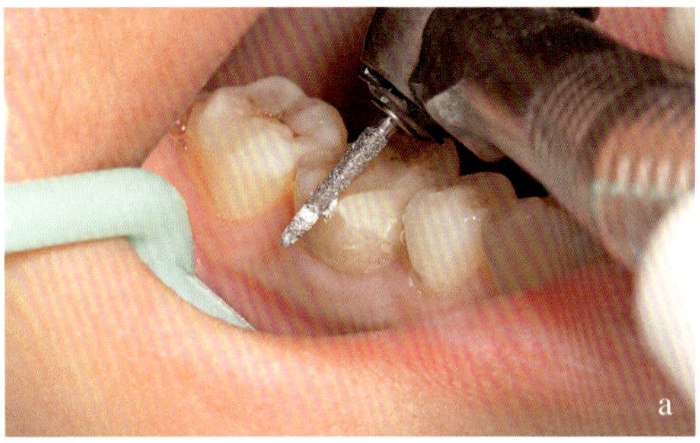

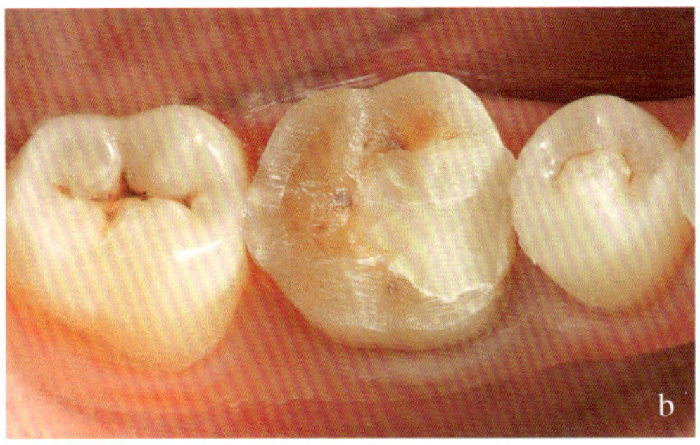

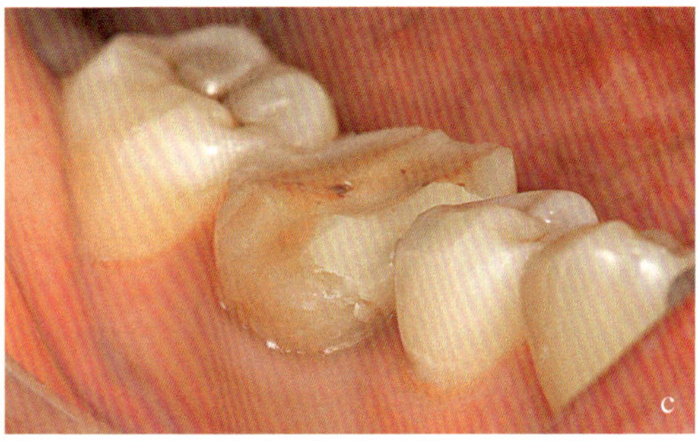

图 3–15　功能尖斜面的制备

当𬌗面有缺损已不完整时，𬌗面的制备便需根据缺损的情况按照以上要求与原则进行，缺损量大于要磨除的量时只需修整外形即可。

很多时候，要求作冠的患者已被充填，外观良好。现代的树脂又刻意仿制牙本质的颜色与质地，由于粘结技术的进步，甚至可使树脂与牙本质的界限不易辨认，从而使得余留牙体组织的多少不易判断。充填体与嵌体一样，只能修复缺损的牙体，而不能保护剩余的牙体组织，粘结技术可否作到对剩余牙体组织起保护作用尚无证据。最让人不放心的是𬌗面制备后，表面余留牙体组织的宽度较大，按此宽度估计轴面预备后余留量仍够，但不可见的是如果充填体下方有倒凹，下方牙体组织实际余留很少。什么样的缺损都可充填上，但并非什么样的缺损余留的牙体组织都能承受足够大的𬌗力。戴冠后因预备体的折断而导致的冠脱落多数是这种情况。为此，需要作冠的有缺损的牙体最好不要充填。

解决这个问题的方法有二：

（1）铸造修复体本身可以弥补牙体的缺损。非贵金属全冠，不必担心瓷冠有瓷层过厚崩瓷问题，不必担心贵金属材料使用过多问题。缺损不必充填，可由冠来弥补。

（2）作贵金属全冠时为节省材料，可由修复科医生在去腐、去悬釉后用不同颜色的树脂来充填或制备完成后再充填缺损，均可以保证无悬釉、悬牙本质的存在；如制备后残壁抗力形固位力形不足，则需作桩核；从而最大限度地预防预备体折断的发生。

2. 颊舌面制备

颊舌面与近远中面统称为轴面，预备出的轴面又简称为轴壁。对四个轴面的预备目的是为了形成4个轴壁的一个就位道，为全冠的戴入作准备，同时预备出材料所要求的轴面空间。

在上颌，舌侧壁是全冠的主要抗力壁；在下颌，颊侧壁是全冠的主要抗力壁，全冠戴入后承受殆力，侧方殆时抵抗旋转脱位主要是这2个抗力壁在发挥作用。所以，其抗力形、固位形如何，是制备时主要要考虑的。

用圆头锥形车针，按就位道方向在颊舌面外形高点处作深度指示沟，深度以去除倒凹为限，磨除沟间牙体组织，先大致形成颈缘肩台【图3-16】。

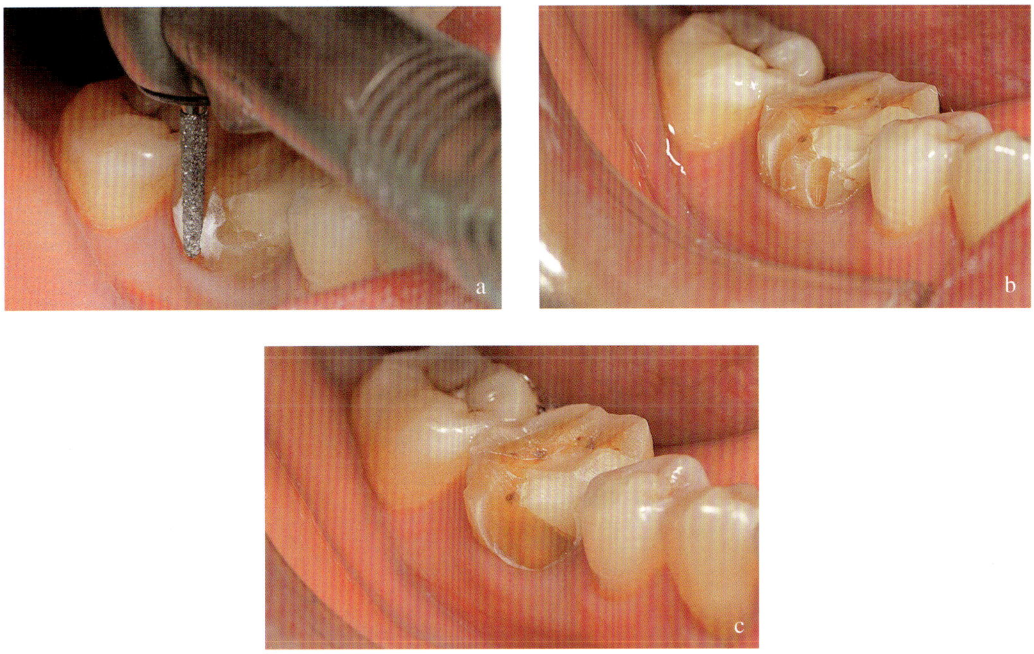

图3-16 颊面的制备

从殆面判断颊舌壁厚度，如略嫌不足，则不宜再磨除。可对轴面外形作适当光滑处理。边缘则选择龈上刃状边缘，再次观察近远中向牙尖的位置，可根据情况强化功能尖外斜面的形态。如余留厚度足够，则可等到邻面制备后再作修整，调整就位道，调整内聚角度，作出小无角肩台【图3-17】。可作到最大限度地保存预备体的抗力壁，是铸造金属全冠的优点之一。

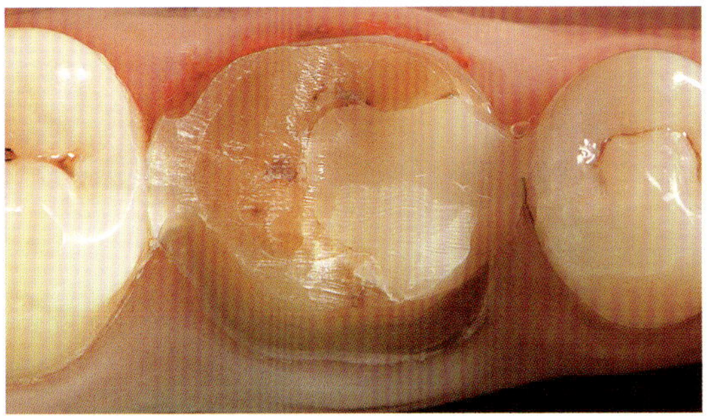

图3-17 颊舌面制备后殆面观

3. 邻面制备

颊舌壁制备时，在近远中线角处可适当拐入邻间，将邻面余留邻接触处变小，即扩大颊舌外展隙预备体一侧。

制备前一定要参考X线片，了解该牙邻面处的形态，倒凹的大小，牙间隔的大小。

作到不伤邻牙，不伤龈乳头。

邻面是不易直视操作的，尤其在上颌磨牙的远中。要选择略长于邻面高度的针形金刚砂细车针，选择好支点，严格控制车针的方向与就位道方向一致，下颌从颊至舌，上颌从舌至颊侧切割，如倒凹较大，牙间隔≥3mm，可在切割时保留一薄层牙体组织与邻牙相隔，待磨通后，该层薄片会脱落【图3-18】。如牙间隔较小，邻面磨耗重，倒凹小，则只能小心切割了。邻面打通后再用圆头钻针通过邻面，去除线角【图3-19】。

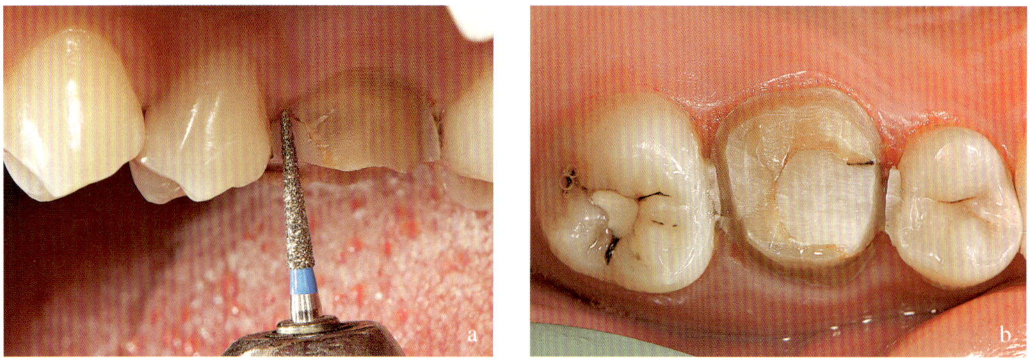

图3-18　邻面制备

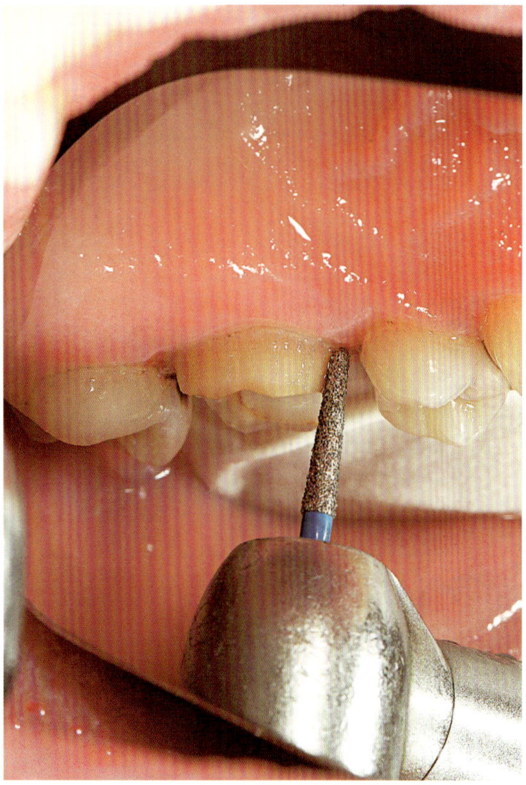

图3-19　圆头钻针通过邻面

4. 修整

（1）𬌗面修整：一般来说，当𬌗关系比较正常时，按𬌗面外形均匀磨除后的间隙也同时会为前伸与侧方𬌗时制造出足够的间隙。

但当磨耗不均匀，𬌗面外形欠佳，𬌗关系不太正常时，如不能调改对𬌗，则需注意检查前伸与侧方运动时预备体𬌗面与对𬌗牙间𬌗间隙是否足够，可作适当修整【图 3-20～22】。

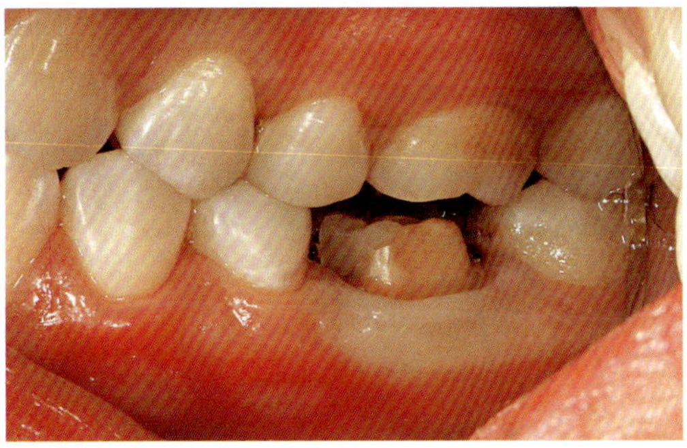

图 3-20 ICP𬌗间间隙

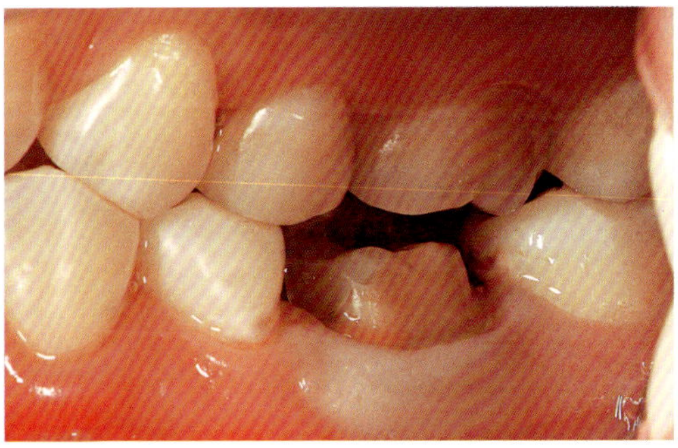

图 3-21 侧方𬌗𬌗间间隙

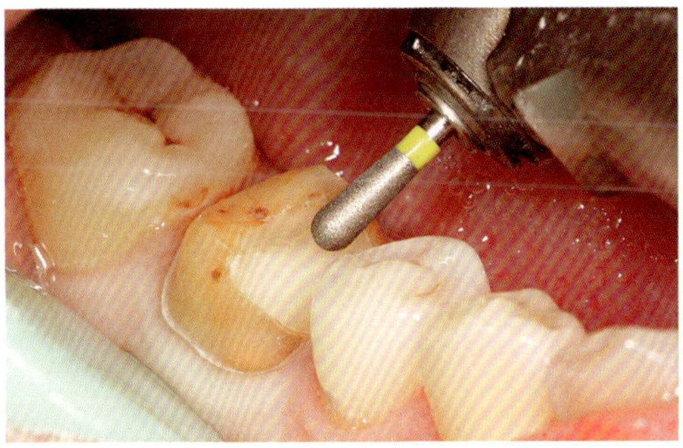

图 3-22 𬌗面的修整

（2）轴面修整

1）完善共同就位道：颊舌与近远中 4 个轴壁是分别制备的，4 个壁是否组成了一个就位道，牙位越往后，判断越困难。要将口镜放得尽可能远，从颊舌侧可判断近远中两个轴壁，从𬌗面上方（或下方）可判断 4 个轴壁是否在一个共同就位道里，聚合度有多大。

所谓完善共同就位道，就是在良好判断的基础上，把有倒凹的部位去除倒凹，把聚合度调整到所要求的角度。一般来说，预备体𬌗龈径越大，聚合度可略大，𬌗龈径越小，聚合度也应越小，6° 以内是较理想的【图 3-23】。

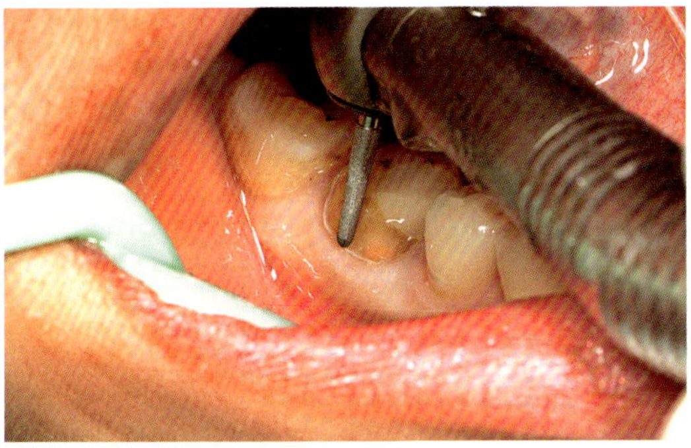

图 3-23 轴面的修整

2）为牙龈的保健修正轴面形态：正常情况下，全冠修复后的轴面外形，应与原来冠外形轴面相同；冠龈关系发生改变后，冠的外形也应相应改变，才有利于牙龈的健康。

龈外展隙暴露后，4个轴角处，形态容易过凸。全冠此处外形也易过凸，而不利于龈乳头的自洁。

磨牙如有Ⅰ°根分歧暴露，为消除暴露的根分歧外形，根分歧上方需形成轴面凹陷，以利冠外形的处理【图3-24】。

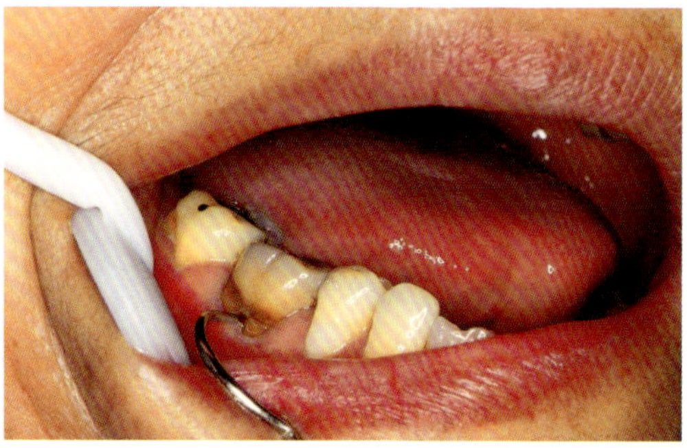

a 预备前

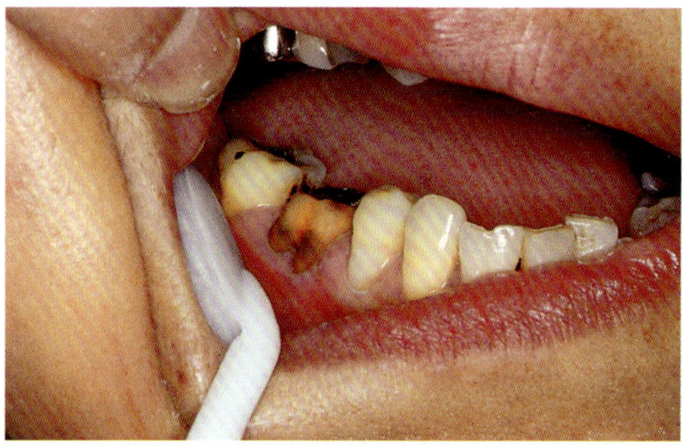

b 预备后

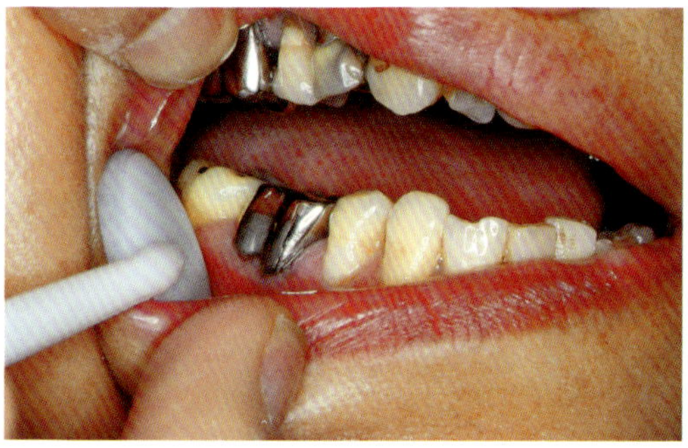

c 戴冠后

图3-24　磨牙Ⅰ°根分歧病变的颊面制备

（3）边缘修整：铸造金属全冠因材料强度高，边缘可作得很薄，最薄的是刃状边缘。优点是较多的保存了牙体组织，减小了预备体折断的可能性；同时又节约了材料。缺点是代型不如制备出肩台的边缘清晰。

要想做到完成的铸造金属全冠戴入口内后与预备体边缘十分密合，不刺激牙龈组织，不引起继发龋，要作到4个辨认：

医生辨认：医生可以清楚地看到，知道边缘的位置、形态、宽度，冠边缘是否与预备体边缘密合，无悬突，不短。

印模材辨认：印模材可以流到边缘每一处，印记边缘每处细节，凝固后不变形。

模型材辨认：模型材可以将印模记存的全部信息复制出来。

技师辨认：技师可以从模型上准确判断边缘的位置、形态、宽度，了解医生的设计意图。

铸造金属全冠用于后牙，除特别原因外（过敏、隐裂、残冠），不需要作龈沟内边缘，作龈上边缘总体切割牙体组织较少，肩台宽度可以相对较大，易于辨认，易于取模，易于清洁处理，因而较易保证牙周的健康。

小无角肩台是后牙铸造冠最常选择的边缘形态。方法是：在轴面制备时，用圆头车针大致确定边缘的位置与宽度（0.3mm），在轴面修整完成后，在4个轴壁底部将边缘连续起来，去除锐边，平滑肩台【图3-25】。

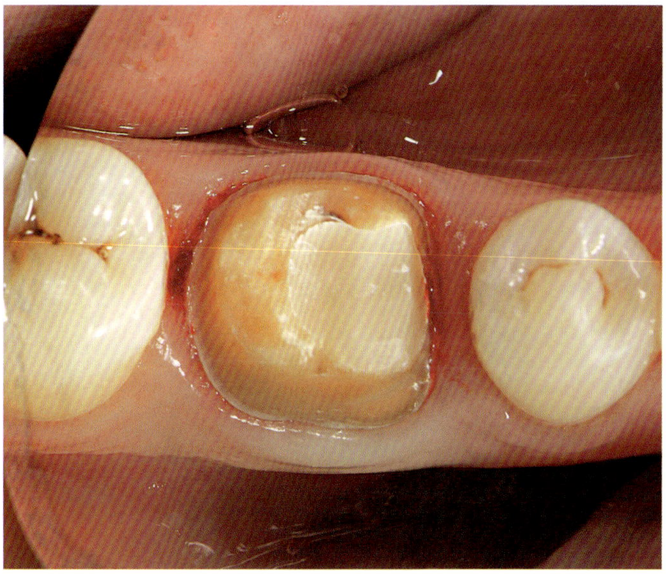

图3-25 𬌗面、轴面、边缘修整完成后的预备体𬌗面观

（4）辅助固位形修整：有下列情况可在邻面作出辅助固位轴沟：

1）临床冠过短。

2）倾斜角度过大，或外形不良，仅可在龈1/3形成平行于固位轴壁的预备体。

此时可在邻面健康牙本质的最厚处，制备出两个轴沟，轴沟用于辅助增加固位力。

有下列情况可在邻面制作辅助固位箱形：

1）有MO或OD旧充填体，𬌗面制备后，充填体𬌗面部分脱落或被磨除，此时邻面部分的充填体则不宜保存，去除后按嵌体邻面箱形修整，洞缘斜面不必作了，邻面边缘在龈阶下方。

2）邻面有龋坏，去腐后可以形成邻面箱形而不必作桩核者。

针道作辅助固位较适用于充填体、嵌体、部分冠，而不适用于全冠。细针道对预备体的抗力形影响小，但对合金的强度要求高，粗针道易导致露髓或牙折。况且很难保证细针道的就位道与4个轴壁的就位道完全一致。针道与轴沟不同，轴沟对预备体抗力形的影响远小于针道，就位道容易作到一致而使固位力增加的有保障。

“嵌体冠”或“髓腔固位修复体”是人们不了解牙体硬组织的生物力学性能之前的一种作法。

在同时兼有内外轴壁时是靠窝洞的内轴壁提供固位与抗力呢，还是靠外轴壁？MOD缺损甚至更复杂缺损形成的多个内轴壁能否与4个外轴壁形成共同就位道？能否增加固位还是更易导致预备体折断？

轴沟与邻面箱形只是“辅助”固位形，主要的固位力形仍然是4个外轴壁，只所以为“辅”而不能为“主”的原因是：其内颊侧壁或内舌侧壁在提供固位力的同时会在预备体内产生拉应力。牙本质的抗拉强度只是其抗压强度的1/4～1/7，这决定了牙本质耐压不耐拉的性质。靠外轴壁固位，全冠受力时施加给预备体的以压应力为主，而靠内轴壁固位为主，受力时在预备体局部（内轴壁底部的危险截面上）会产生较大的拉应力。嵌体修复后易导致牙折，便是这个道理。对于一个全冠来说，有4个设计良好的轴壁已可以提供足够的固位力，增加的轴壁越多，越难保证形成共同就位道，还大大增加了牙折的可能性。所以选择充填缺损+全冠修复要比嵌体冠安全的多。

四、取印模，戴暂时冠

取印模，详见第八章。

将用直接法或间接法作好的暂时冠重衬、调𬌗、修改边缘，抛光后用暂时粘固剂粘固，凝固后去除多余的粘固剂。

五、全冠的试戴与粘固

全冠的试戴、粘固程序同嵌体。

由于全冠的制作目的不同，所以除了要检查就位、边缘、咬合等常规项目外，对于隐裂牙、牙本质过敏牙要特别注意裂缝、过敏颈部等处的包被情况；RPD基牙的全冠，要注意是否达到了RPD的设计要求：如卡臂尖处倒凹的大小，邻面导平面的位置形态，下方倒凹大小，𬌗支托窝外形等，如不合适，应在粘固前磨改；对于用于恢复邻接触的全冠，要注意邻牙接触面的大小、形态、位置、冠戴入后的松紧，也需调改合适并抛光后再粘固。牙龈退缩时，为防止水平嵌塞，可采用随着牙龈乳头的降低增大邻接面的𬌗龈径，减小龈外展隙的办法来处理，同时作两个冠效果最好，如不能，邻牙的邻面外形可在釉质范围内作些修整。

第四章

金瓷冠与全瓷冠

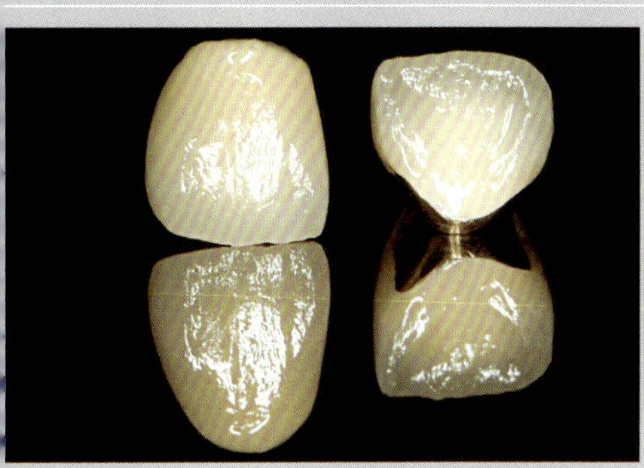

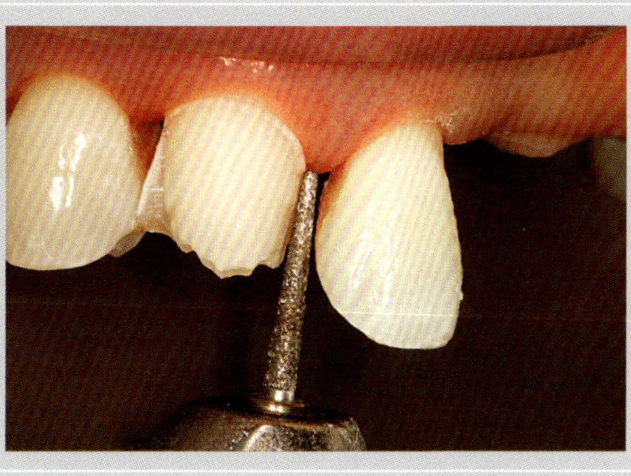

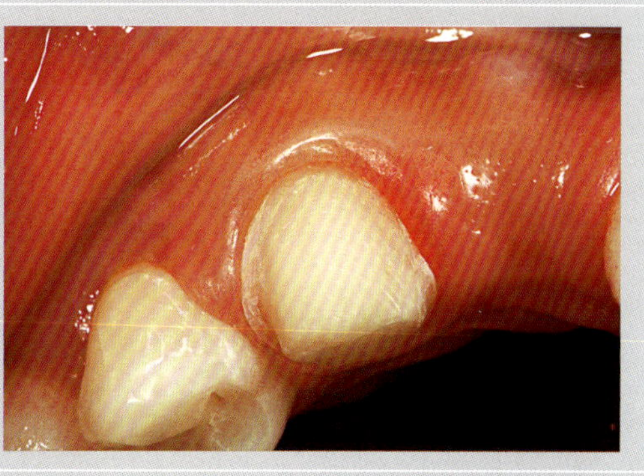

金瓷冠是烤瓷熔附金属全冠【图 4-1】的简称，引入我国不到 30 年的历史。人类寻找符合美观要求的修复方法用了很长时间，几千年来尝试过人牙与许多种动物的牙，18 世纪末开始烧制瓷牙，最先制作的是整体烧结的瓷的全口义齿，到 1820 年前后，便可以作出不同颜色，分层成型，上釉并有金钉、钩、管洞等固位形的瓷牙了。1889 年 Charles H. Land 用瓷作成了前牙的全冠。因瓷冠脆性大，易裂易断，后来人们尝试将瓷烧结在金属基底上，在几十年里，陆续解决了不同热膨胀系数引起的瓷裂，合金的性能，瓷粉的颜色，烧结后的性状等一系列问题，发明并改进了真空烤瓷炉后，在 20 世纪 50 年代末期才成为一项成熟的技术，并得到推广应用。由于它可作到外形美观、颜色逼真、色泽稳定、表面光滑、不易着色，而且耐腐蚀、耐磨耗、抗折力强、固位力好，因而迅速成为被应用最多的修复方法。

全瓷冠又称瓷全冠【图 4-2】，是近年来材料学研究进步的成果。瓷的强度已可满足部分临床要求。由于其无金属基底，在冠的全层里无黑体，因而其光学效果优于金瓷冠，颜色与半透明性更佳【图 4-3，4】。

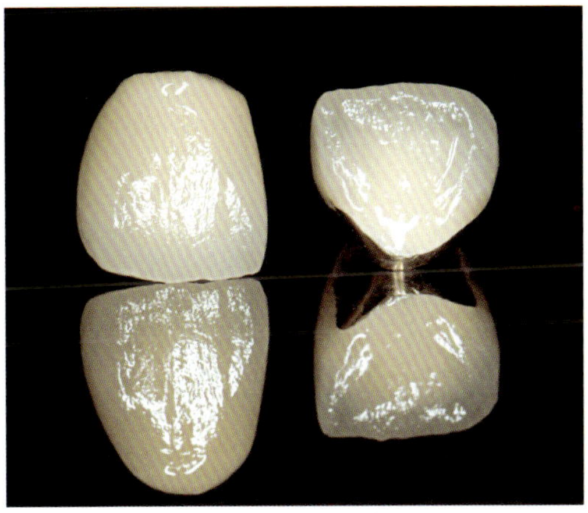

图 4-1 金瓷冠唇、舌面观

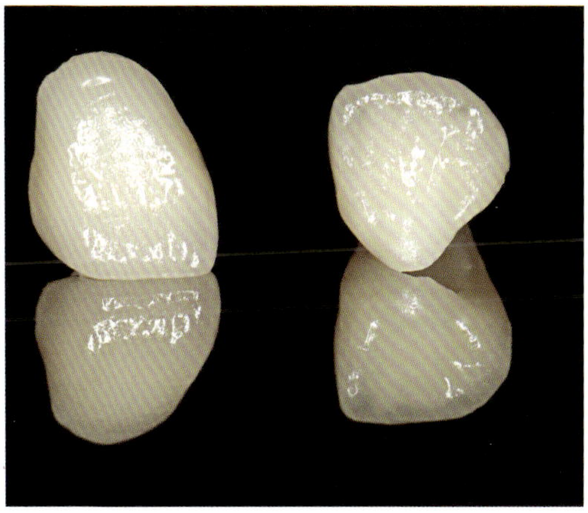

图 4-2 全瓷冠唇、舌面观

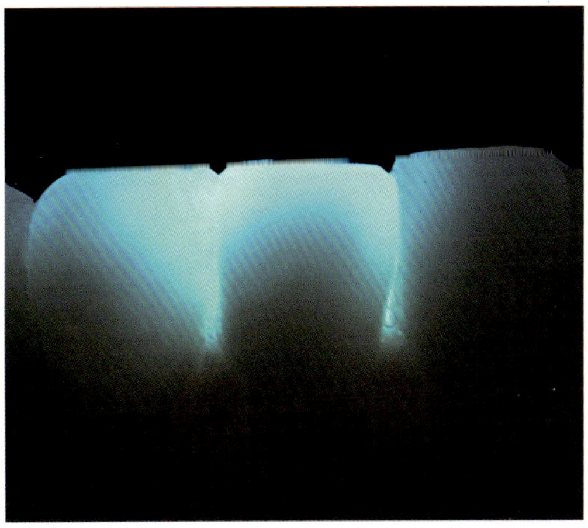

图 4-3 金瓷冠金属基底阻挡光线的穿透

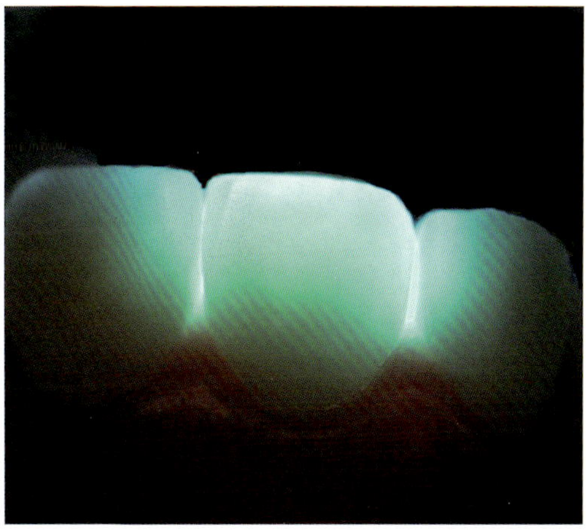

图 4-4 全瓷冠的透光性近似天然牙

一、适应证

（一）金瓷冠的适应证

1. 有牙体缺损需要修复，有美观要求的前牙、后牙。
2. 畸形、发育不良、扭转、错位牙需要修复改形的（前提是可提供固位形）。
3. 要求改善外观颜色的死髓变色牙、氟斑牙、四环素牙。
4. 固定义齿的固位体。
5. 牙周病夹板的固位体。
6. 可摘局部义齿的基牙需要改形、修复或提供固位体时。

（二）全瓷冠的适应证

1. 有牙体缺损需要修复，有美观要求的前牙、后牙。
2. 需要改善外观颜色的死髓变色牙、氟斑牙、四环素牙。
3. 对瓷冠的透光性要求高，而不能应用金属内冠时。
4. 对龈缘颜色要求高，为避免产生颈缘灰线时。
5. 为避免影响 MRI 检查而不希望口内有金属者。
6. 为避免金属造成过敏而不希望口内有金属者。

二、缺点的比较与禁忌证

二者相对于金合金全冠：（如用于后牙）
1. 牙体组织的切割量大，年轻恒牙髓角高易露髓。
2. 临床冠短时，无法获得足够的固位力形。
3. 有崩瓷的可能性，夜磨牙症者绝对禁忌。
4. 会造成对殆牙的殆面磨耗重，对殆已为 Smith Ⅲ级者禁用。

二者之间比较：（适应证之外）
1. 全瓷冠的边缘密合性远期效果不如金瓷冠。
2. 全瓷冠预备体舌侧与邻面的磨除量比金瓷冠大。
3. 金瓷冠预备体唇侧的磨除量比全瓷冠稍大。
4. 作全瓷冠牙体缺损的量不能过大，而金瓷冠可用基底冠弥补牙体的缺损。

三、牙体预备

作金瓷冠与全瓷冠，牙体制备的要求也包含了两方面的内容。一是口腔修复学的要求：去除倒凹，去净腐质，作出共同就位道，设计好边缘的位置形态，作出良好的抗力形与固位力形，这与铸造全冠一样。二是材料学的要求：为修复材料提供必要的空间。用不同品牌的合金时，因金属的高强度，一般无需考虑为不同金属制备不同的量。但作金瓷冠与全瓷冠时，则必须根据材料的出厂要求与制作特点作出不同的制备量。金瓷冠与全瓷冠不同，不同的金瓷冠，不同的全瓷冠也有所不同。

1. 切端磨除（或𬌗面磨除）

选择粗细、长短、外形合适的金刚砂车针，先在切缘或𬌗面的一半作出2～3个深1.5mm的深度指示沟【图4-5，6】，然后再将沟间牙体组织切除至近远中边缘处【图4-7】，判断是否与𬌗平面或瞳孔连线平齐，并根据咬合判断ICP位时【图4-8】与前伸、侧方𬌗时【图4-9，10】与对𬌗牙的间隙大小，再根据设计作适当的修整。

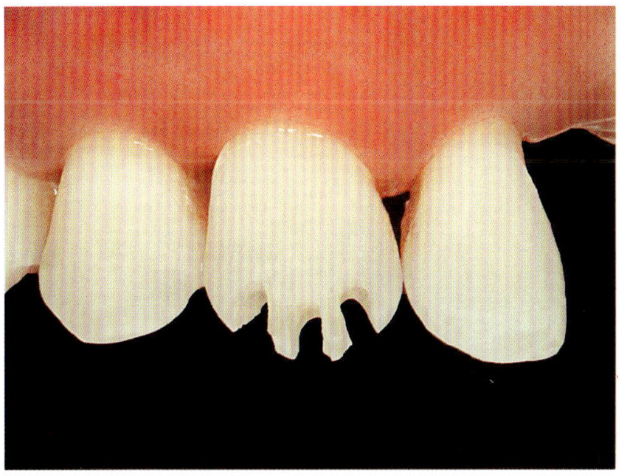

图4-5　切缘深度指示沟
（为保留前伸𬌗接触，后磨除侧切牙）

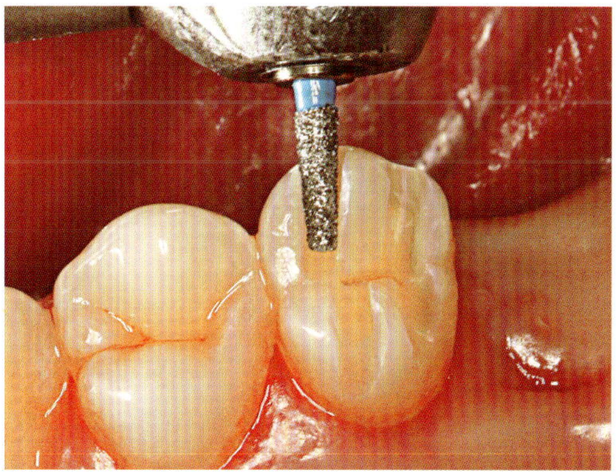

图4-6　𬌗面深度指示沟（前磨牙）

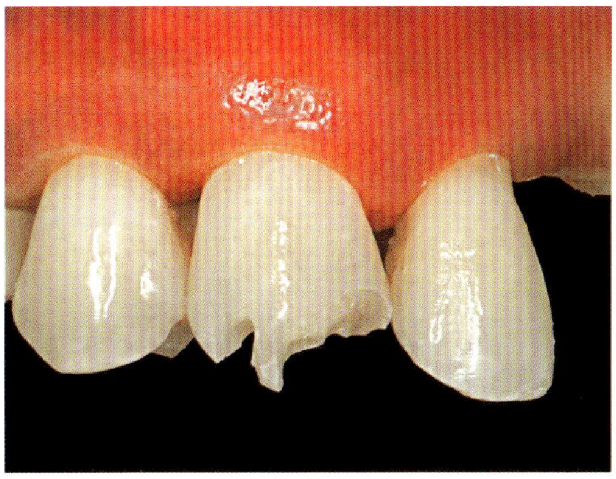

图4-7a　切除沟间牙体组织（前牙）

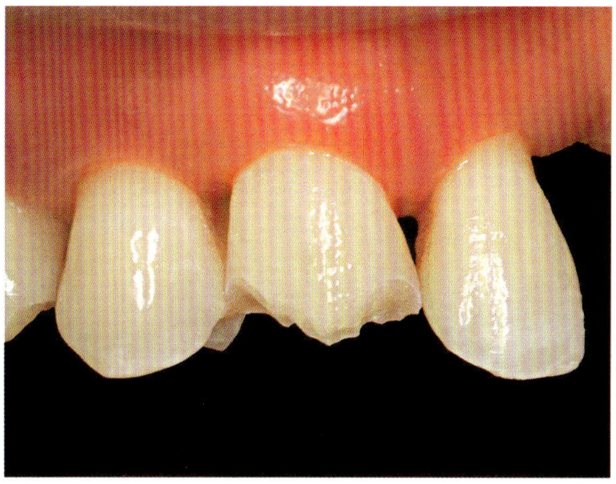

图4-7b　切除沟间牙体组织（前牙）

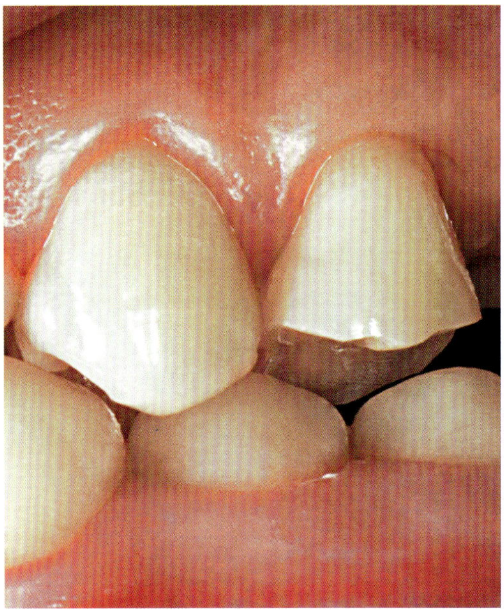

图 4–8　ICP 位时磨除量检查（后牙）

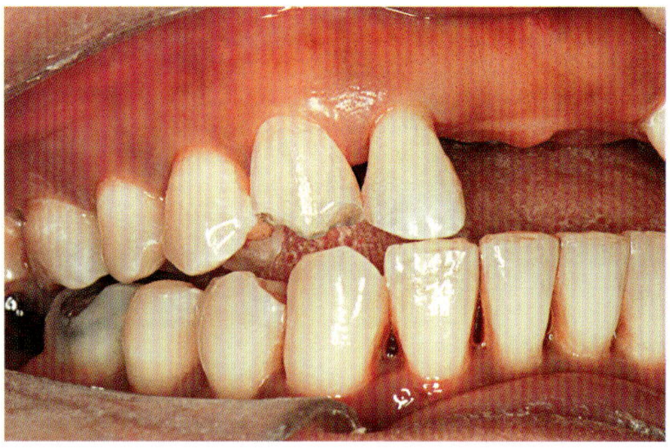

图 4–9　前伸殆位时磨除量检查

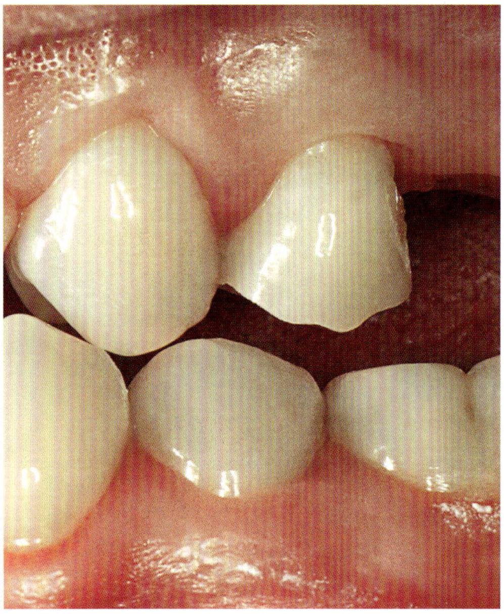

图 4–10　侧方殆位时磨除量检查

切端（或殆面）磨除量

金瓷冠 2mm　　金沉积瓷冠 1.8～2mm

全瓷冠 Procera 1.5～2mm

Empress Ⅱ 2mm

Cercon 1.5～2mm

2. 唇颊面制备

根据牙的长短与唇面形态，选择粗细、长短、外形合适的金刚砂车针在唇面作3～5个深1mm的深度指示沟【图4-11，12】，唇面弧形明显时，则将唇面分成切（𬌗）1/2与颈1/2两个面制备【图4-13，14】，磨除沟间牙体组织【图4-15】，颈缘处先终止于龈上【图4-16】。

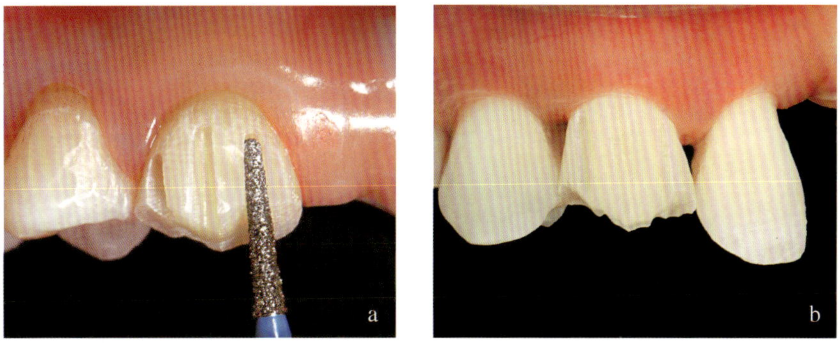

图4-11　唇面深度指示沟

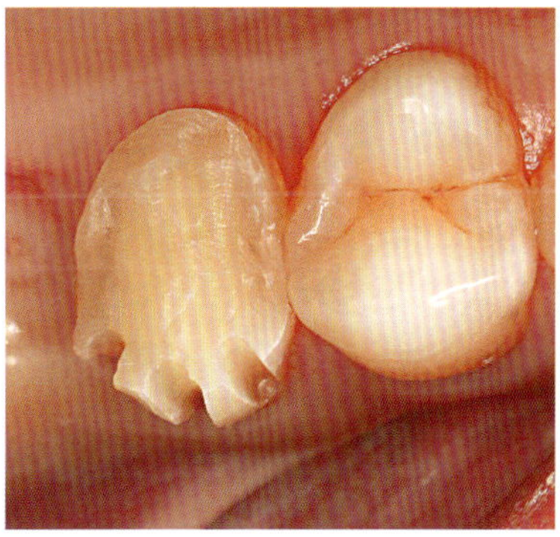

图4-12　前磨牙的颊面深度指示沟

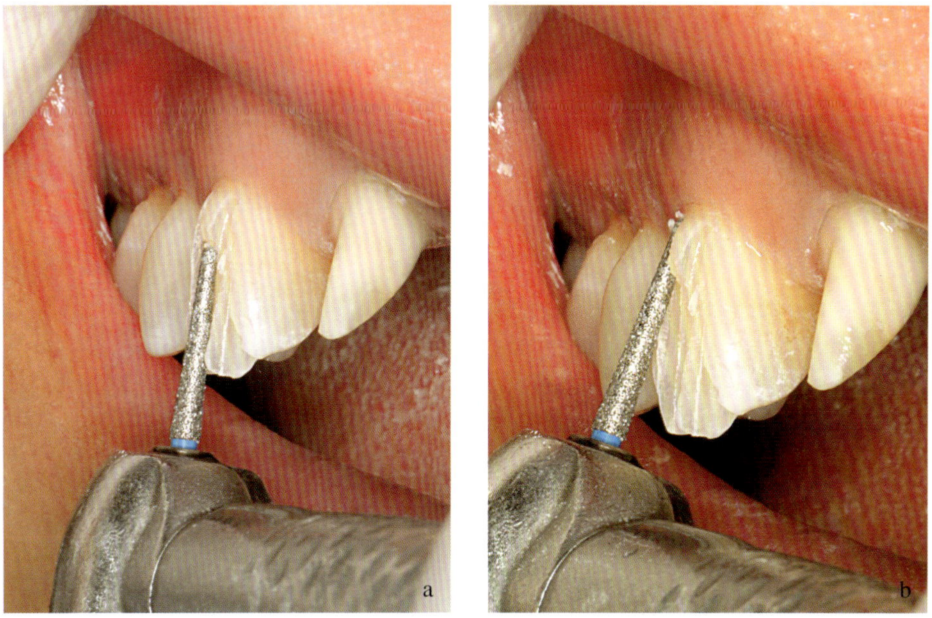

图4-13　唇面分为切1/2与颈1/2两个面制备

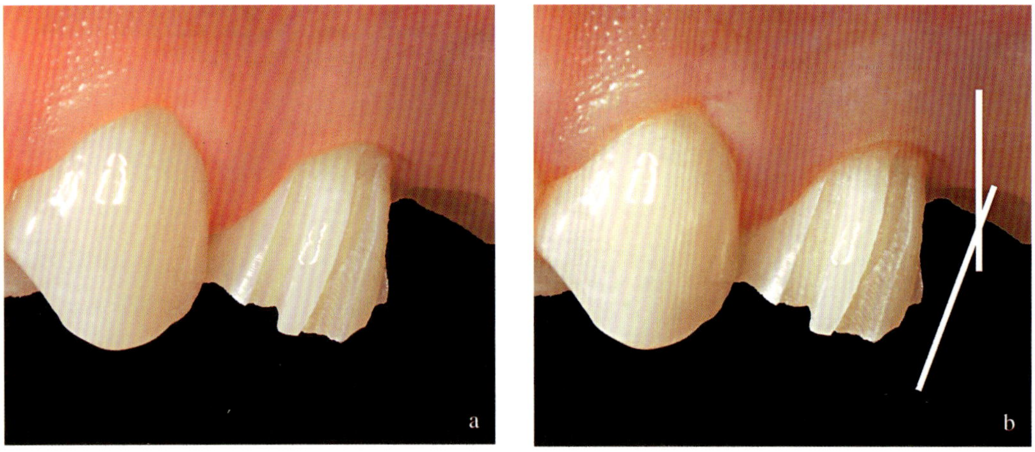

图 4-14　颊面分为船1/2 与颈 1/2 两个面制备

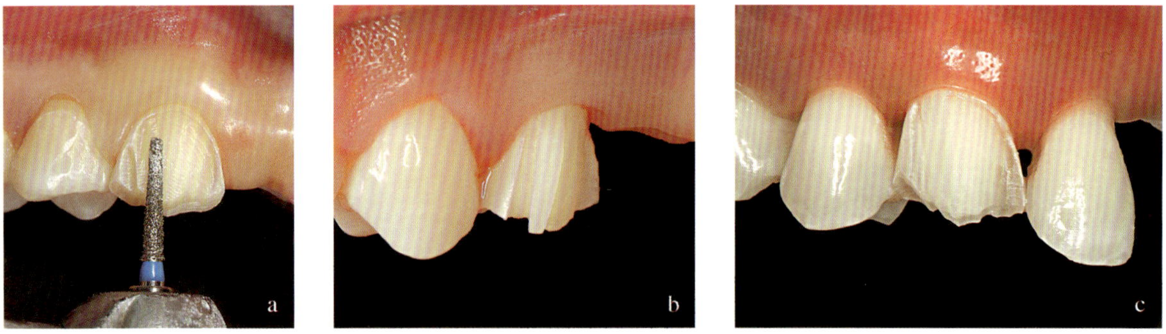

图 4-15　沟间牙体组织磨除

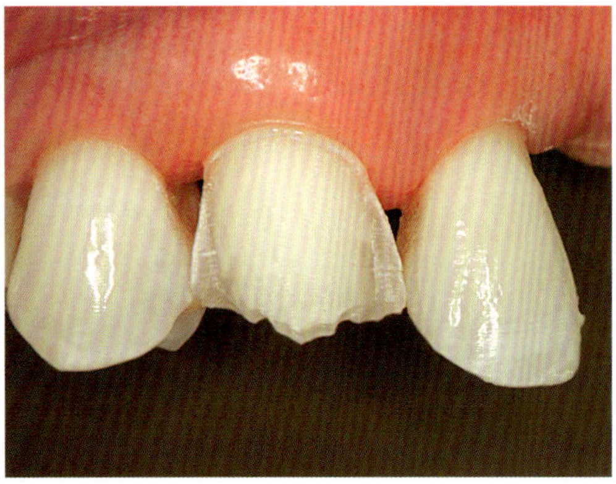

图 4-16　颈缘处先终止于龈上

唇颊面的磨除量

金瓷冠 1.5～2mm(最少 1.4mm)　　金沉积瓷冠 1.2mm

全瓷冠 Procera 0.8～1.5mm

Empress II 1～1.5mm

Cercon ≥1.5mm(估计，厂商未标明)

3. 邻面制备

最好先用针状金刚砂车针将邻面壁切开【图 4-17】，以免伤及邻牙。再换圆头锥形车针沿唇邻面角向舌侧修整【图 4-18】，去除倒凹，作到近远中面平行或内聚 6°。活髓牙时注意观察髓角位置，有继发牙本质暴露或透红时则表明已相当近髓了。邻面两侧留翼【图 4-19，20】或边缘终止于龈上可减少切割量而减少露髓的可能性。

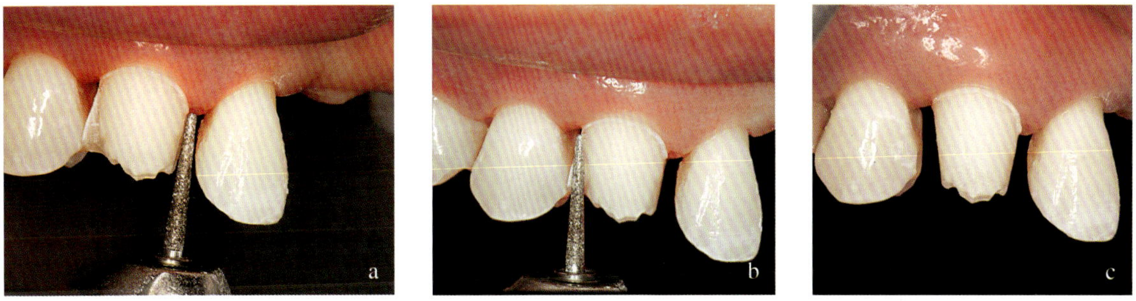

图 4-17　用针状金刚砂车针将邻面壁切开，并通过邻面

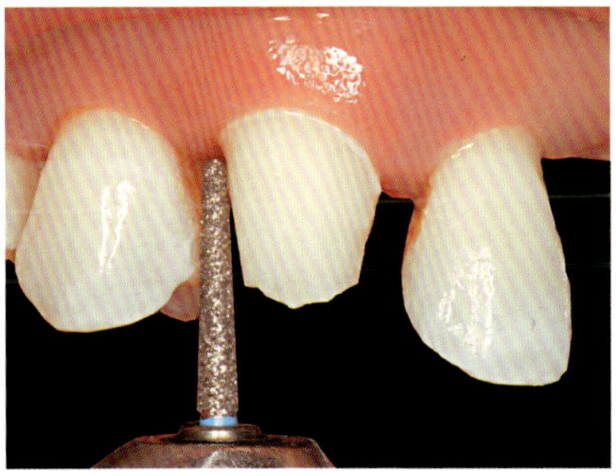

图 4-18　用圆头锥形车针沿唇邻面角向舌侧修整

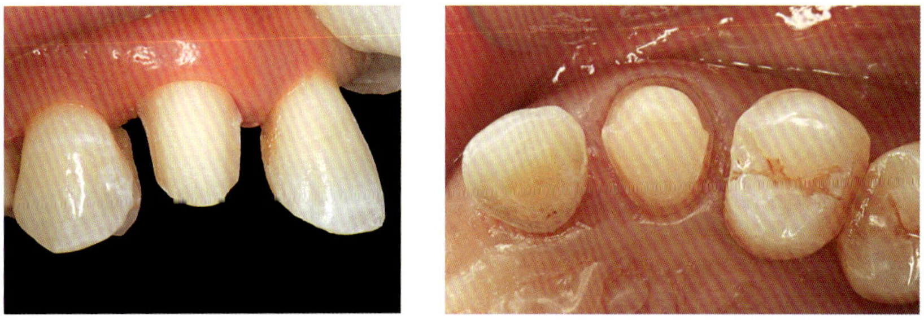

a 唇面观　　b 切端观

图 4-19　前牙邻面两侧留翼

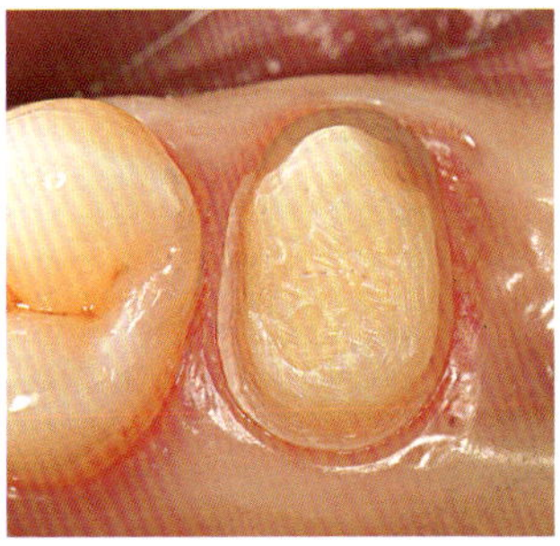

图 4-20　后牙邻面两侧留翼（殆面观）

邻面磨除量

金瓷冠：去除倒凹即可，边缘可无肩台【图 4-21】，切割量最少。

金沉积瓷冠【图 4-22】：去除倒凹，边缘形成 1.0mm 肩台【图 4-23】。

全瓷冠【图 4-24】：Procera ≥ 0.8mm　Empress II ≥ 1.0mm

Cercon ≥ 1.0mm

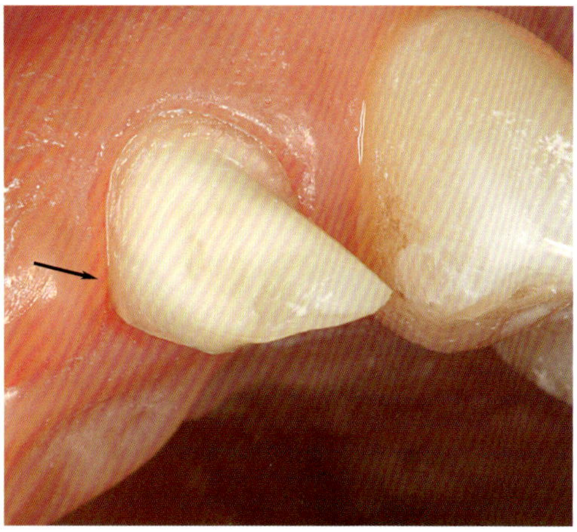

图 4-21　金瓷冠邻面预备形态

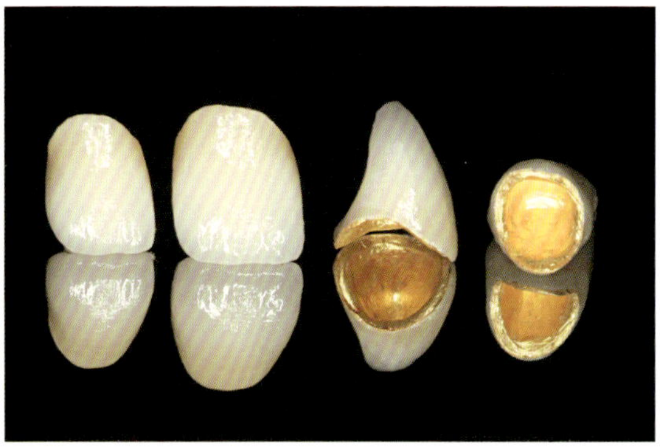

图 4-22　金沉积瓷冠图

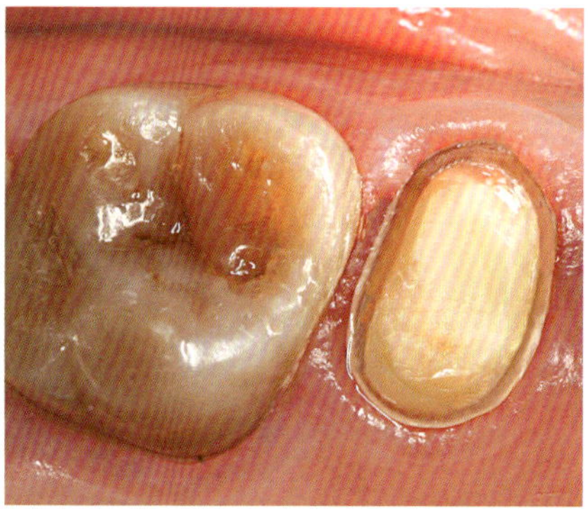

图 4-23　金沉积瓷冠邻面预备形态

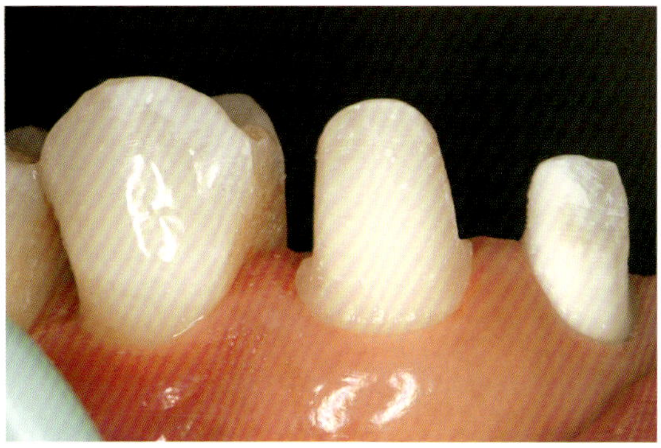

a 唇面观

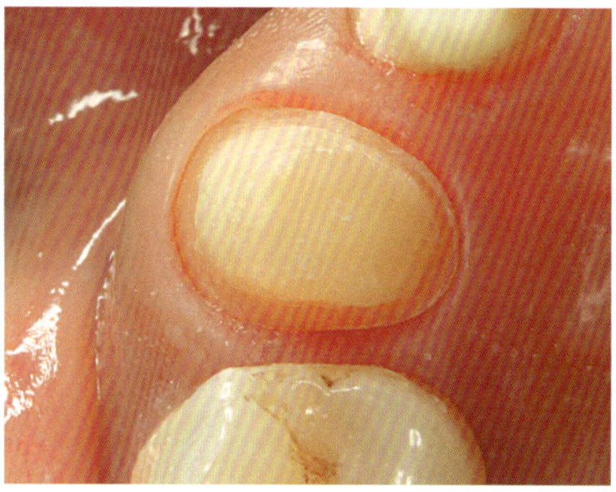

b 𬌗面观

图 4-24　全瓷冠邻面预备形态

4. 舌面制备

上前牙舌面要分成两个面制备：舌窝【图 4-25】与隆突下轴壁【图 4-26】。要求制备出在 ICP 位与前伸𬌗时均足够的间隙；而下前牙可根据舌侧外形相应处理，不一定非要分成两个面。

舌窝处，磨除足够的量为修复材料提供间隙。外形基本按照舌窝的外形均匀磨除即可，但对于边缘嵴明显者，往往去除边缘嵴后间隙已够。如同名牙不修复，为照顾舌的感觉，舌窝处可再磨除一些，如与同名牙一起修复，则无此必要。

舌隆突下，需要作出与唇面颈 1/3 平行的轴壁。对于上前牙的冠，抵抗旋转脱位的主要是这一部分【图 4-27】。如隆突不明显，可在靠近近远中处，做两个轴沟与唇面平行。后牙舌面的磨除参考颊、邻面。

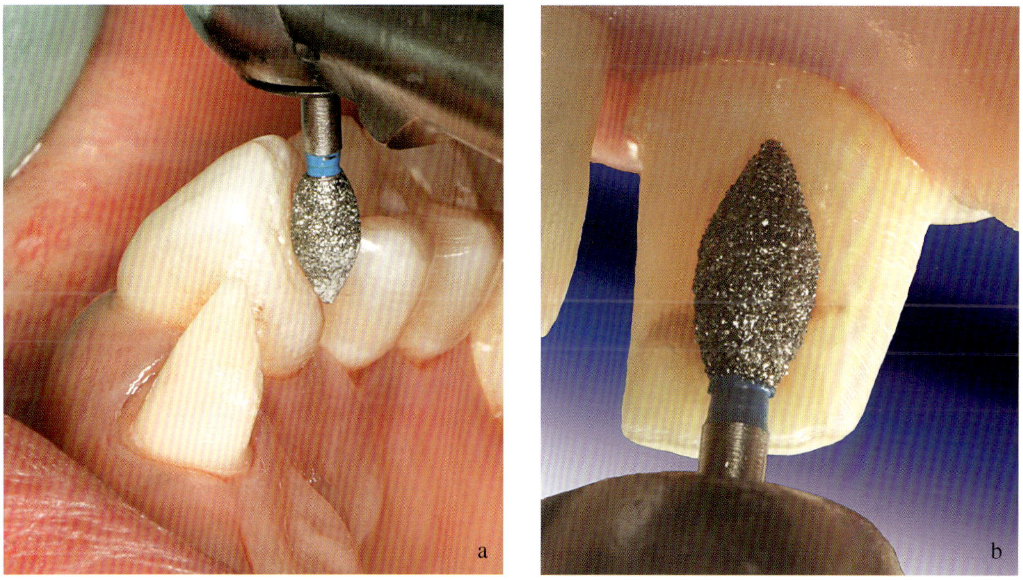

图 4-25　舌窝制备要依据解剖形态进行，用桃形车针磨除

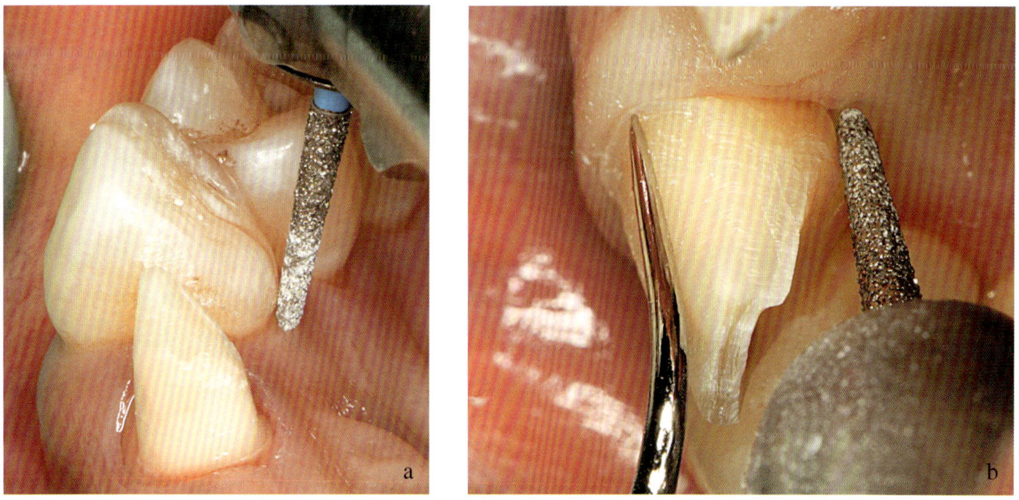

图 4-26　隆突下轴壁预备方向与唇面龈 1/3 或 1/2 平行

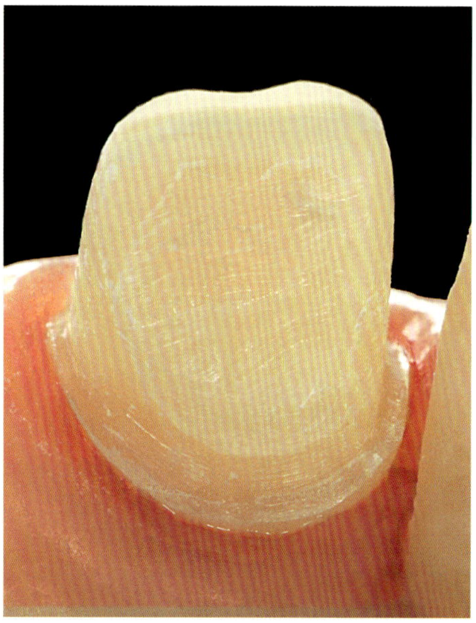

图 4-27 隆突下轴壁——抵抗旋转脱位的主要部分

舌面磨除量

金瓷冠：不包瓷处 0.7mm　　包瓷处 1.3mm

金沉积瓷冠：≥ 1.2mm

全瓷冠：Procera 0.8～1.5mm　Empress II 1～1.5mm

如不作深度指示沟，也可在作之前用硅橡胶初印材作一记录，磨除后用记录比较，以观察切割量的多少【图 4-28】。

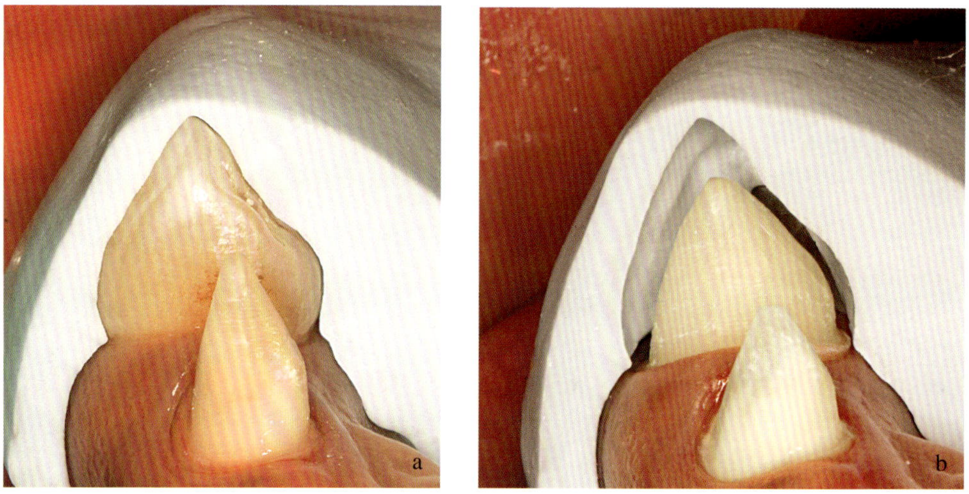

图 4-28 利用硅胶记录指示磨除量

5. 颈缘制备

预备体颈部边缘简称为颈缘。

颈缘制备是牙体制备最关键的内容。

颈缘处是修复体与制备体对接的部位，其他部位均为包被，从而天生为薄弱之处而易致龋。为了防龋，要求越密合越好。水门汀外露既不美观，长期溶解也易致冠脱落。

颈缘处是牙体被切割的终止处，构成了力学上的危险截面，预备体受力折断十有八九断于颈部。

颈缘处是修复学的难点，有多大间隙，用什么材料，才可作到让修复体与颈缘下方牙体浑然一体看不出接缝？

颈缘处还是修复体最薄弱的部位，如何作才能防裂、防折？

这些要求与问题均涉及到了颈缘制备时的三个内容：宽度、外形、部位。

当颈缘不设计成刃状边缘，而是有一定宽度时，又称之为肩台。刃状边缘也可称之为无肩台设计。

肩台的外形：历史上为冠类修复体曾设计过的肩台外形有下列几种。

① 有角肩台：颈缘与预备体轴壁交角。有直角肩台、钝角肩台、锐角肩台三种【图 4-29，30】。

② 无角肩台：颈缘与预备体轴壁不交角，而是逐渐上升与之相连，几何上叫倒弧角。可减少应力集中，有大中小之分【图 4-31】。

③ 加斜面肩台：在肩台边缘向下加一斜面【图 4-32】。

④ 无肩台(刃状边缘)【图 4-33】。

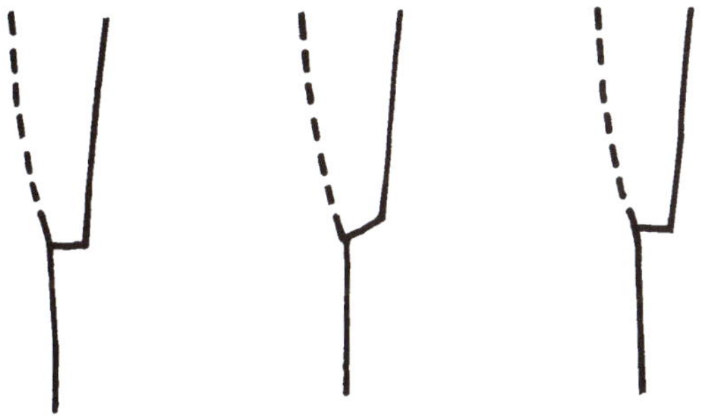

图 4-29　有角肩台的三种形态（模式图）

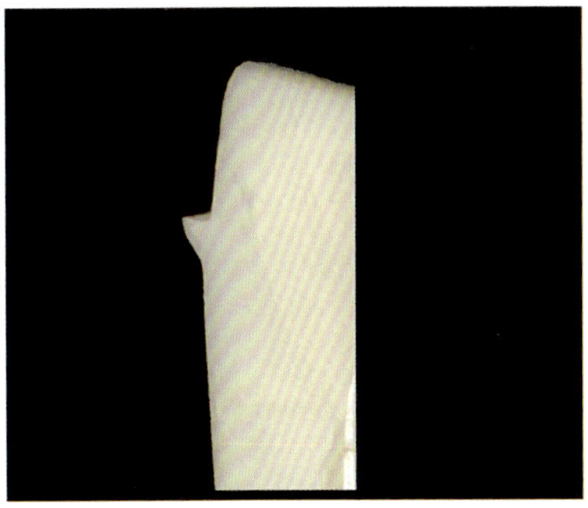

a 直角肩台

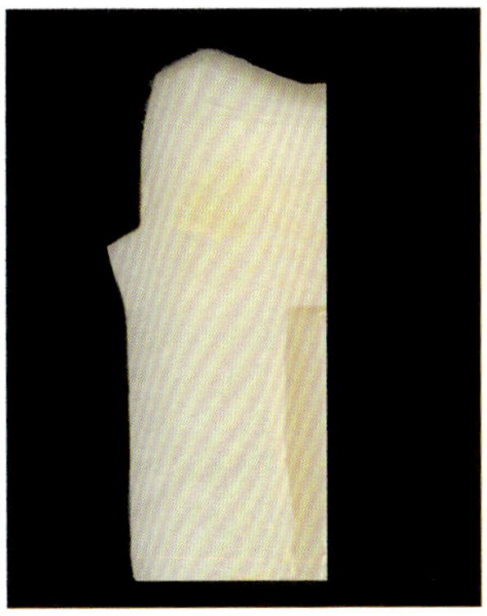

b 钝角肩台

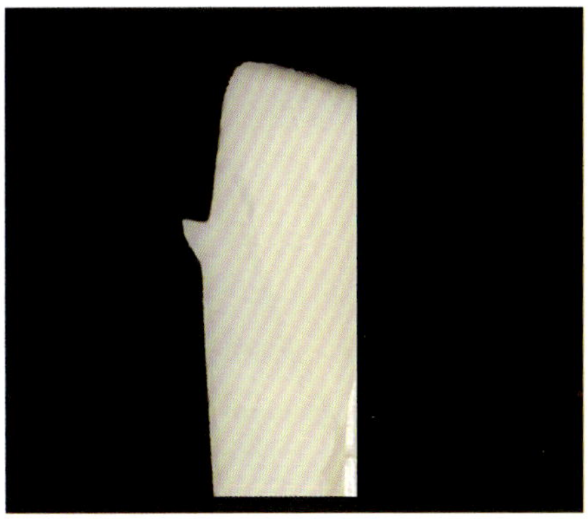

c 锐角肩台

图 4-30　有角肩台的三种形态（剖面图）

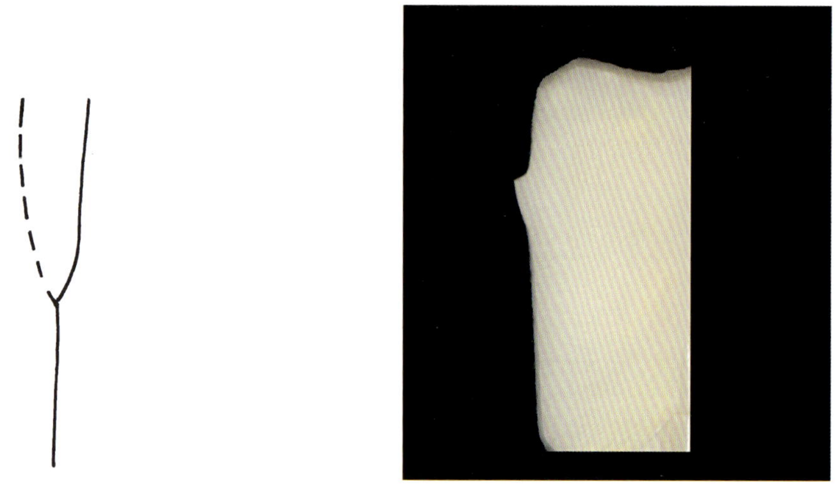

a 模式图　　b 剖面图

图 4-31　无角肩台

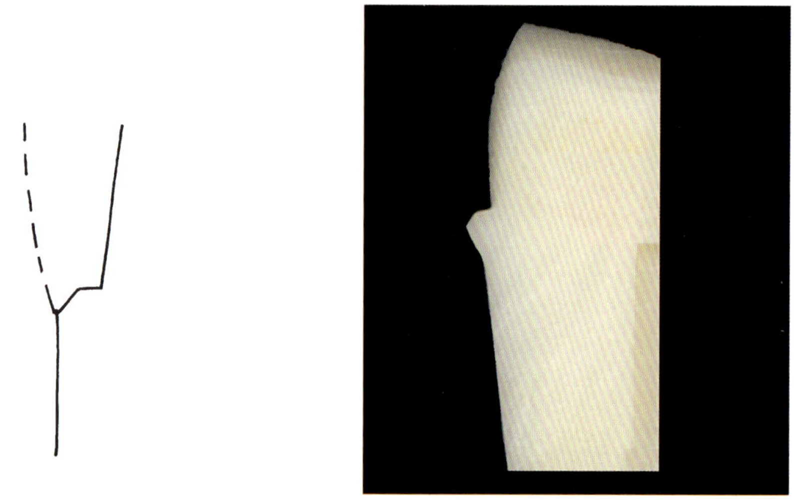

a 模式图　　b 剖面图

图 4-32　加斜面肩台

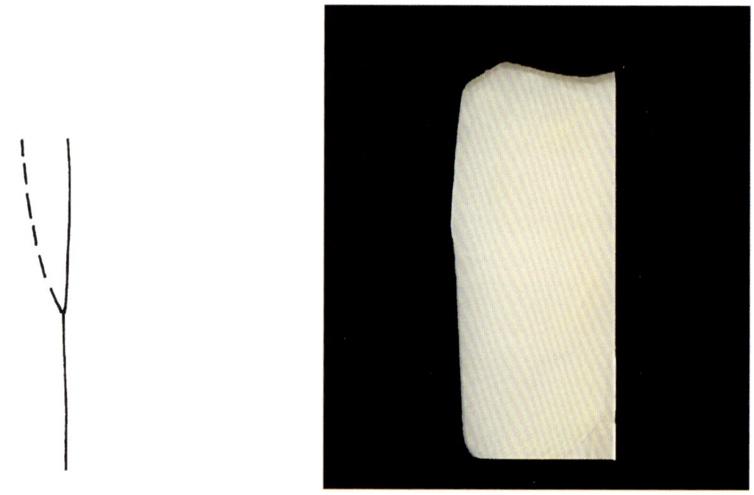

a 模式图　　b 剖面图

图 4-33　无肩台（刃状边缘）

如何选择呢？一般应遵循四个原则：

A 应较易于制备，可减少患者痛苦的时间。

B 应可以较多的保存牙体组织，从而减少露髓、牙折的可能性。

C 应给修复体提供足够的间隙，可以保证修复体的抗力形与颜色要求。

D 应在模型上易于辨认。

按此排序的结果是：

	A	B	C	D
①	3	3	1	1
②	2	2	3	2
③	4	4	2	3
④	1	1	4	4

没有一种边缘每项要求都排为1，也没有一种边缘每项要求都排为4。有1有4者，优点突出，缺点也明显。而在多数项目上都处于次优状态者②便成为最常用的选择。这便是为什么无角肩台得到最广泛应用的原因。无角肩台的倒弧角可大可小，肩台根据情况可宽可窄【图4-34】，越来越多的被应用于金瓷冠与全瓷冠的制备中。

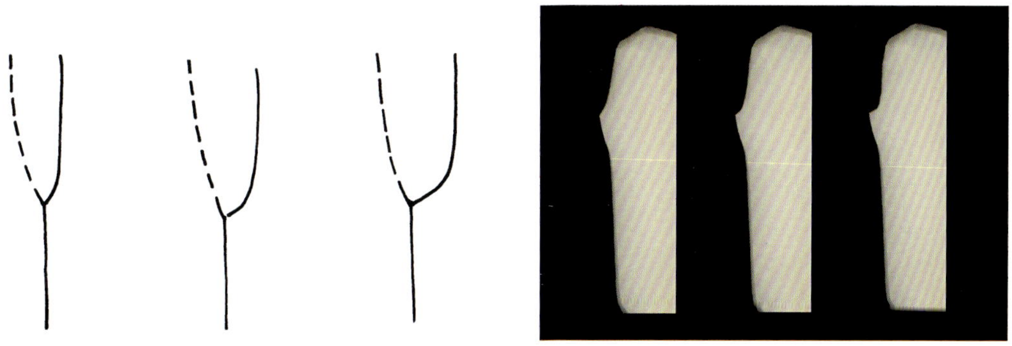

a 模式图　　b 剖面图

图 4-34　无角肩台倒弧角及宽窄的变化

肩台的宽度（mm）

	唇侧肩台	邻面肩台	舌侧肩台
金瓷冠	1.5	0～0.5	0～0.5
金沉积瓷冠	1.2	1.0	1.2
全瓷冠	Procera (未标明) 前牙内冠 0.4 后牙内冠 0.6 瓷层 ≥ 0.4 合计：0.8～1.0 Empress Ⅱ ≥ 1(无角肩台) Cercon ≥ 1		

肩台的位置

① 龈上【图 4-35】：龈上肩台的优点很多

A 可放釉质上：硬、耐磨、强度高、抗力好、防龋性能好。

B 肩台宽度大：有足够间隙，修复体外型好。无需为去倒凹去除过多牙体组织，制备同样宽度的肩台，比边缘位于龈沟内时牙体组织切割量小。

C 易制备。

D 易设计。

适用于：后牙，前牙的邻面及舌侧。

② 龈沟内【图 4-36】

适用于：有美观要求的部位，如上前牙唇侧；要制备的牙颈部有缺损，或充填体；临床短冠需增加固位力形；隐裂牙出于防折保护原因；颈部或根部牙本质过敏而脱敏无效，需冠类保护者。

缺点：不易制备，不易取模（需排龈）；相对于龈上边缘轴面牙体组织去除量大。

用牙周探针探明龈沟深度，肩台边缘位置在龈沟深度的一半处较好【图 4-37】。

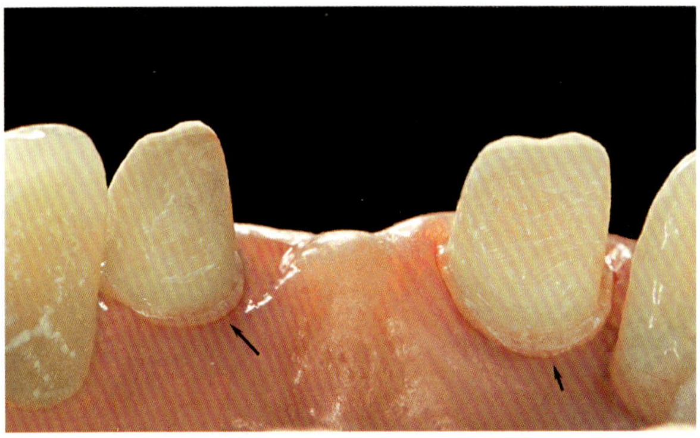

图 4-35　龈上边缘

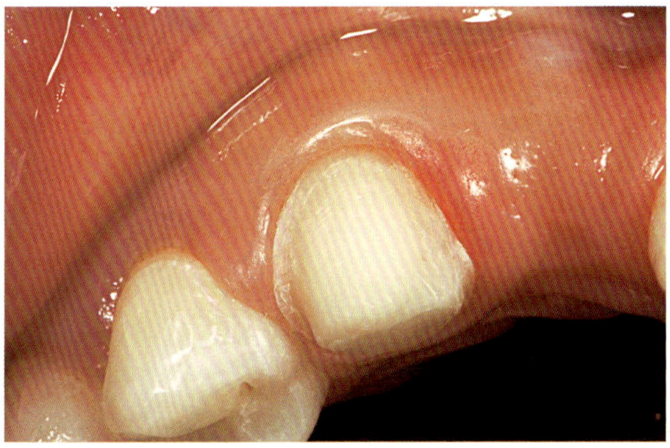

图 4-36　龈沟内边缘

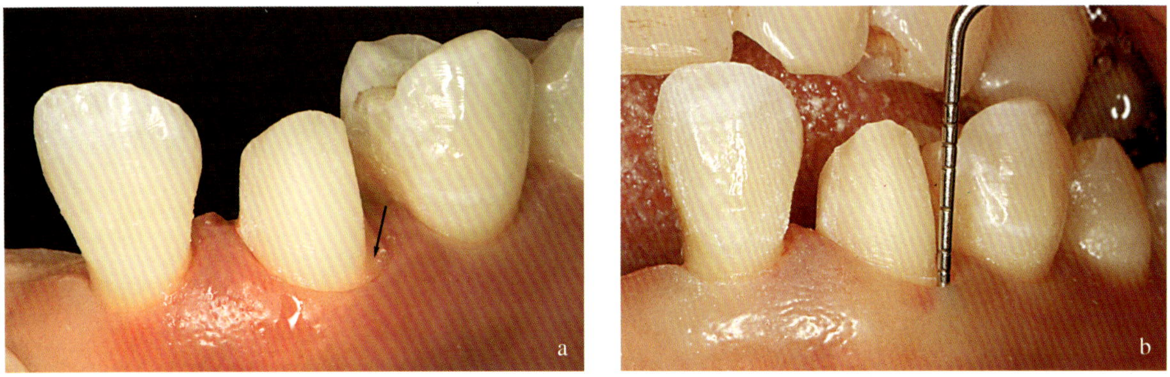

图 4-37　边缘位置的确定

6. 抛光

金刚砂车针按其粗糙度一般分三级【图 4-38】：粗、中、细。粗者金刚砂颗粒大，磨除牙体组织较快，但组织面粗糙，纹理明显，冠与预备体组织面密合度差，可酌情抛光。

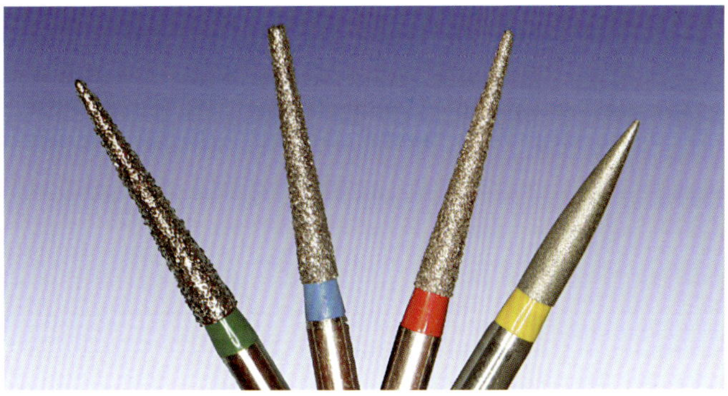

图 4-38 金刚砂车针粗糙度的对比

四、适应证选择与中国人牙量的关系

以上的预备量是材料的发明者们根据材料的性能所提出的预备要求，但是我们经常遇到身高1.5米左右的女孩子，脸小小的，牙小小的，确实是烤瓷冠的适应证，但不能作。这种现象尤其在下前牙，前磨牙最为突出。

王惠芸教授自1951年到1959年，从收集到的十万多个牙中选出了近一万颗进行了测量，得出了中国人牙的测量数据。临床参考这些数据时要活学活用，因为：① 冠长不等于临床冠长，年轻人前者大于后者，老年人后者大于前者。② 这些数据在牙体缺损时可参考，而在牙磨耗后有困难。③ 这些数据未包括切缘厚度值。④ 这些数据与牙形不直接相关。如一个⌊2无舌侧隆突，舌窝底部齐龈，参考颈厚数据处理舌侧边缘与磨除量便有困难。

以下中切牙为例【图 4-39】

	冠长	冠宽	颈宽	冠厚	颈厚
平均（mm）	9.0	5.4	3.6	5.7	5.3
最小（mm）	7.8	4.4	3.0	4.8	4.3

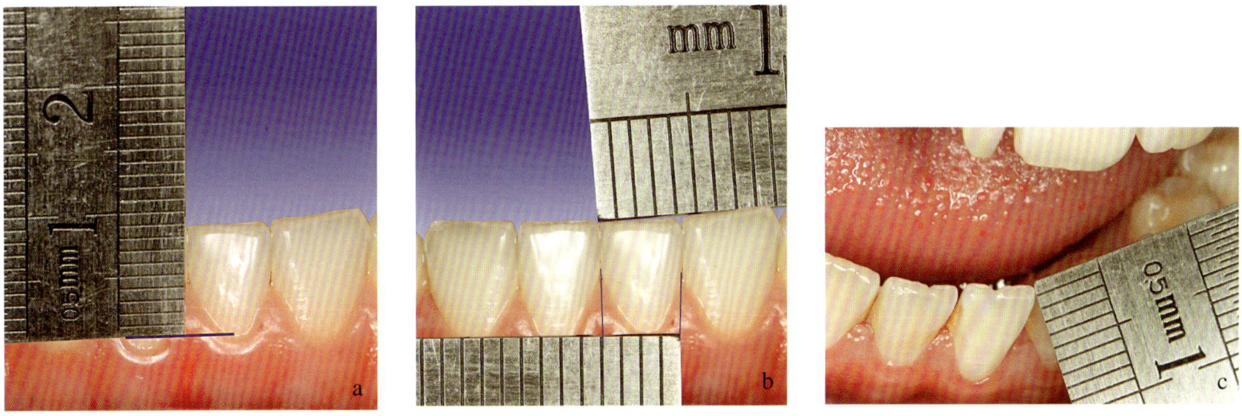

图 4-39 下中切牙的冠部形态

如果将边缘设计在颈部（为方便计算，暂不考虑将边缘设计在龈缘下或龈上的情况），按常规要求：

1. 近远中需去除倒凹，平齐颈宽即余留 3mm。

   冠宽 4.4mm，颈宽 3.0mm，去除量为 4.4-3.0=1.4（mm）

2. 如再作出 0.5mm 宽肩台。

   两侧需要切除 0.5+0.5=1（mm）。

3. 如果再内聚 6°，以切割最小量 0.1mm 计，则切缘处的余留量为 2-（0.1+0.1）=1.8（mm）。

4. 唇舌侧去除倒凹，切割量为：冠厚 4.8- 颈厚 4.3=0.5（mm）。

5. 唇侧需再作出 1.2mm 宽肩台，此时牙体组织余留量为 4.3-1.2=3.1（mm）。

6. 舌面再磨除 0.8mm，此时牙体组织余留量为 3.1-0.8=2.3（mm）。

这时不得不考虑的问题是：

1. 4.4mm 的冠宽预备后切缘处仅余 1.8mm，髓角会不会露？如未露，距髓腔牙本质还有多厚？

2. 四周磨除后，预备体表面到髓腔的牙本质还有多厚，抗力如何？预备体会不会齐颈部折断？

很显然这是非常没把握的事情，更不要说四周肩台的全瓷冠与金沉积冠了，无论何处预备后剩余牙本质的量最好余留 1.5mm 以上。这既是保护牙髓的需要，也是抗力的需要，所以适应证的选择应该与牙量的大小结合起来。

五、临时冠

临时冠是牙体预备完成后为已被预备的牙戴用的临时修复体。虽然是一种过渡性修复体，但是它具有如下重要的功能。

1. 维持牙龈张力　对于龈沟内边缘，由于失去牙体组织的支撑，边缘龈容易失去张力而塌陷并覆盖龈沟内边缘。因此，临时冠的戴用可以避免上述现象。

2. 保护牙龈　临时冠可恢复牙冠的生理突度，有利于牙龈的按摩、清洁。

3. 恢复一定的美观及发音功能　特别是在前牙。

4. 保护牙髓　对于活髓牙，临时冠可隔离各种物理、化学刺激对牙髓的损害。

5. 稳定牙齿的位置，防止预备后因牙齿三维力学平衡被打破而发生过萌及近远中向或颊舌向的移位。

6. 临时冠还可部分恢复患牙的咀嚼功能。

7. 诊断指示作用，为美观、咬合关系的修复提供诊断信息，为患者示意未来的修复效果。

（一）临时冠的制作方法

临床上临时冠的制作方法很多，有牙体预备后在口内直接制作的直接法和在诊断模型上制作的间接法等。临时冠的制作不能因其是临时、短期应用而降低标准，特别是其边缘一定要达到密合，无悬突，防止临时冠戴用过程中产生对牙龈、牙周的损害。

1. 直接法

（1）使用预成冠：预成冠由聚碳酸酯【图 4-40】或软质合金（银锡冠）【图 4-41】制作而成，它们均有不同大小、形态或型号的产品供选择。牙体预备完成后，选择大小、形态相适合的预成冠，修改合适后【图 4-42】用快速自凝树脂口内重衬【图 4-43】，最后调磨、抛光完成【图 4-44】。前牙、前磨牙一般选择牙色的聚碳酸酯预成冠【图 4-45】，磨牙可选择软质合金预成冠【图 4-46】。

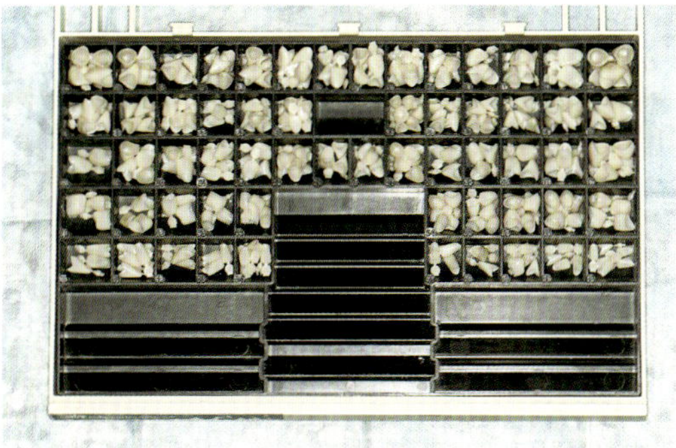

图 4-40 不同型号的聚碳酸酯预成冠

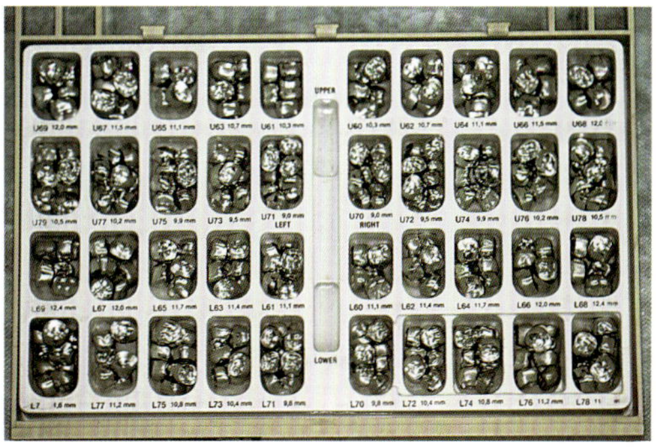

图 4-41 不同型号的软质合金预成冠

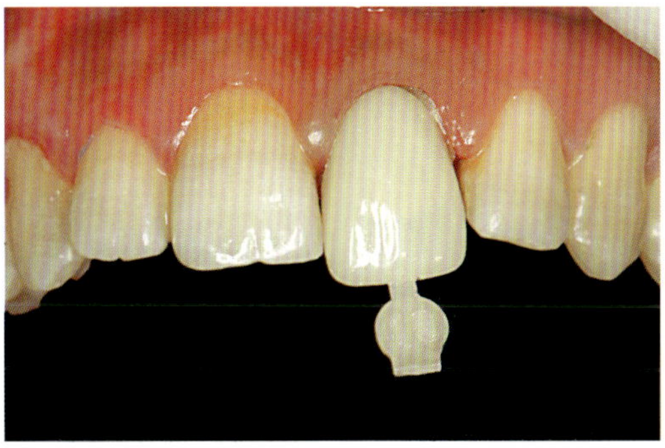

a 选择大小、形态相适合的预成冠

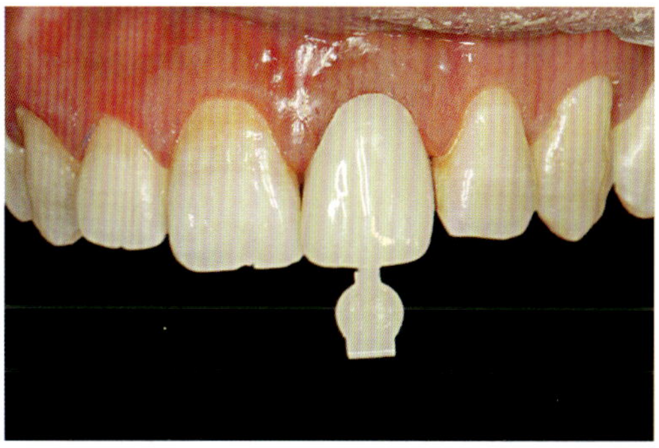

b 修改预成冠至合适

图 4-42 口内试合预成冠

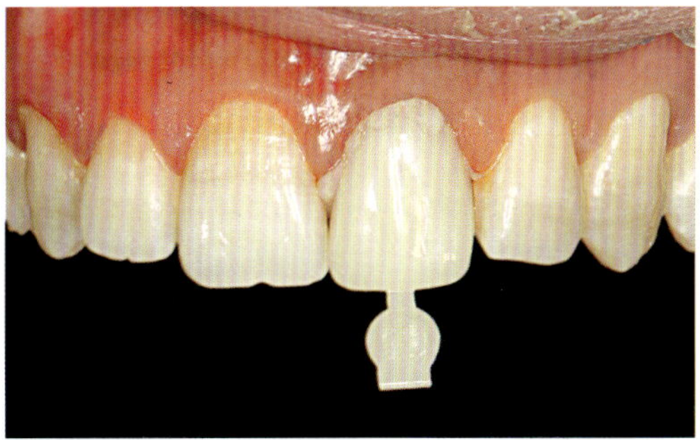

a 快速自凝树脂口内重衬预成冠

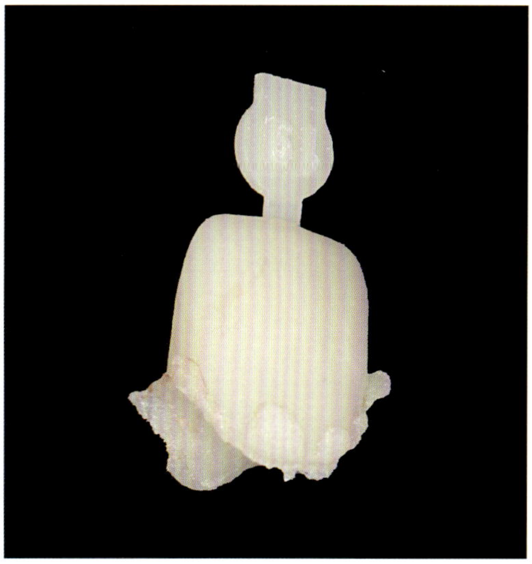

b 取出临时冠

图 4-43 口内重衬

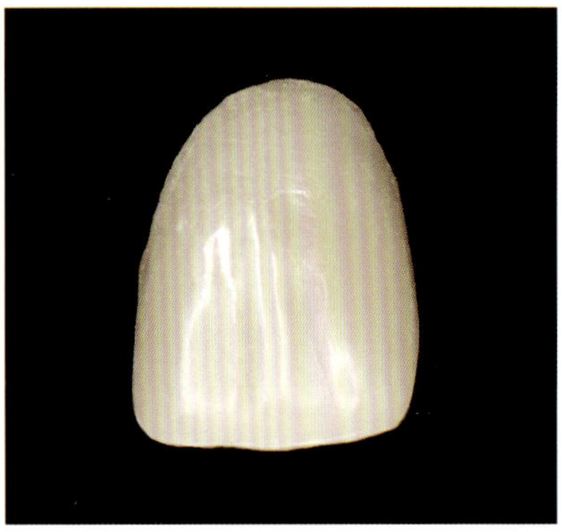

图 4-44 打磨、抛光、完成后的临时冠

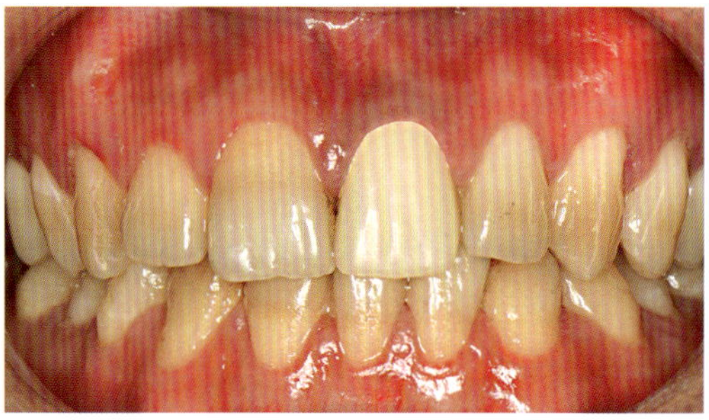

图 4-45 用聚碳酸酯预成冠制作的前牙临时冠

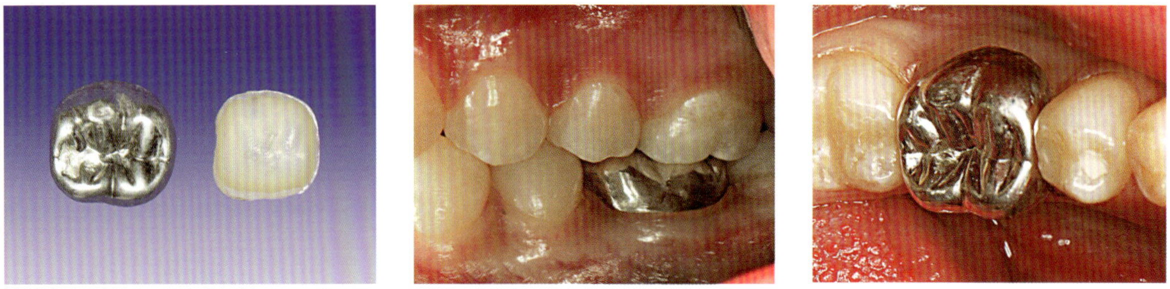

a 银锡冠 b 银锡冠口内就位咬合图 c 殆面观

图 4-46 用软质合金预成冠制作的磨牙临时冠

(2) 使用双丙烯基复合树脂(Bis-acryl-composite)临时修复体材料：它是一种新型的临时冠材料。成分主要为多功能的甲基丙烯酸基质和无机玻璃填料，另加少量催化剂、稳定剂和添加剂。它具有以下优点：①操作简便，临床可在口内一次完成；②调拌后具有流动性，可注射使用，适宜于多个临时冠同时制作；③聚合时产热少，对牙髓组织刺激小；④色泽美观，有多种颜色可供选择。

制作步骤如下：

1) 制作成型阴模：

牙体预备前牙冠完整则可以直接在口内制取印模作为成型阴模。制取阴模时使用藻酸盐【图 4-47】等弹性印模材料；还可使用一种热塑性材料（为聚己酸内酯）【图 4-48】，该材料在常温下不透明，但其可在 70℃热水中变软、变透明【图 4-49】，然后可将软化的材料拉伸到适当大小【图 4-50】并放于预备区，要求其在颊舌向覆盖预备牙的颊舌面并超越牙龈少许，在近远中向要求其能够覆盖预备牙前后各一个牙以维持其就位后的稳定【图 4-51】。待成型阴模凝固变硬后即可取出备用【图 4-52】。

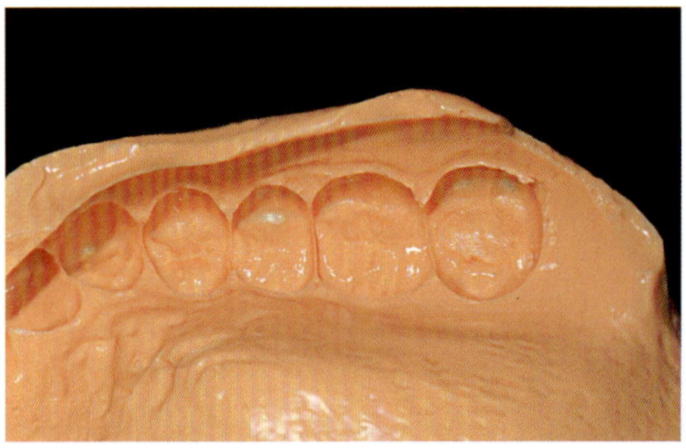

图 4-47 预备前用藻酸盐印模材制作成型阴模

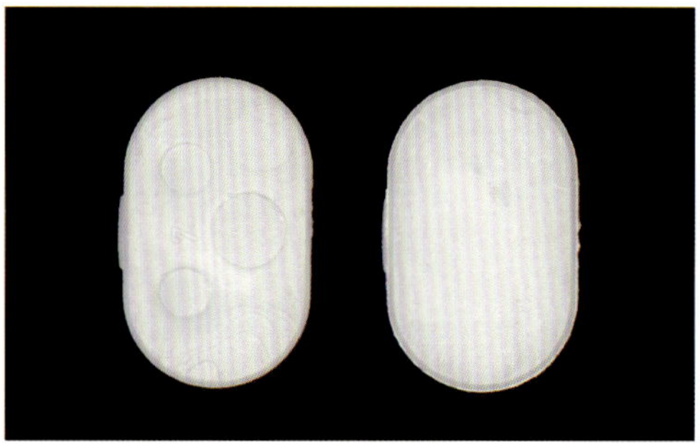

图 4-48 热塑性材料（常温下）

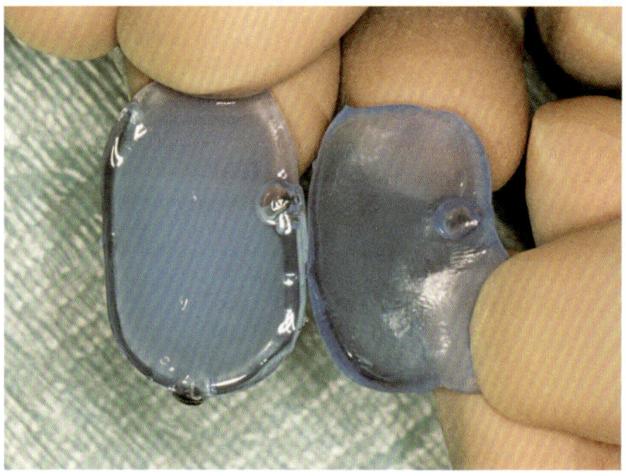

图 4-49　热塑性材料在热水中变软、透明

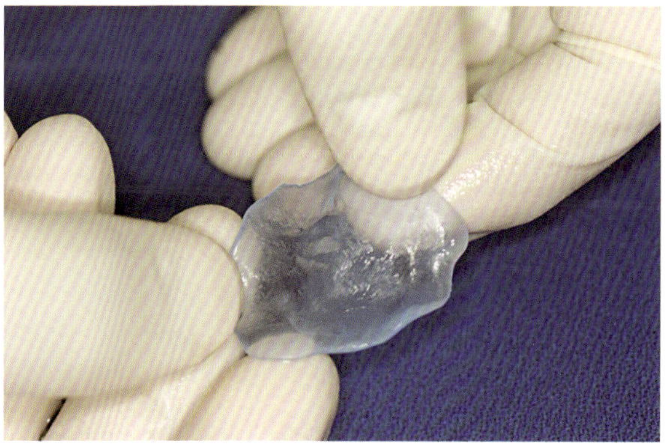

图 4-50　对热塑性材料进行拉伸

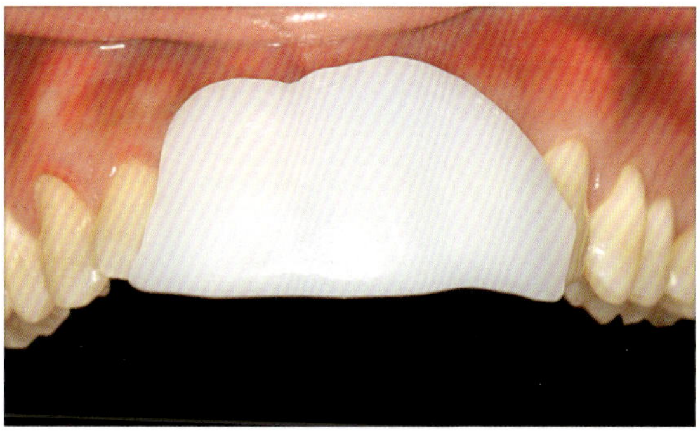

图 4-51　将热塑性材料放于预备区塑形

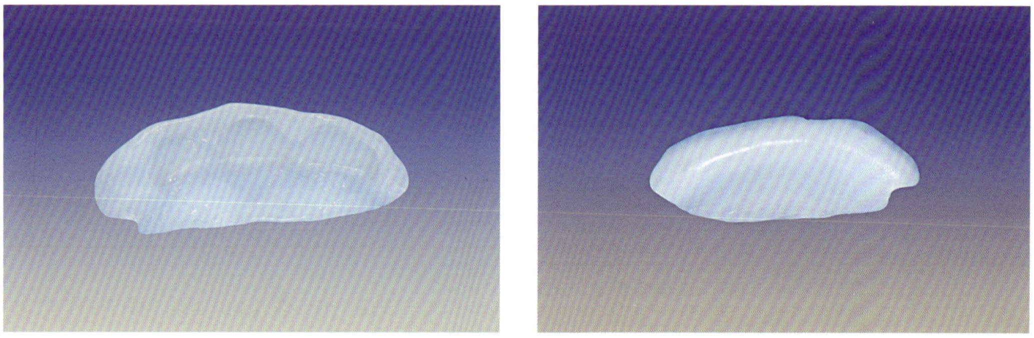

a 组织面观　　b 外表面观

图 4-52　用热塑性材料制作的成型阴模

牙冠有缺损时，可在牙体预备前先取研究模型，在模型上恢复缺损区的外形【图 4-53】。然后用上述材料在模型上制取蜡型的阴模，形成临时修复体的成型阴模【图 4-54，55】。

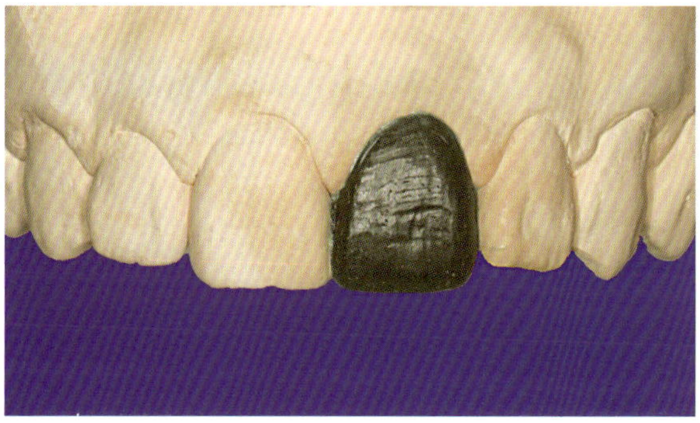

图 4-53　研究模型上恢复缺损区的外形

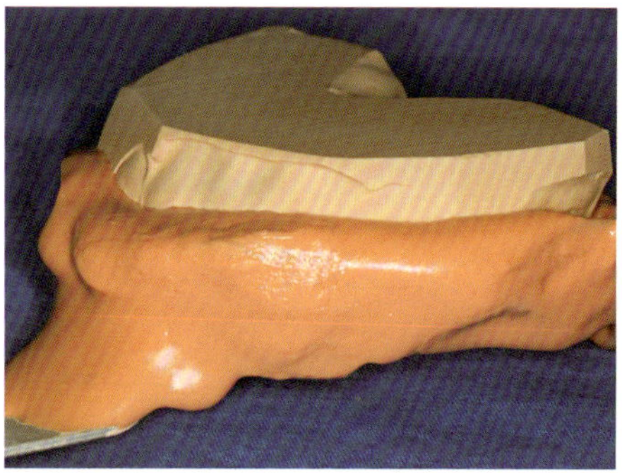

图 4-54　用藻酸盐印模材制作成型阴模

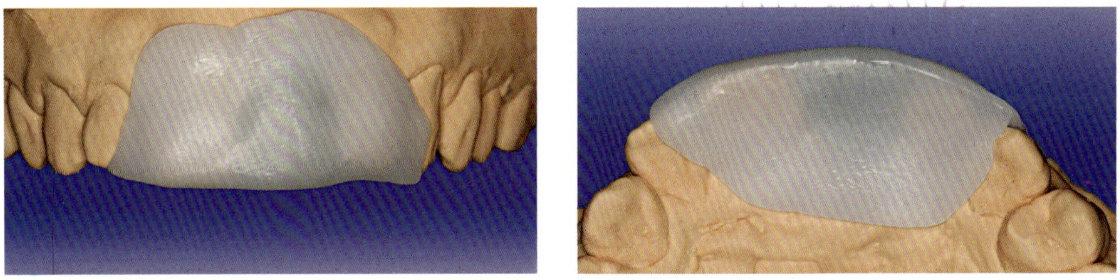

唇颊面观　　舌面观

图 4-55　用热塑性材料制作成型阴模

2) 牙体预备完成后，按照比例手工调和足量的双丙烯基复合树脂(Bis-acryl-composite)【图4-56】，将其放入注射器中并注射到成型阴模的预备牙对应处【图4-57】。或直接使用注射枪在其工作时间内注满成型阴模的预备牙区域【图4-58】。将成型阴模完全就位【图4-59】，稳定约2～3分钟，在材料成橡胶状时同时取出阴模及临时冠【图4-60】。有时只能先取出阴模，临时冠仍保留在原位【图4-61】，此时要在其完全硬固前及时取出临时冠。如果牙体预备体为树脂类材料作的核，则需使用凡士林等分离剂。

3) 等待数分钟，材料完全聚合凝固，从成型阴模内取出临时修复体【图4-62】。修整外形，调殆，抛光，完成口内试戴【图4-63】。

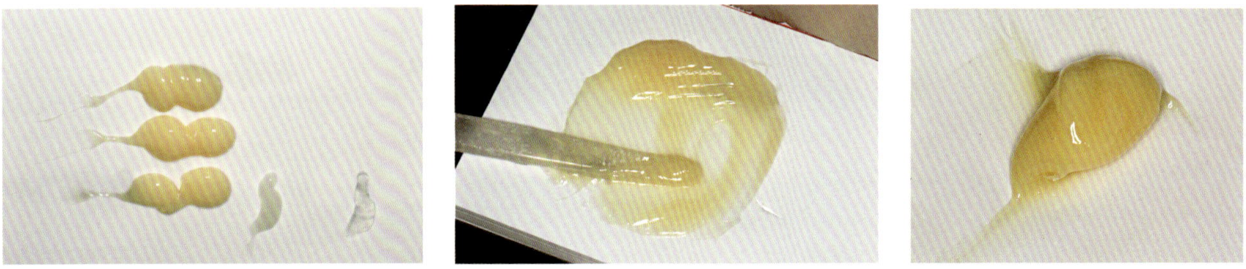

a 按比例加入材料　　b 混合调拌　　c 调拌完毕

图 4-56　双丙烯酸树脂临时材料的调拌

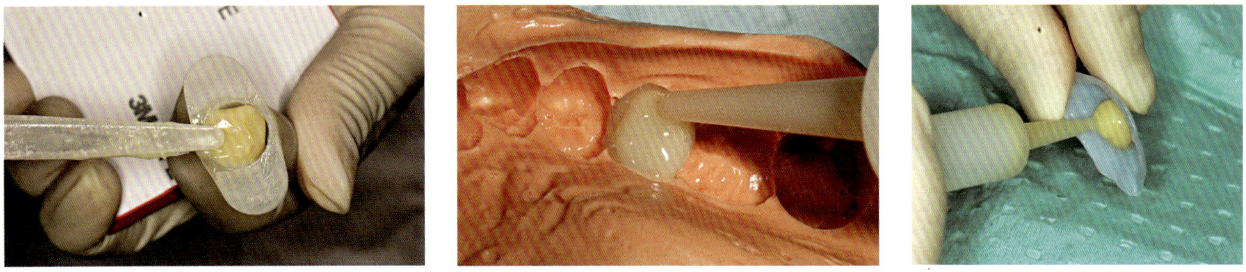

a 将调拌好的临时材料放入注射器内　　b 用注射器输送临时材料到藻酸盐成型阴模内　　c 用注射器输送临时材料到热塑性材料成型阴模内

图 4-57　用注射器将调好的临时材料注入到阴模内

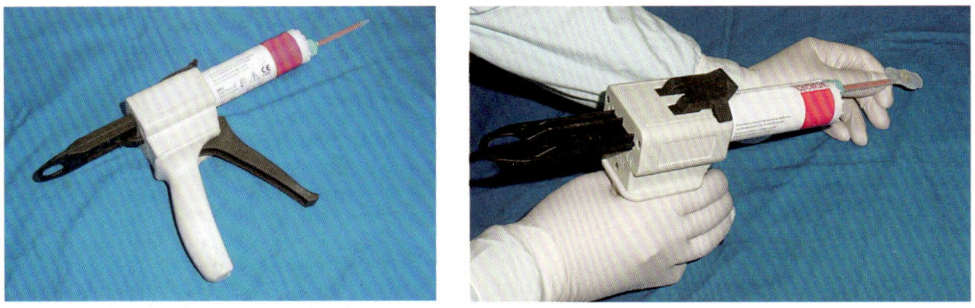

a 注射枪　　b 用注射枪注入

图 4-58　用注射枪将临时材料注入到阴模内

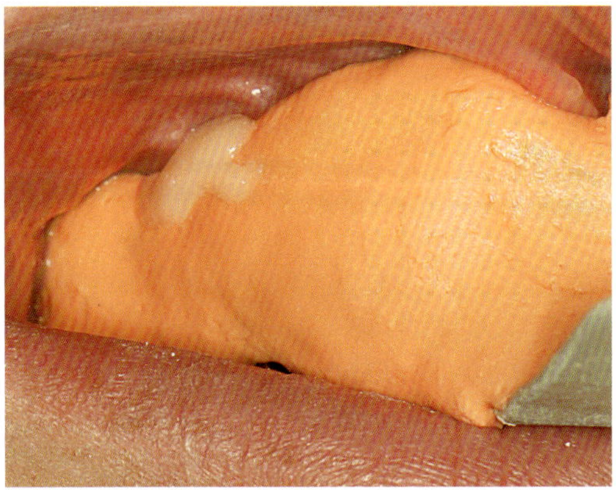

a 藻酸盐印模材成型阴模口内就位

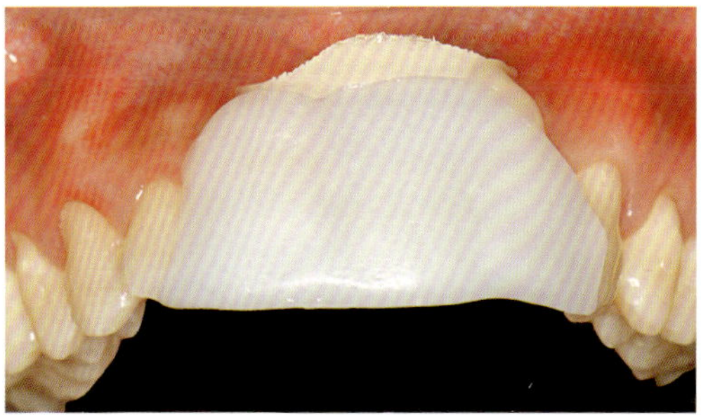

b 热塑性成型阴模口内就位

图 4-59　将成型阴模完全就位于口内

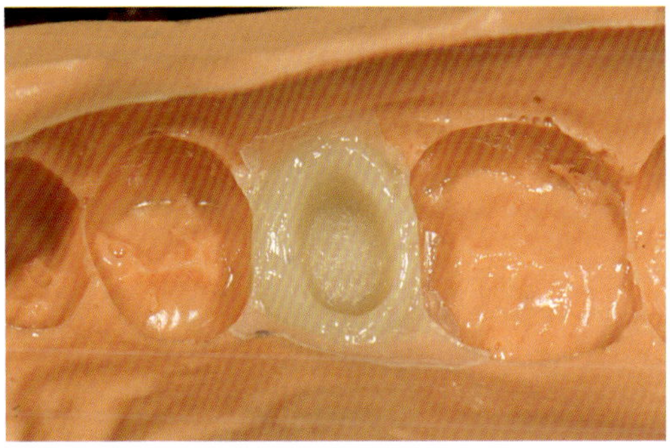

a 藻酸盐印模材成型阴模和临时冠雏形

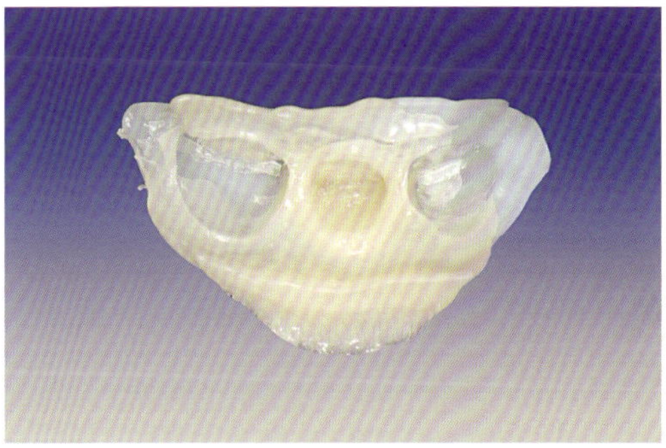

b 热塑性成型阴模和临时冠雏形

图 4-60　取出阴模及临时冠

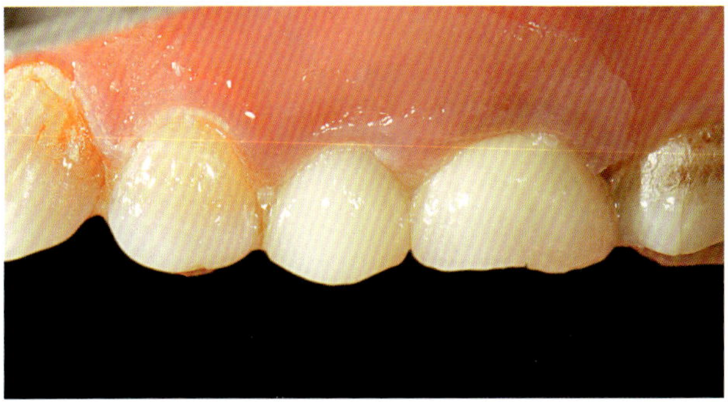

a 颊面观

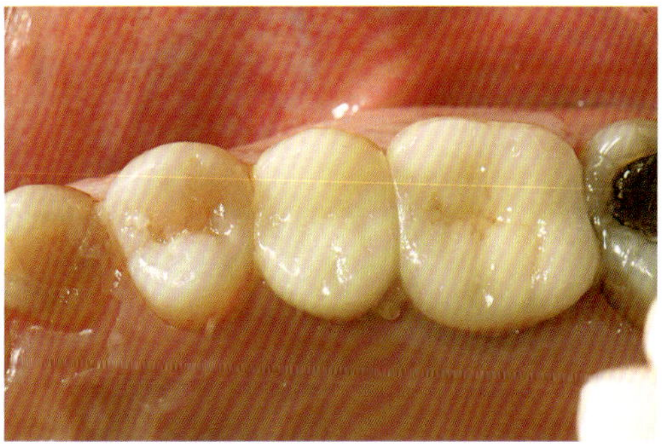

b 𬌗面观

图 4-61　取出阴模，临时冠仍保留在原位

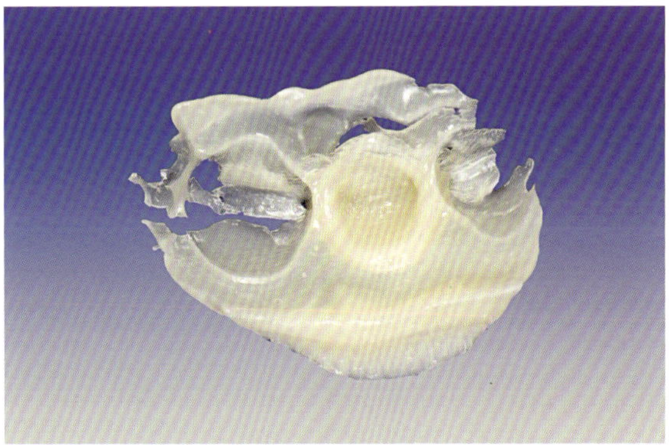

图 4-62　临时冠的雏形（修整前）

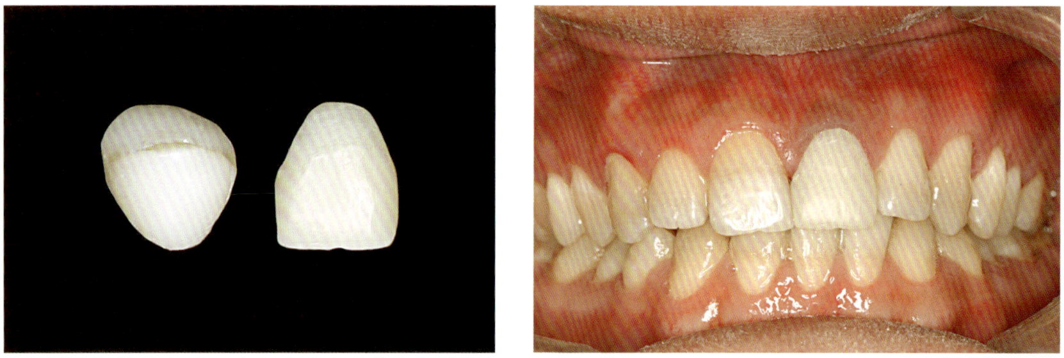

a 临时冠磨光完成　　b 临时冠口内就位

图 4-63　临时冠完成

2. 间接法

在模型上完成临时冠的制作，制作质量较高，但操作较复杂，增加就诊次数或临床就诊时间。

(1) 使用热凝甲基丙烯酸甲酯制作：牙体预备前制取研究模型，在模型上按照牙体预备的要求进行预备【图 4-64】，可适当减少牙体的磨除量。然后利用成品树脂牙面或直接用蜡在模型上制作和完成修复体蜡型【图 4-65】，常规装盒、冲蜡、装胶、热处理，然后开盒，打磨、抛光。然后在口内试戴、调改、自凝塑料重衬，完成最终的临时修复体，其方法和步骤同聚碳酸酯预成临时冠相似（参照图 4-42~44）。

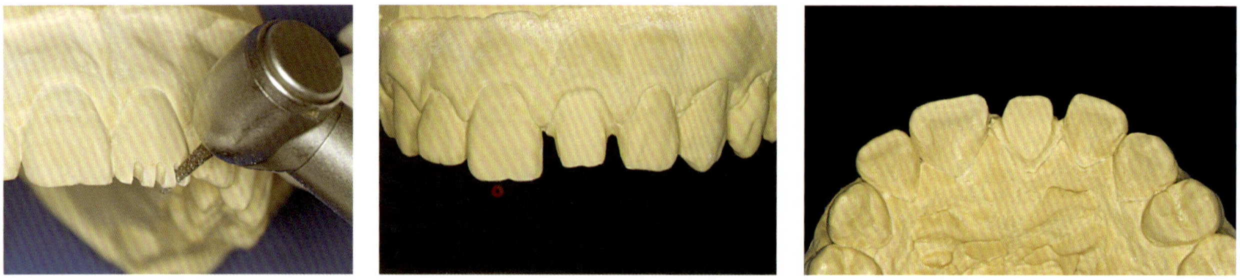

a 模型上进行预备　　b 牙体预备后唇面观　　c 牙体预备后舌面观

图 4-64　在研究模型上预备

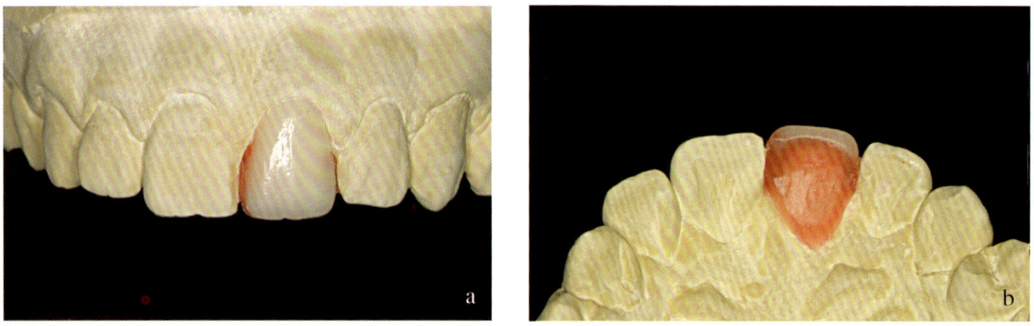

图 4-65　模型上完成修复体蜡型

(2) 使用双丙烯基复合树脂临时材料：牙体预备完成后制取印模，立即灌注模型。然后在模型上涂分离剂后制作修复体的蜡型，按照直接法描述的方式在模型上制取成型阴模。然后将蜡完全去除。接着调和双丙烯基复合树脂临时材料，在工作时间内注满成型阴模预备牙处，然后将其在模型上完全就位，稳定约2～3分钟，在成橡胶状时取出阴模。待完全凝固后，调磨，调殆，抛光。

(3)使用自凝甲基丙烯酸甲酯树脂制作：牙体预备完成后制取印模，立即灌注模型。然后在模型上涂分离剂，选择适当大小的成品牙面并修整到适当大小【图4-66】。然后用自凝甲基丙烯酸甲酯在工作时间内完成唇、舌、邻面的塑形【图4-67】，待其凝固后取出临时冠整体雏形，调改外形，口内调殆后，打磨抛光【图4-68】。

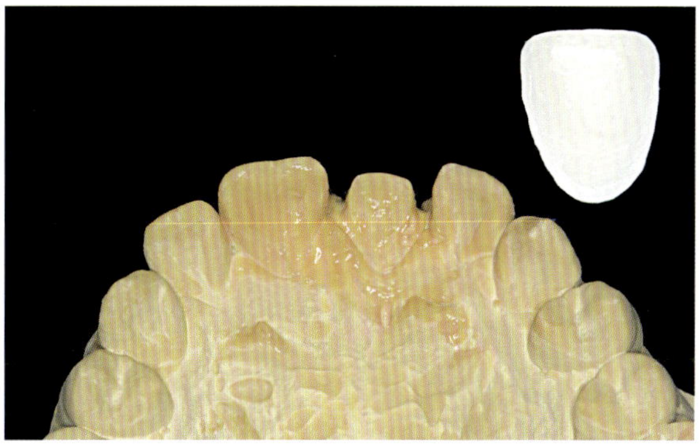

图4-66　选牙面

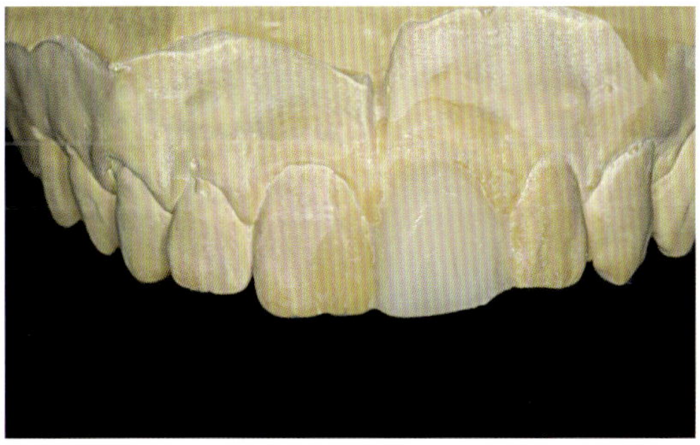

a 唇面观

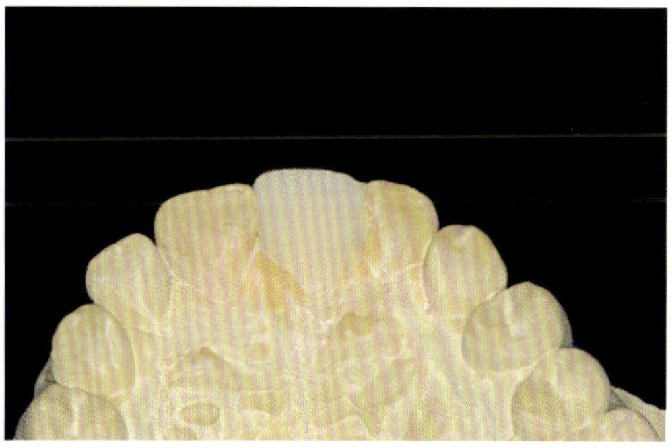

b 舌面观

图4-67　自凝树脂塑形

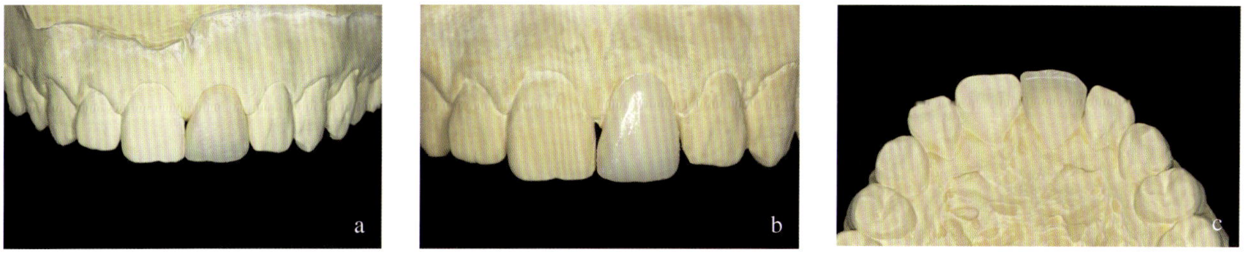

图4-68　外形完成与抛光后

(二)临时冠的粘结

临时冠口内试戴并调改合适后，需用临时粘结水门汀将其粘结在预备体上。常用的临时粘结水门汀为丁香油氧化锌水门汀，它有良好的安抚、镇痛作用。但由于丁香油可以阻碍树脂的聚合，因此可影响树脂类粘结剂的粘结。如果预料今后将采用树脂类粘结剂，在临时粘固时须选择不含丁香油的临时粘结水门汀。目前，很多临时粘结水门汀均由两组分膏剂（基质和催化剂）组成【图4-69】。使用时通过适当比例混合【图4-70】，操作非常简便。它们在使用中具有下列优点：

1. 易就位，易凝固，易清理【图 4-71】；
2. 粘结力足够，在永久性修复体完成前不易脱落；
3. 粘固力大小适当，易取下，且附在预备体上的残留水门汀易去除。
4. 对牙髓无刺激、有保护作用。
5. 对永久粘结水门汀的使用无不良影响。

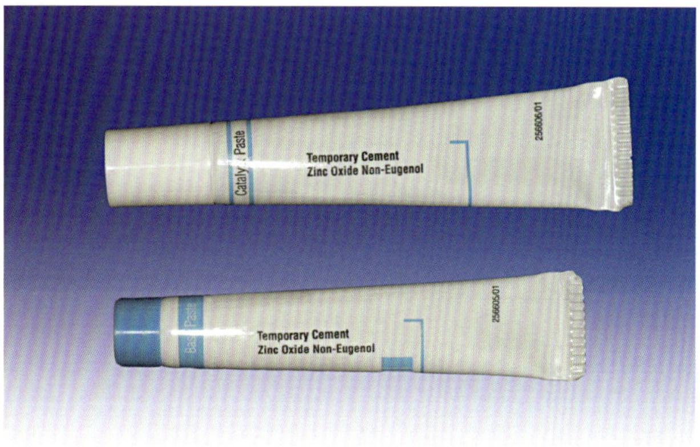

图 4-69　临时粘结水门汀由基质和催化剂两组份膏剂组成

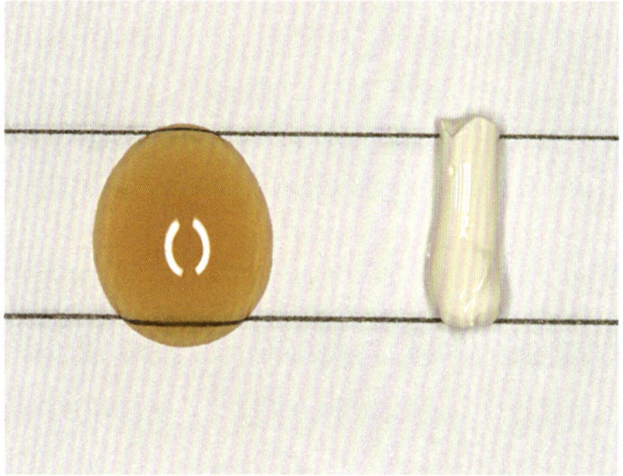

a 调和比例图

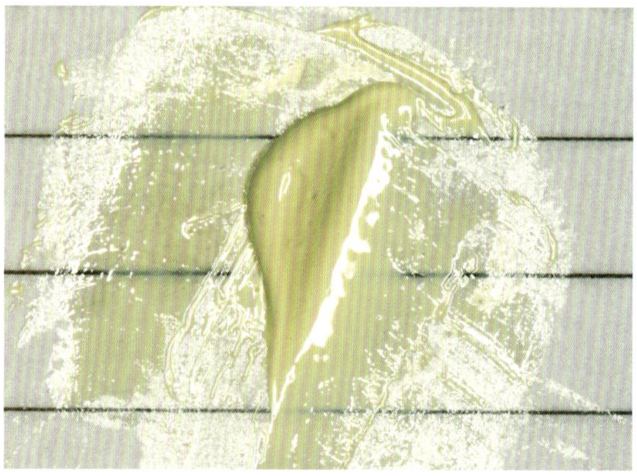

b 混合后

图 4-70　用适当比例混合临时粘结水门汀

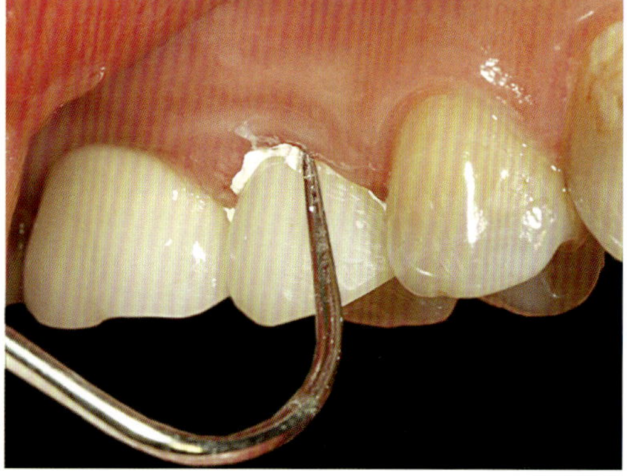

图 4-71　临时粘结水门汀凝固快，用探针清除

六、比色

烤瓷修复的比色过程包括：① 对患者余留牙色调、饱和度和亮度的感知和判别；② 详实地描述和记录患牙各区域的颜色特征；③ 通过技工加工单或计算机网络图像传输等途径向烤瓷技师准确地传递牙色信息。比色是金瓷冠和全瓷冠准确制作的基础。通过比色和信息传递，烤瓷技师才能够进行修复体的色彩再现。在欧洲不少国家，比色由技师在技工室进行。比色环境与制作环境在同光源下进行，直视下获得的信息比任何传递的都要准确。

1. 影响比色准确性的因素

颜色的判定、选择受观察者、牙齿本身和光源三个因素的影响。每个因素都是可变的，任何一个因素的改变都会改变被观察物体颜色的判断。

观察者因素：指的是人眼对颜色的感知和适应性，它会影响到对颜色判定的敏感性甚至会产生错觉。

牙齿因素：指的是天然牙牙冠的颜色特征（色调、饱和度和亮度）【图 4-72】、半透明特征【图 4-73】、牙冠的表面质地【图 4-74】和表面特征色【图 4-75】等。它是影响比色结果的决定性因素。

光源因素：它对牙色选择的影响也是非常明显的。通常牙科诊室里有三种光源：自然光、白炽灯和荧光灯。自然光在上午 10 点至下午 3 点之间较少受大气层干扰，光谱最全，是比色较佳的时间，而早晚时分较短光谱的蓝光和绿光被散射，仅红、橙光线能够穿透大气层而未被散射，使光线主要呈红黄色。白炽灯光则以红 - 黄光线占优势，缺少蓝光，而在荧光灯下蓝 - 绿光较强，红光较弱。在这些光谱不全的条件下，口内牙的颜色容易被周围环境优势光线的增强作用而影响比色结果。

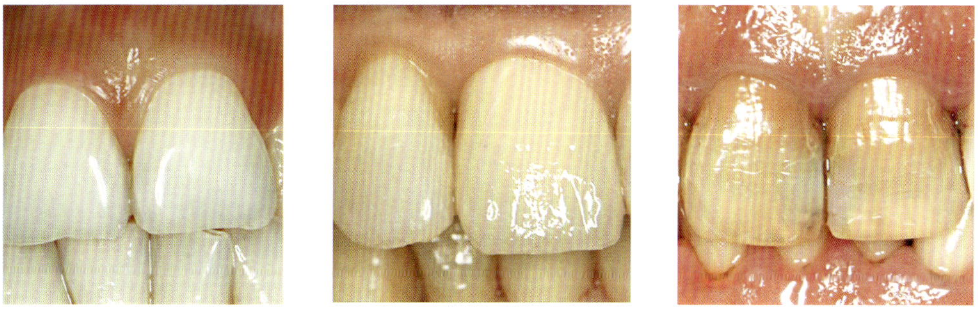

a 不同色调的天然牙

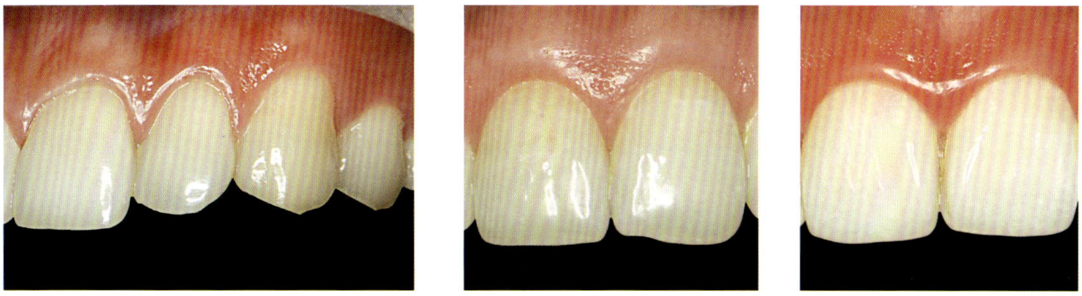

b 由切牙至尖牙饱和度由小到大　　　c 亮度不同的天然牙

图 4-72　天然牙的颜色特征

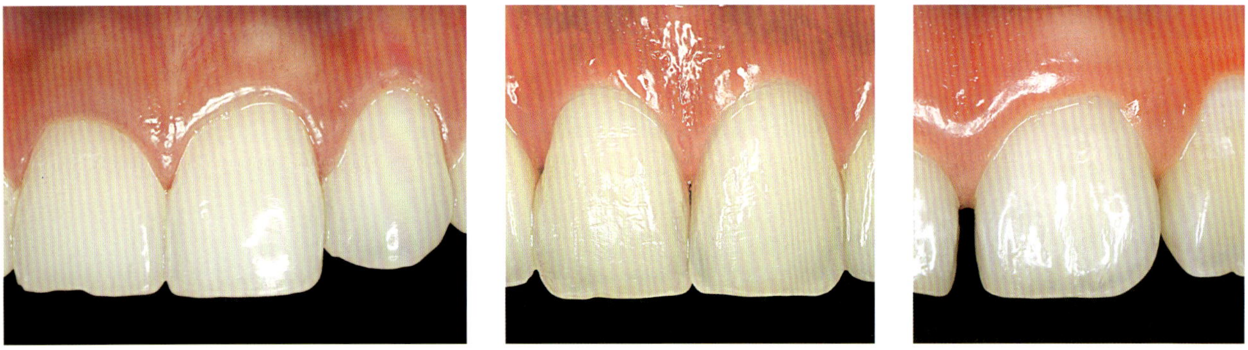

a 整个牙面的半透明特征分布均匀　　b 半透明特征在切端明显　　c 半透明特征在切端及两个邻面明显

图 4-73　天然牙的半透明特征

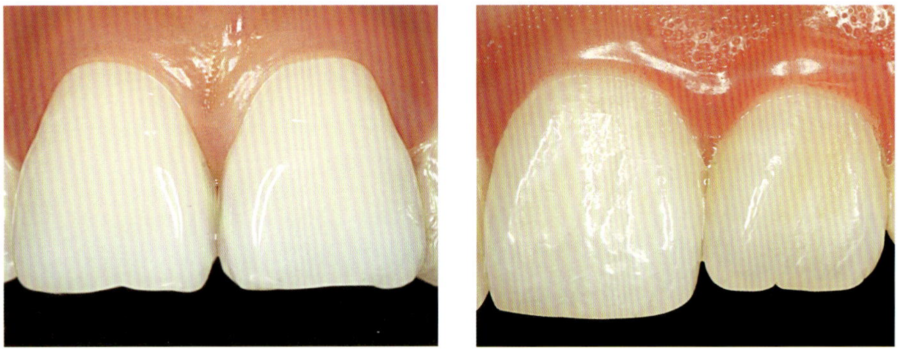

a 表面光滑　　b 表面有纹理

图 4-74　天然牙牙冠表面质地

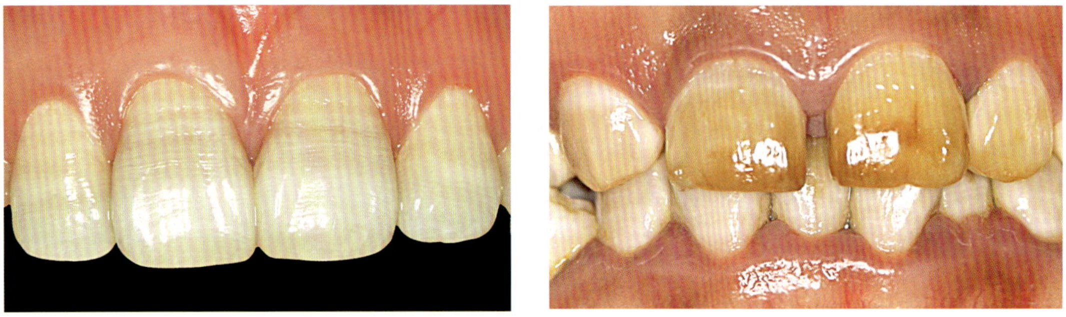

a 四环素带状染色　　b 氟斑牙

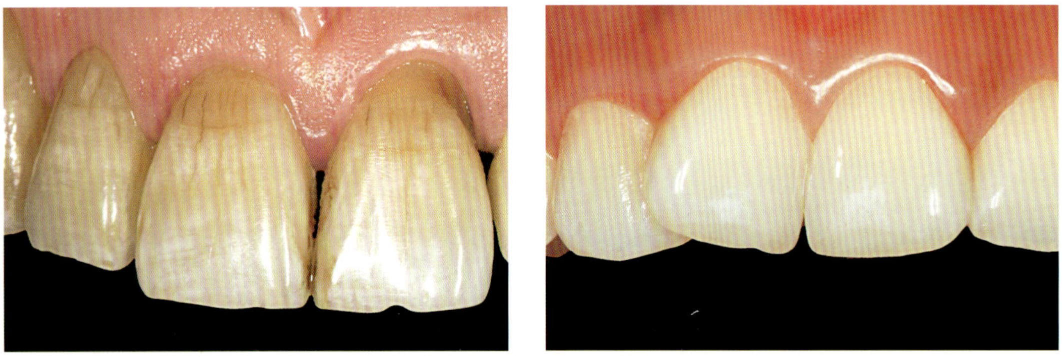

c 微裂纹及着色　　d 白垩斑

图 4-75　表面特征色

2. 比色的方法

比色板是由能基本代表天然牙颜色色调、饱和度和亮度的标准烤瓷牙面组成。临床上的比色通常是医师采用比色板以目测方式进行的。目前比较常用的比色板有The Vita Lumin Vacuum比色板、Vitapan 3D-Master比色板和Ivoclar Chromascop比色板等。下面就这三种常用比色板的应用进行介绍。

（1）Vita Lumin Vacuum 比色板或 Vitapan Classical 比色板

1）Vita Lumin Vacuum比色板的特点和缺陷：该比色板根据色调的不同分成A、B、C、D四组【图4-76】，本质上它们代表了红褐色、红黄色、灰色、红灰色四种色调。A组的色调与自然牙正常色调吻合度较高，色调偏棕黄，常用于青年人。B组的色调接近纯黄色，天然牙中并不多见。A／B组合常用于中年人，用来表达界于A，B之间的色调。C组可看作是B组的一个补充色调，与D组色调相似，但亮度较低、偏灰，常用于中、老年人或四环素牙。D组可看作是A组的补充，色调与A组相近，亮度较低，牙色偏红。但是，该比色板存在很多缺陷。首先，比色板所包括的颜色范围过窄。如比色板中橙色缺乏，仅仅表现为黄色系列，而天然牙的颜色多位于黄橙色区域。其次，比色板的制作与金瓷冠或全瓷冠相差甚远，比色板无金属基底，且瓷层厚度达2~3mm，而金瓷冠有金属基底、须用遮色瓷遮色，瓷层厚度才1.4mm，因此比色板表现的颜色效果与金瓷冠缺乏一致性。另外，该比色板的颜色范围是以西方人的颜色数据制作的，与东方人牙色特征略有差异。因此，该比色板不能完全满足临床要求。

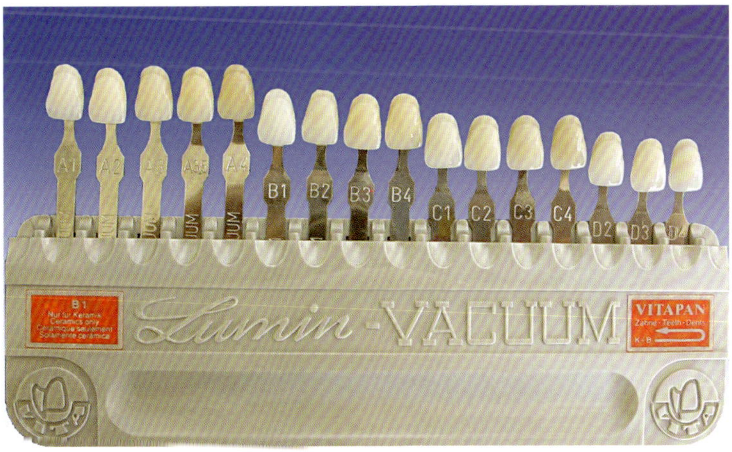

图 4–76　Vita Lumin Vacuum 比色板

2）比色方法和步骤

色调的选择：首先选择色调。在A、B、C、D四组牙面中选择最接近的色调【图4-77】。选择色调时要根据天然牙中饱和度较高的区域，如尖牙、牙颈部等来选择。

饱和度的选择：在已决定的色调组中选择与天然牙最接近的饱和度【图4-78】。

亮度选择：金瓷冠的亮度可通过瓷粉中添加白粉或表面上色等方法进行小范围的增高或降低。在金瓷冠的制作中最容易出现的一个错误就是亮度大于相邻的天然牙面使金瓷冠看起来很不自然。

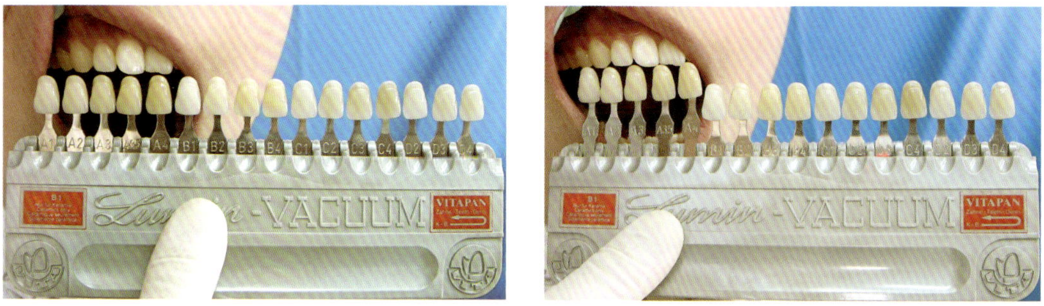

a 从 4 组色调中挑选　　b 确定色调相近的色调组

图 4-77　色调的选择

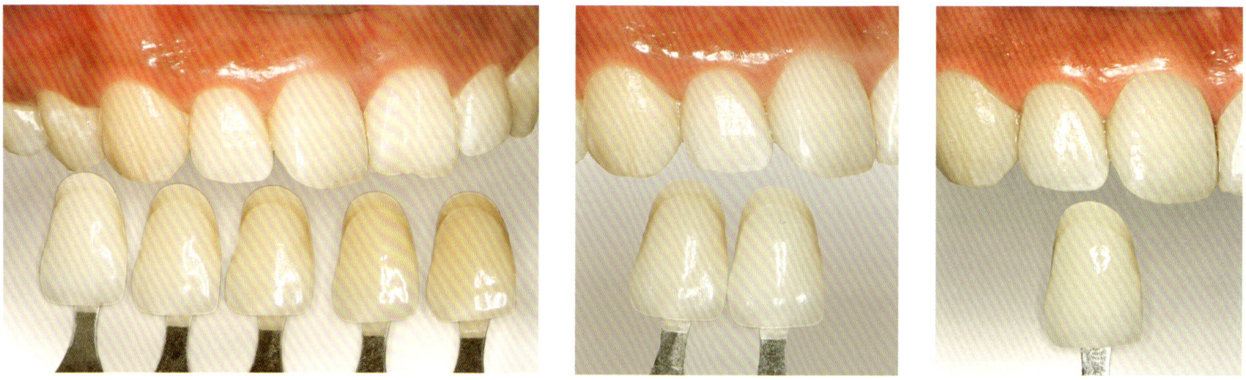

a 从 A 组色卡挑选最接近的饱和度　　b 将最接近的两个色卡作进一步对比　　c　最后确认

图 4-78　饱和度选择

（2）Vitapan 3D-Master 比色板

1）Vitapan 3D-Master 比色板的优点：Vitapan 3D-Master 比色板对 Vita Lumin Vacuum 比色板进行了很大的改进。它具有以下突出的优点：①其牙齿颜色覆盖区大，精确度高；②该比色板系统是按照色度测量的原则建立起来的，容易定量化。也就是说，它对色彩的三种参数，如亮度、饱和度以及色调进行了等距离划分。每一种颜色的色卡三参数都为等距离逐次安置，使中间颜色的复制更准确、易定量化，同时也使医技之间传达颜色信息更可靠准确。使技师可以在相对明确的参数指导下对一种颜色进行复制。③该比色板将出现最频繁的牙齿颜色置于色板中部，出现几率低的牙色置于色板周围，方便进行比色。正因为以上优点的存在，大大降低了比色错误率。

2）Vitapan 3D-Master比色板的特点：Vitapan 3D-Master比色板依据亮度可分为5级（1~5）【图4-79】；依据饱和度(Chroma)可分为 3 级（1~3），中间也可有 1.5，2.5 存在【图 4-80】；依据色调(Hue)可分为 3 级，分别为 L：偏黄（More yellowish）；M：中间色调；R：偏红（More reddish）【图 4-81】。

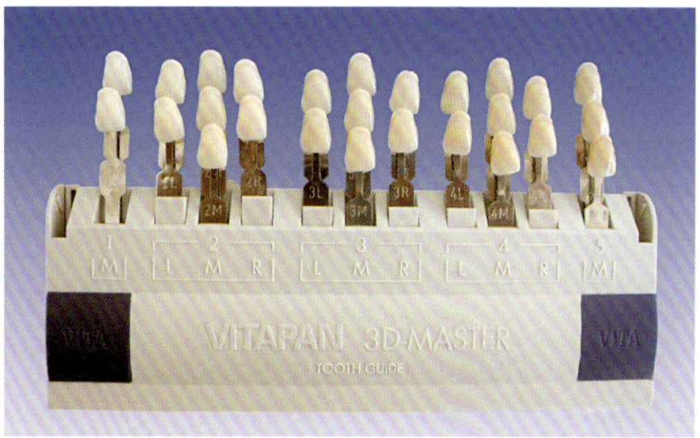

图 4-79　Vitapan 3D-Master 比色板亮度分级

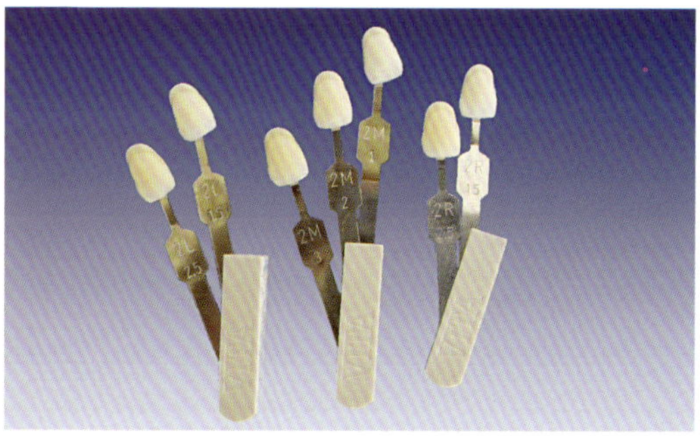

图 4-80　Vitapan 3D-Master 比色板饱和度分级

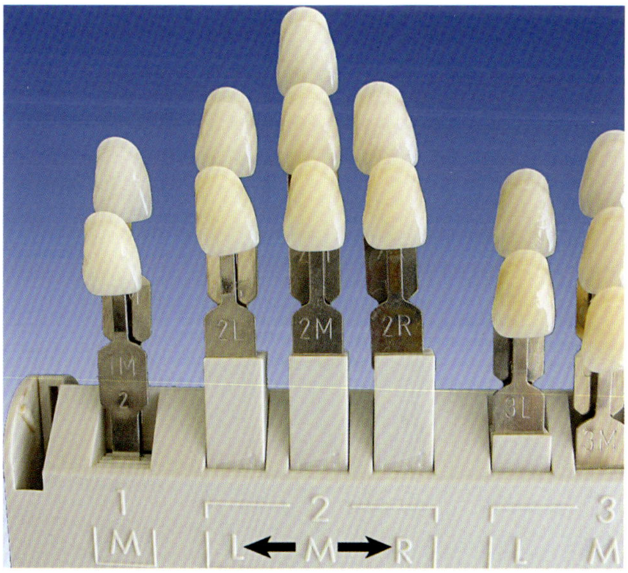

图 4-81　Vitapan 3D-Master 比色板色调分级

3）比色方法和步骤

亮度的选择：第一步要求选择亮度。从1~5五个亮度等级中选择与天然牙最接近的亮度。具体方法是把五个亮度等级组中色调为中间 M 的色卡组取出用于亮度选择【图 4-82】。

饱和度的选择：第二步是在1~3之间的饱和度等级中选择合适的饱和度。具体方法是在已决定的亮度组中，将中间色调 M 的色卡组取出，选择与天然牙最接近的饱和度（1~3）【图 4-83】。

色调选择：第三步是确定色调（L、M 或 R）。具体方法是将天然牙的牙色与第二步中从 M 组里选中的、饱和度相对合适的色卡相比，看天然牙的牙色是偏黄(L)还是偏红(R)【图 4-84】。由此确定最合适的色卡后，将具体结果标注在颜色信息表或技工加工单上。

即使在同一牙面中天然牙的颜色也存在部位的差异性，因此比色时需将牙色分区进行，特别要注意龈1／3、切1／3及邻间隙颜色的变化。必要时还可把“氟斑”、“隐裂”、半透明区域绘图标记在修复技工单上，以供技师参考【图 4-85】。

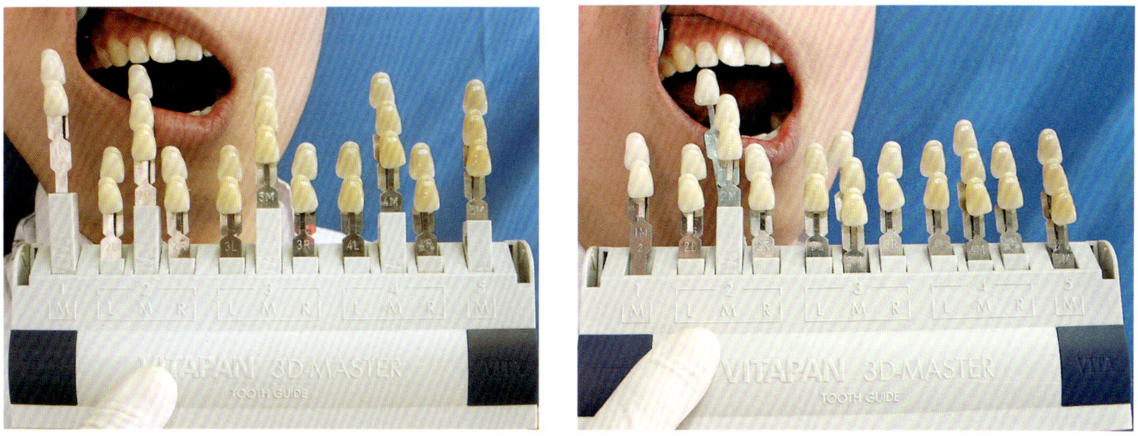

a 从1~5五个亮度组中挑选亮度相似组　　b 确定相似的亮度组

图 4-82　亮度选择

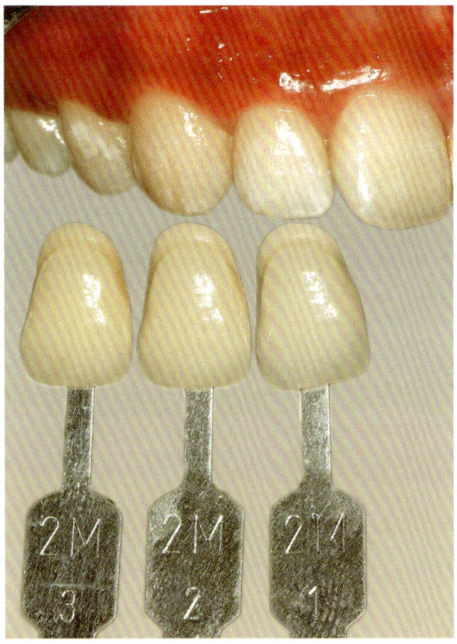

图 4-83　饱和度选择

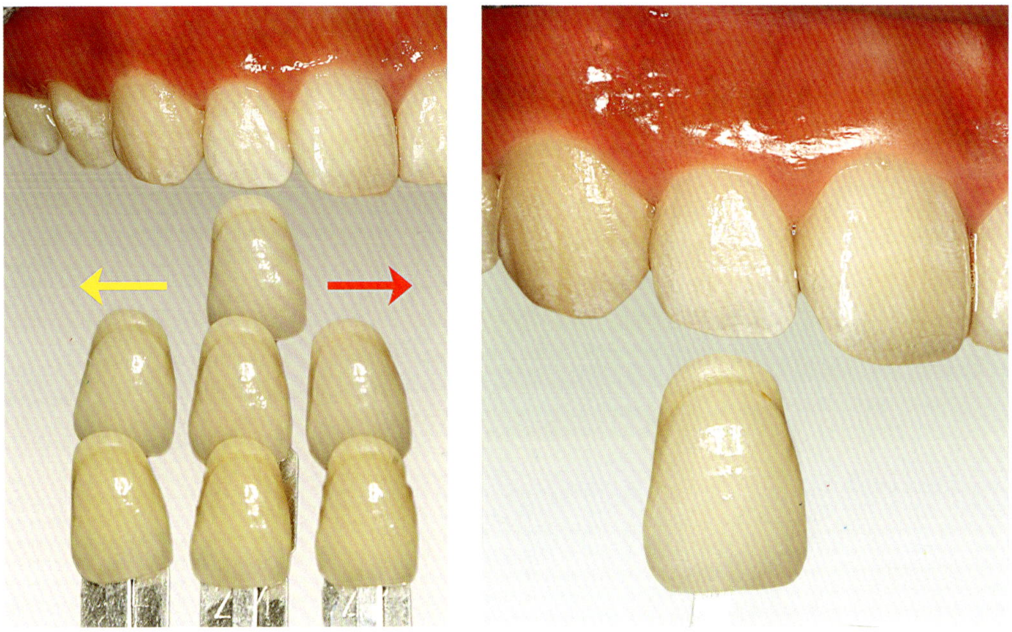

a 判断色调是偏红还是偏黄　　b 最后确认

图 4-84　色调的选择

（3）Chromascop 比色板

1）Chromascop 比色板的特点：Chromascop 比色板包括 20 个色卡，依据色调不同可分为白色组、黄色组、橙色组、灰色组、褐色组 5 组，它们均以 100 的倍数标记；每组中根据饱和度(intensity)级别可分为 4 级（以 10 的倍数递增，如白色组中的 110、120、130、140）【图 4-86】。目前该比色板又增加了一组超白比色卡（010、020、030、040）。

2）比色方法和步骤

在 5 组色卡中决定色调，选择最接近的一组色卡，将该组色卡从比色板中取出【图 4-87，88】；

在选择的该组中挑选最接近的色卡，并取出与天然牙对比，确定匹配性【图 4-89，90】；

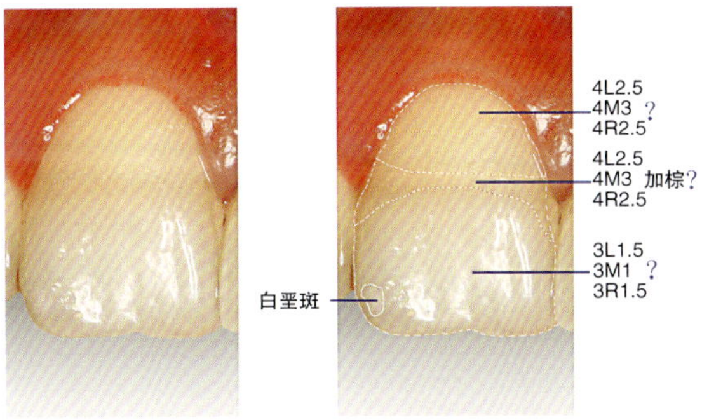

图 4-85　分区比色

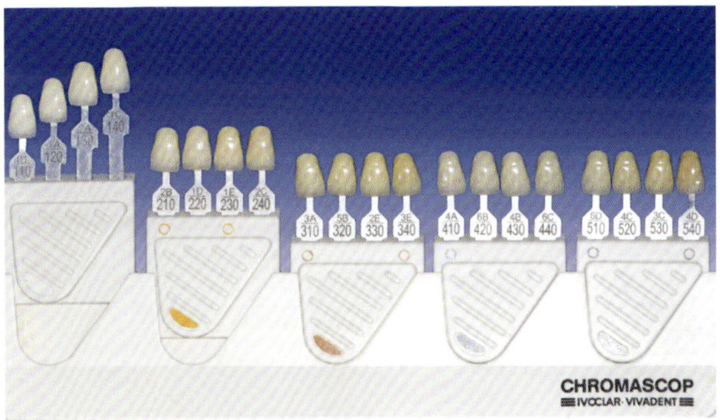

图 4-86　Chromascop 比色板

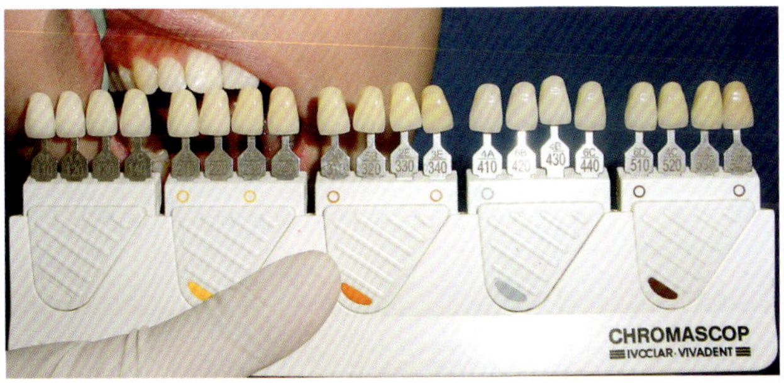

图 4-87　比色板整体与牙齿对比

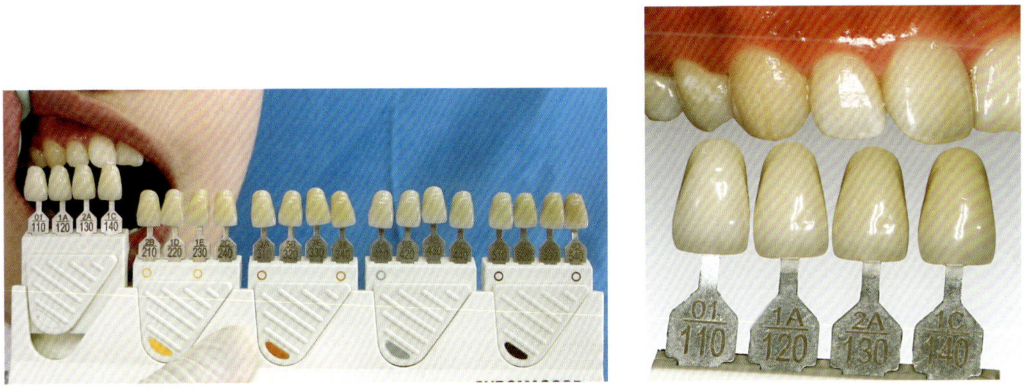

a 从比色板中挑出近似的色卡组　　b 对选出的色卡组作进一步确认

图 4-88　取出合适的色卡组进行对比

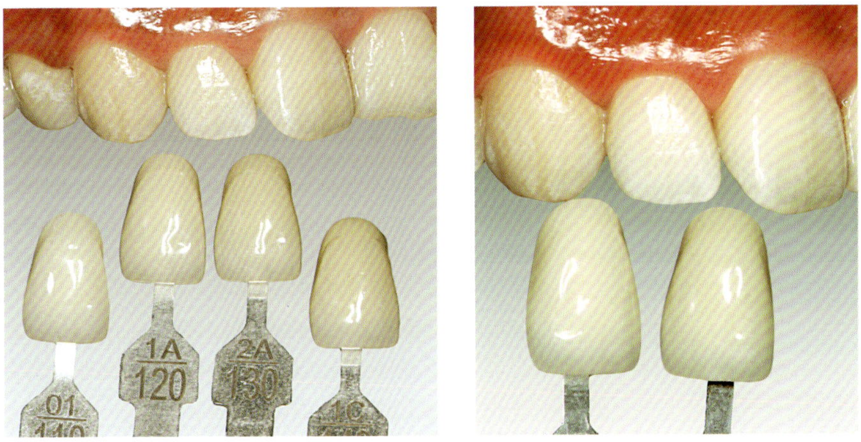

a 从色卡组中选出近似的两个色卡　　b 用选出的两个色卡作进一步对比

图 4-89　在色卡组内挑选合适的色卡

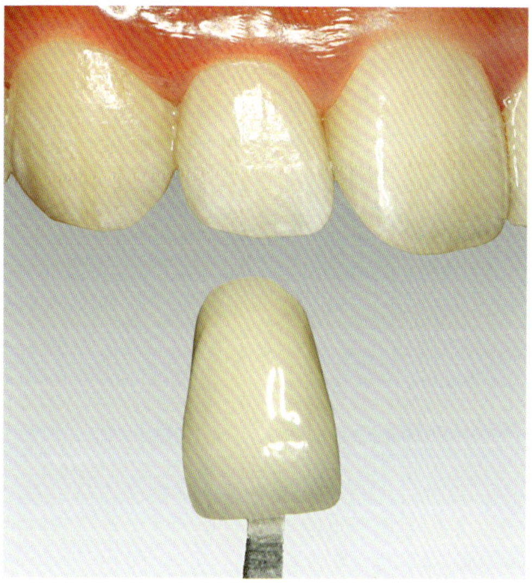

图 4-90 对选出的单个色卡作最后的颜色匹配性检查

3. 比色的技巧

1）比色时医师的眼睛可先注视蓝色背景，因为视锥细胞对蓝色疲劳会增强其对互补色黄色的敏感性。

2）选择亮度时环境光线不要过强，可半闭眼睛，这样可使视杆细胞活跃。

3）最好选择在牙体预备之前进行比色。

4）采用尖牙为选择色调的参照牙，因为尖牙的饱和度较高。

5）在不同的光源下比较所选牙色的差异，以避免同色异谱现象。

6）如难以选到相似的牙色时，可选择最接近的低饱和度、高亮度的牙色。这样可以采用上色的方法来弥补。

7）由于对颜色感知的差异和对美观概念理解的不同，比色时要征求患者的意见，最终的比色结果应该让患者接受。否则，即使是正确的比色结果，如果患者认为不理想，也是徒劳。

第五章

桩冠与桩核冠

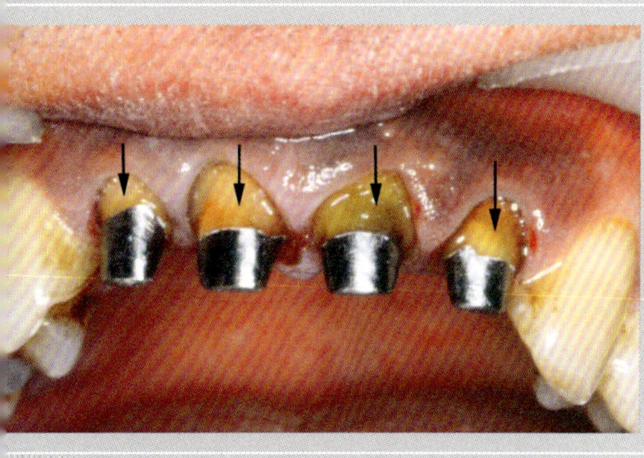

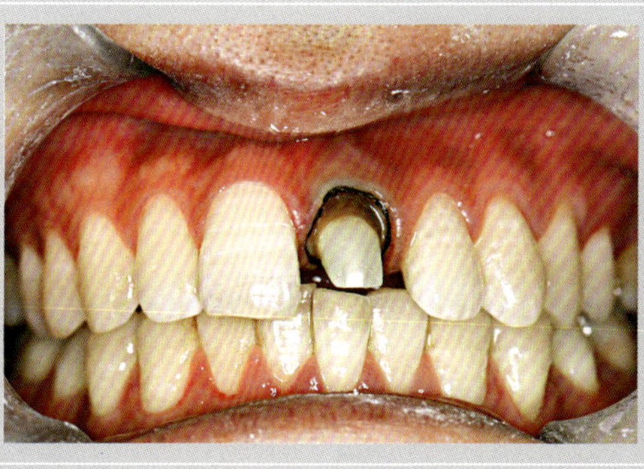

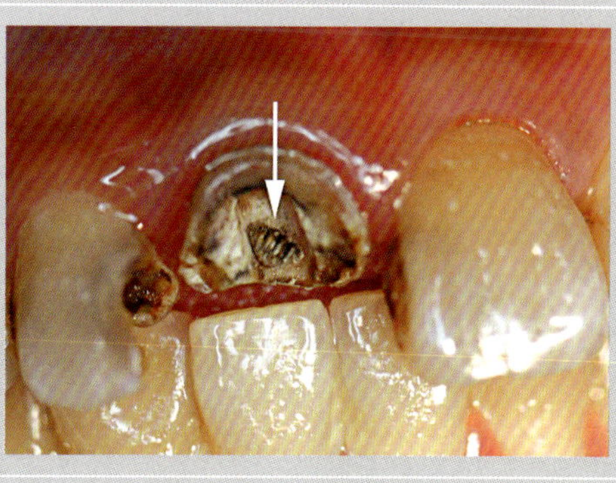

桩冠是利用桩插入根管内以获得固位的一种全冠修复体。

人类制作桩冠已有几百年的历史【图 5-1】，但一直存在以下问题：在牙髓治疗技术成熟以前，根尖周炎发病率很高；在粘固剂发明以前，桩冠戴入后很容易脱落。这两大问题一直到 19 世纪末期才得到较为妥善的解决。我国自有牙医学院以来，一直在讲授的桩冠设计形式是Richmond在1880年的设计【图 5-2】，但又作了一些简化【图 5-3】。

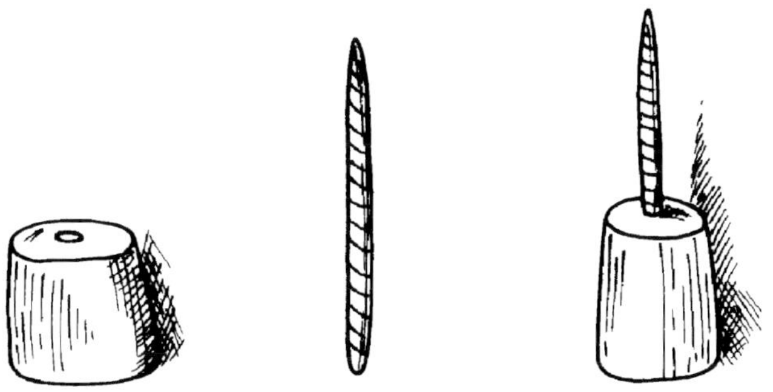

图 5-1　Fouchard 设计的桩冠（1747 年）

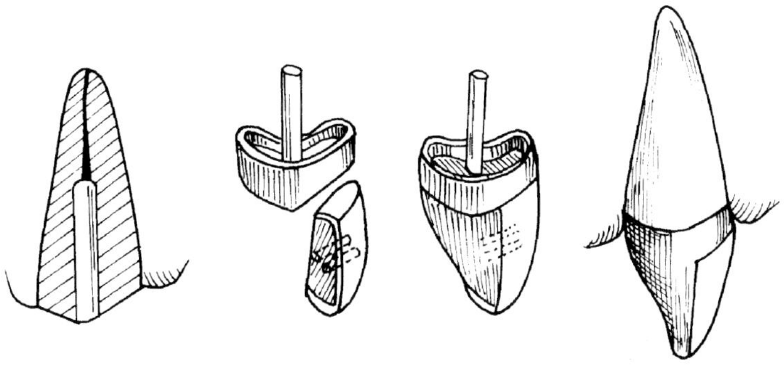

图 5-2　Richmond 的桩冠设计

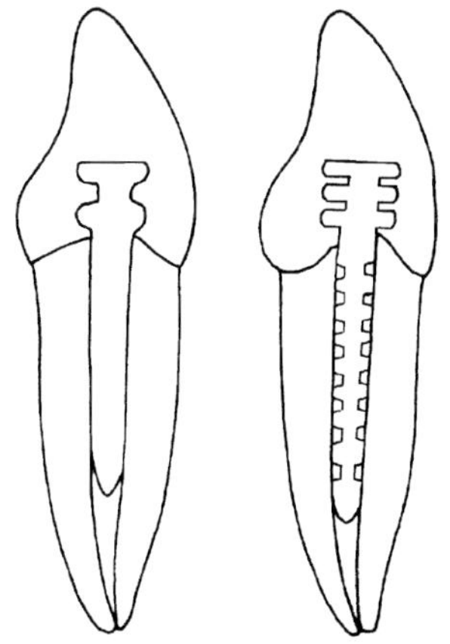

图 5-3　我国旧教科书讲授的桩冠设计

桩冠用来修复有牙体缺损的患牙，应该是最后一个选择，按照牙体缺损由小到大的程度，逻辑上应是如下这样一个修复方法的选择顺序：嵌体→高嵌体→部分冠→全冠→桩冠。这意味着牙体缺损程度最大时才用桩冠修复，而不能用桩冠修复的残冠残根则只有覆盖或拔除了，此外，患者的牙髓多已坏死，必须经过完善的根管治疗后，再观察 1～2 周，无临床症状后，才可开始行桩冠修复；有瘘管的患牙，应经治疗愈合后再开始；根尖病变较广泛的，则需在根管治疗后作较长时间观察，形成骨硬板后才能修复；根有外吸收的患牙，如根长够，则仍可作桩冠。

在牙髓治疗技术与印模技术不发达的过去，桩冠多用于前牙。尽管修复后牙的分裂桩技术也已产生了很久【图 5-4】，但因制作复杂，很少有人用，常用的是固位钉汞核+冠等方法修复。而如今，预成桩技术的进步，使得利用就位道方向不一致的 2 个根管，3 个根管都已很方便。越来越多的人选择固位力形，抗力形良好的分裂桩核（分体桩核，多桩核）+冠的方法来修复有大范围缺损的磨牙了。

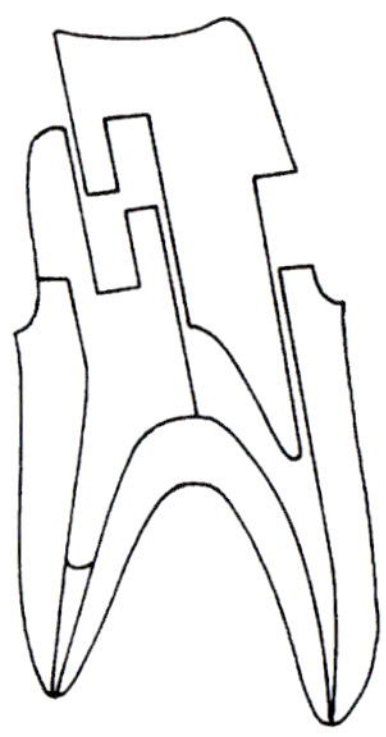

图 5-4　后牙的分裂桩技术

相对于桩冠，桩核冠【图 5-5】是一种更加合理，更为方便的设计，先作桩核后再作冠，有以下三个好处：

如冠有变色、磨耗、缺损等情况需要重作，可以换冠而不用换桩核，这样便减少了损伤牙根的可能性。

如果需要作基牙，即使原牙长轴方向与其他基牙不一致，可将核的方向略作调整而使其与其他基牙的就位道一致。单个牙轻度错位的也可用改变核的方向的办法使冠恢复到正常位置【图 5-6】。

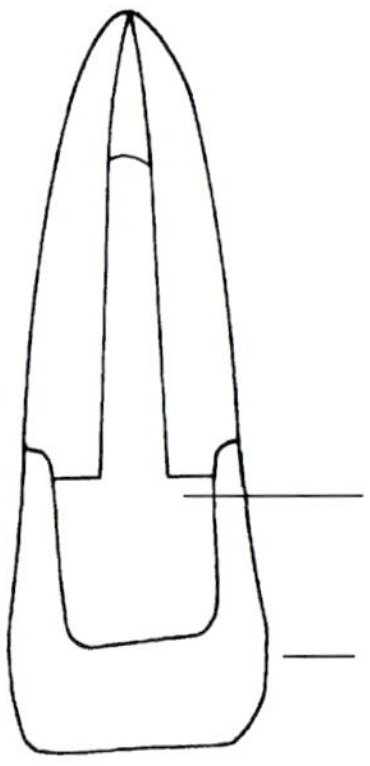

图 5-5　桩核冠的结构

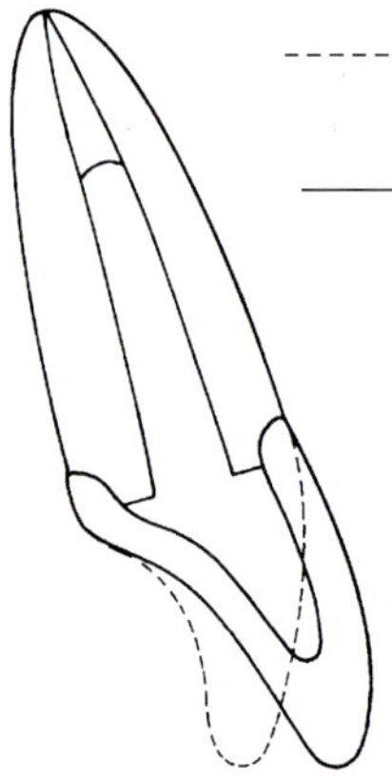

图 5-6　轻度舌向错位的牙可用桩核冠的办法使冠恢复到正常位置

桩核与冠是分别戴入的，冠的就位与边缘位置不受根管方向的影响，可以保证边缘的密合。

这样，先作桩核后作冠的方法相当于将不能作全冠的最大程度的牙体缺损恢复到了可以作全冠的较轻度的牙体缺损的程度。需要作桩冠的患牙，都应该用桩核冠来修复，为此本章只讲桩核冠。

一、适应证

1. 临床冠大部分缺损，无法直接应用冠类修复者。

2. 临床冠完全缺损，断面达龈下，但根长大经冠延长术或牵引术后可暴露出断面以下最少 1.5mm 的根面高度，磨牙以不暴露根分歧为限。

3. 错位、扭转牙而非正畸适应证者。

4. 畸形牙直接制备固位形不良者。

年轻恒牙并非桩核冠绝对禁忌证，根尖发育未完成的患牙如果处理不当便不可能再继续发育了，目前有条件的多用根尖诱导成形术来促使牙根继续发育和根尖形成【图 5-7】，根的抗力较差是它主要的问题。临床冠的高低，不同牙位不同个体在同龄人中会有很大区别，建殆萌出不完全者作冠后，边缘位置会随着建殆的萌出而由龈沟内的边缘成为龈上边缘，从而影响美观。但是，用暂时修复体维持间隙也不是长久之计（应≤ 3 个月），暂时修复体磨耗后产生的间隙会由对殆的牙过萌来代偿，从而使殆关系紊乱。为此，年轻恒牙桩核应根据根发育程度来设计并永久粘固，冠也应作永久修复体，可用暂时粘固剂粘固，待建殆完成，牙龈位置恒定后再修改预备体并更换外冠。

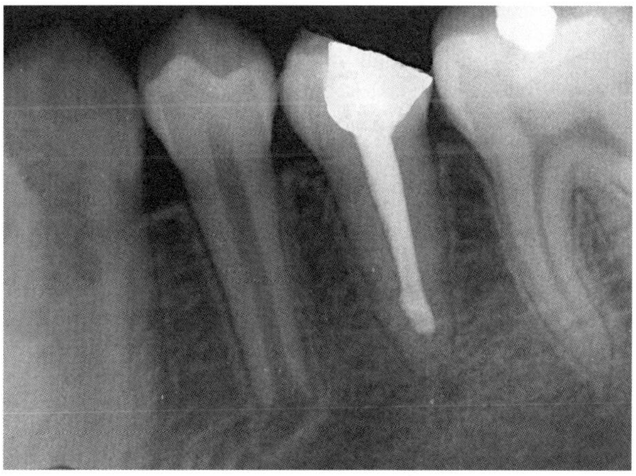

图 5–7 ⌈5 根尖诱导成形术后，根尖形成后封闭。⌈4 根尖尚未形成

二、桩核冠的固位形与抗力形要求

桩核冠要修复的患牙不同于用其他修复方法可以修复的患牙，剩余部分的牙体组织不具备足够的体积与外形为修复体提供足够的固位形，为此桩核冠的设计中对桩核的设计有其独特的固位形与抗力形的要求。

1. 桩的长度

桩核冠的固位力的获得，大部分是依靠桩与根管壁间的摩擦力与粘固剂的粘着力，桩的长度对于固位力的意义相当于全冠预备体的高度，即长度越大，固位力越大。希望越大越好，但这受根总长的限制，有以下三个要求：

（1）保证根尖不少于4mm的根尖封闭：根管治疗后，预防了根尖病变的发生，口腔内是一个污染环境，在根管内的所有操作：预备、扩大、成形、冲洗、干燥、粘固等都与口腔环境相通。为此，必须保留一定长度（≥ 4mm）的根充材料隔离口腔与根尖周；如只保留1～2mm，很容易将根充物推出根尖或带出来，根充还得重做。

根管侧支、根尖分歧、根尖分叉等连接根管和牙周组织间的细小通道多发生在根尖区，而现有的根管治疗技术要完全充满这些通道是非常困难的。为此，保留根尖区主根管内的充填材料以确保对这些细小通道的封闭有助于预防感染【图5-8】。从力学角度分析，根尖区的根直径小，抗力形差，一般认为，牙根根径小于3mm的部分因易造成根折而利用价值不大【图5-9】。

（2）让桩的长度≥临床冠的高度【图5-10】。

（3）让桩在骨内的长度>根在骨内总长度的1/2【图5-11】。

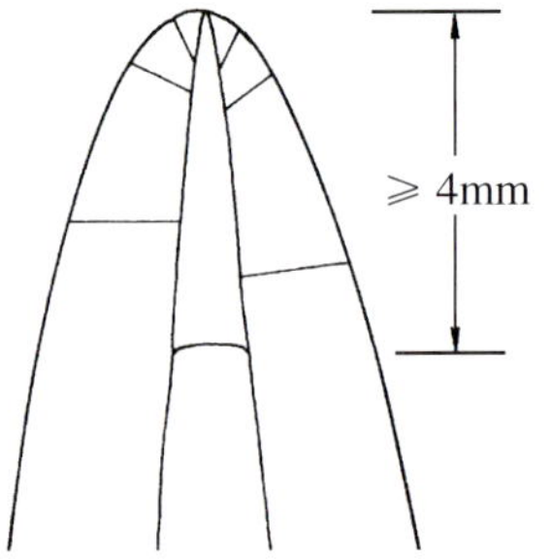

图5-8　根尖区须保留不少于4mm的根充物，有助于封闭根管侧支等细小通道

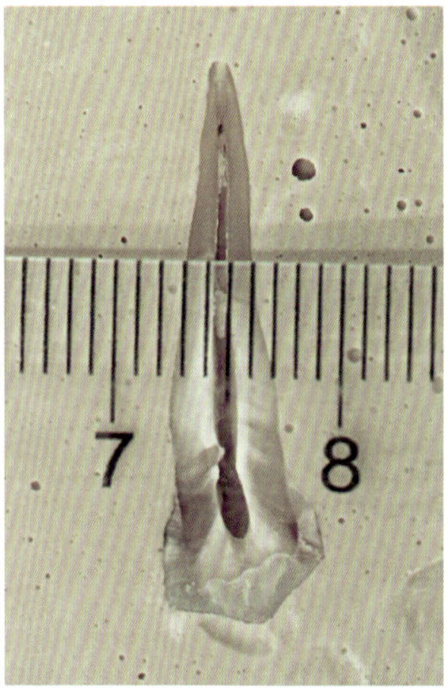

图5-9　根尖区的实际利用价值不高

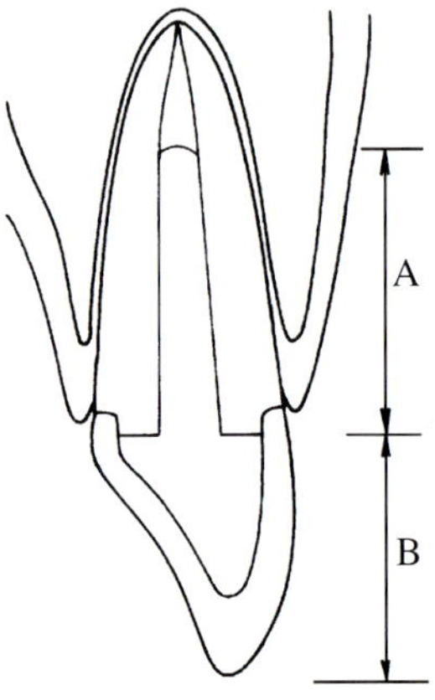

图5-10　桩的长度≥临床冠的高度，即A≥B

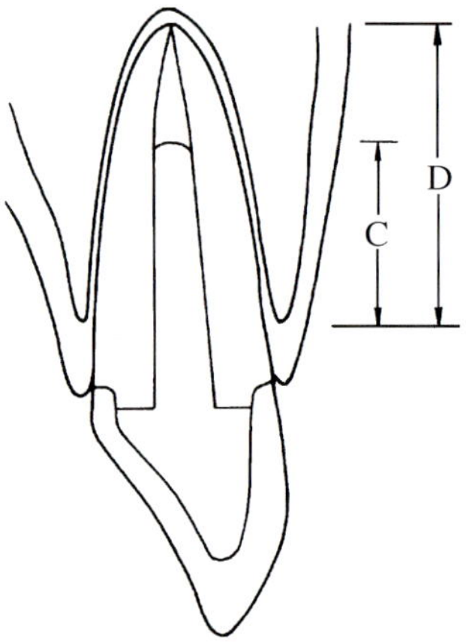

图5-11　骨内桩长度>骨内根长度的1/2，即C>1/2D

以往所说的让桩的长度达到根长的2/3～3/4包含了以上（2）、（3）两个指标，但临床上常犯的一个错误是根很长大，但牙槽骨有一定程度吸收，所作的桩从长度看已比临床冠长了，但桩的根尖处距牙槽

嵴顶很近，从而导致了根折发生【图5-12，13】。牙槽骨外的根是缺少支持的，建𬌗后根受力时此处形成危险截面，所以强调桩进入有骨支持的根内达一定长度是十分有意义的。

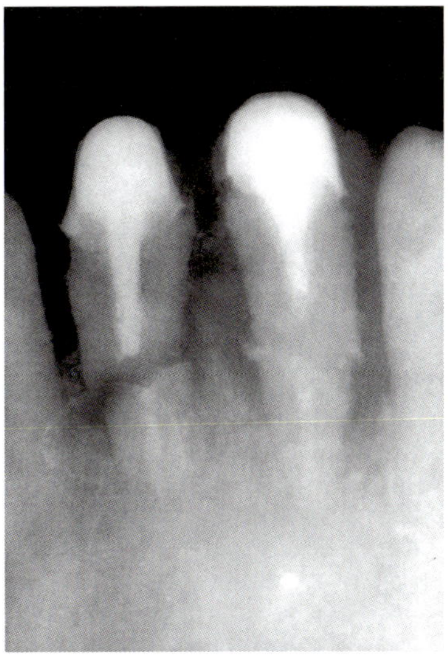

图5-12　桩骨内长度不足造成根横折

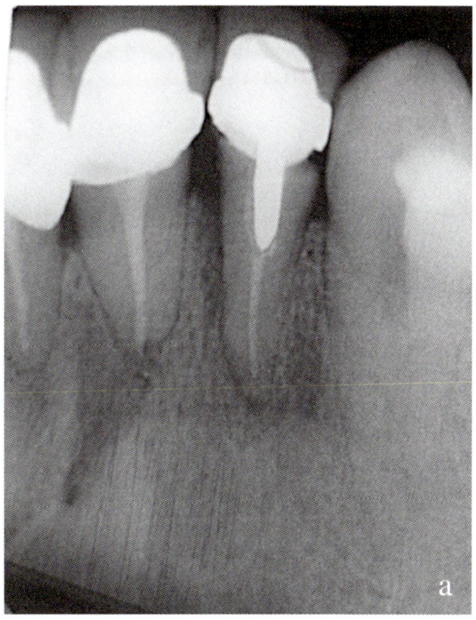

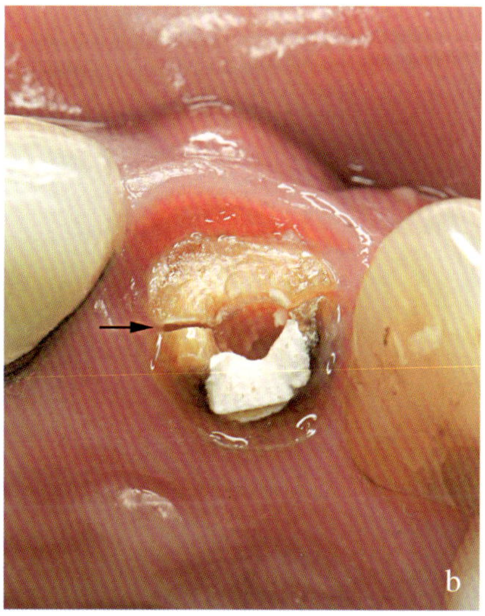

图5-13　桩骨内长度过短造成根纵折

2. 桩的直径

这是一个对桩的固位与抗力都有影响的因素。增大桩的直径，也就增大了桩与根管内壁的接触面积，这样既增加了固位力，又增加了抗力；但根管壁的厚度是有一定限制的，根管壁过薄时，受力时易折断，“皮之不存，毛将焉附”。可如桩过细，不仅固位力不足，受力时桩易弯曲折断也不行【图5-14】。那么桩作多粗合适呢？从发育过程看，年轻恒牙时，髓腔大，继发牙本质少，有机物含量相对多，此时根管壁最薄，根髓腔≥1/3根径【图5-15】，但𬌗力小，正常情况下并不会发生根折；随着年龄的增长，髓腔逐渐变小，继发牙本质增多，有机物含量逐渐降低，无机物含量逐渐增高，虽𬌗力增大，但根管壁越来越厚，正常情况下也不会发生根折。所以桩的直径在1/4～1/3根径范围内对根来说是安全的，然后再考虑所用桩材料的强度，使之满足功能要求。

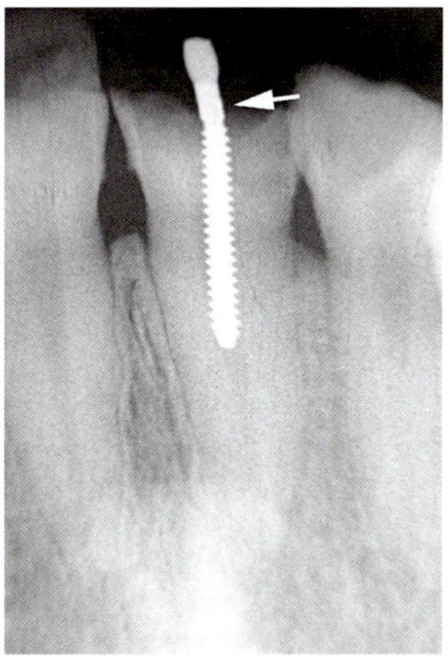

图5-14a　一桩冠松动的病例，X片示桩已弯曲变形

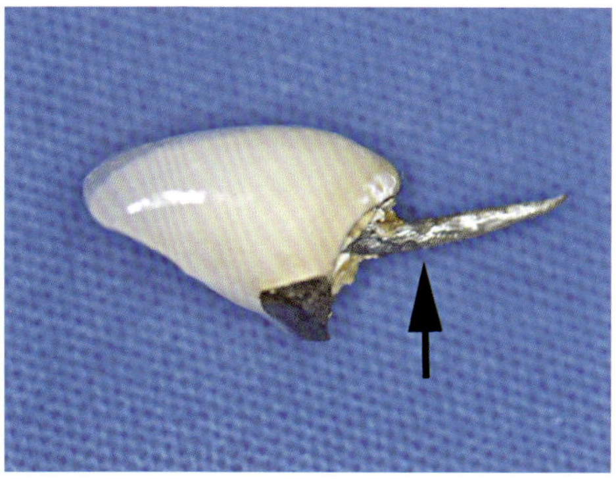

图5-14b　过细的桩受力后弯曲，冠脱落

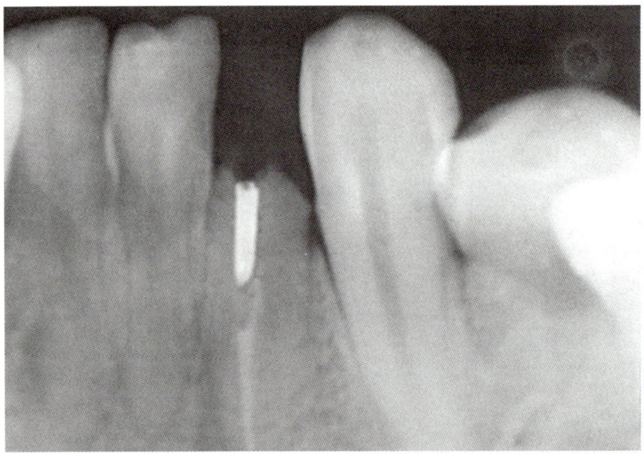

图 5-14c　过细的桩受力后折断

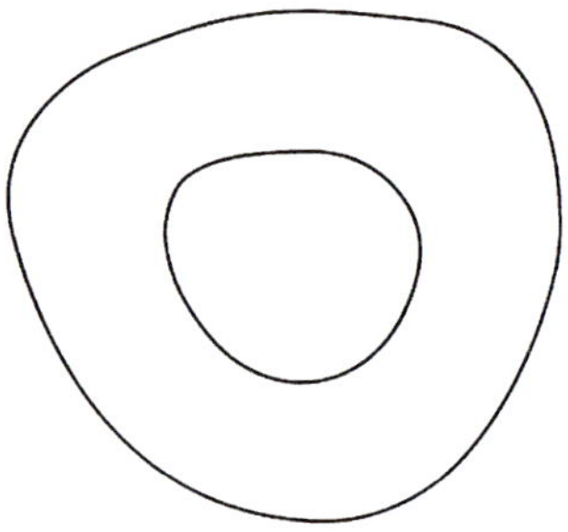

图 5-15　年轻恒牙根髓腔≥ 1/3 根径

3. 桩的形态

桩的形态取决于根的形态，其含义是根的三维形态制约着桩的长度、粗细以及水平截面的外形。

(1) 根在龈—根尖向的形态：人类目前所使用的作桩的材料，都不能弯曲，不能弯曲就位，所以说根的长度，不如说从根管口开始可以笔直利用的长度有多少【图 5-16】，如果该长度可以大于等于临床冠的高度，并可以让桩在骨内的长度大于根在骨内高度的 1/2 是最好的。根可以发育弯曲，但桩不能弯曲地作。

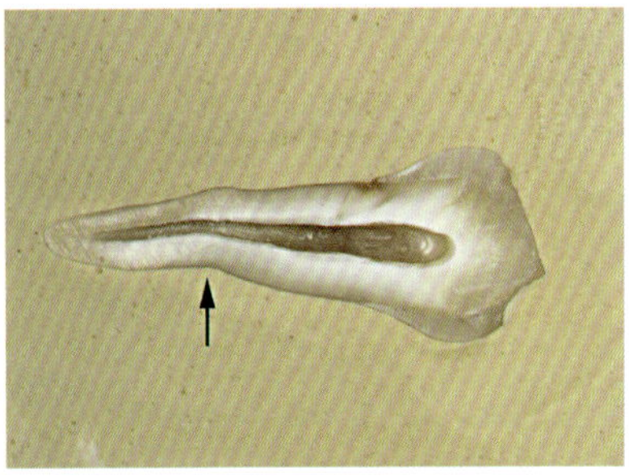

图 5-16a　弯曲牙根的剖面图

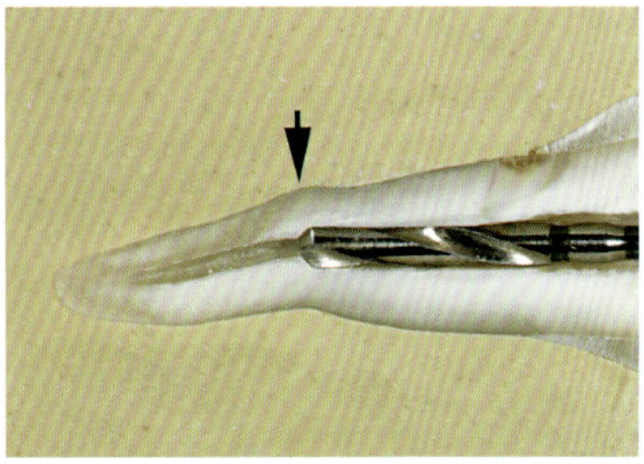

图 5-16b　根管预备应在牙根弯曲前终止

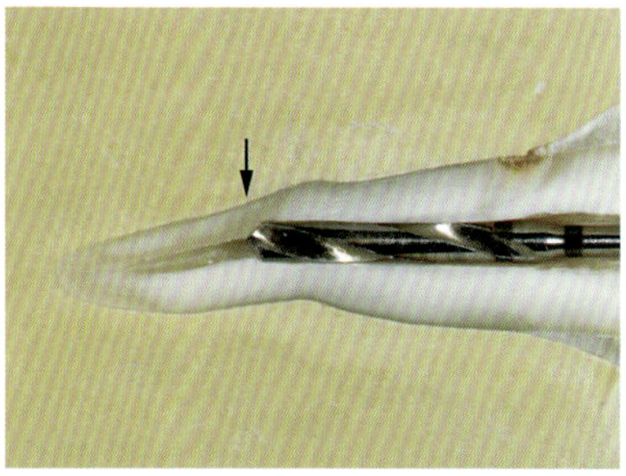

图 5-16c　若通过牙根弯曲处，则该处根管壁将过薄或侧穿

(2) 根在各个横切面的形态：桩的直径达根径 1/4 ~ 1/3 的作法是指在横切面 360° 的各个径上，很少有根能发育成圆形，即使在根管口呈圆形，在骨内的各个层面上也不一定是圆形，为此，熟悉牙根解剖并适当保守些是有必要的。各个牙根的形态与其受力状态有着直接的联系，横切面外形如下：

上切牙：受力偏唇向，根横切面呈圆三角形，唇侧宽于舌侧【图 5-17】；

上尖牙：位牙弓拐角处，制导殆运形式，椭圆形，较切牙粗大，唇舌径大于近远中径【图 5-18】；

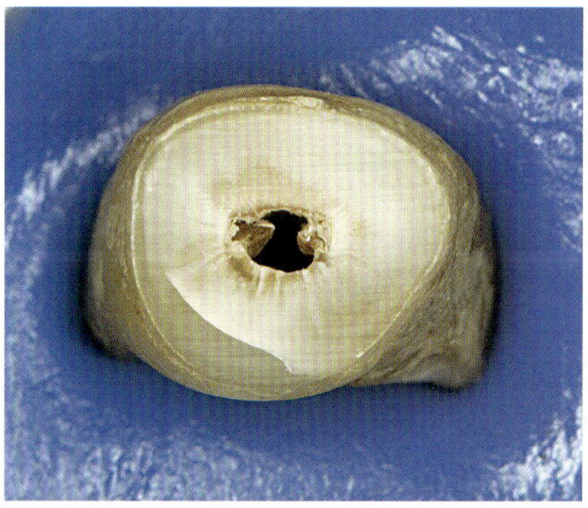
图 5-17 上切牙牙根横切面图

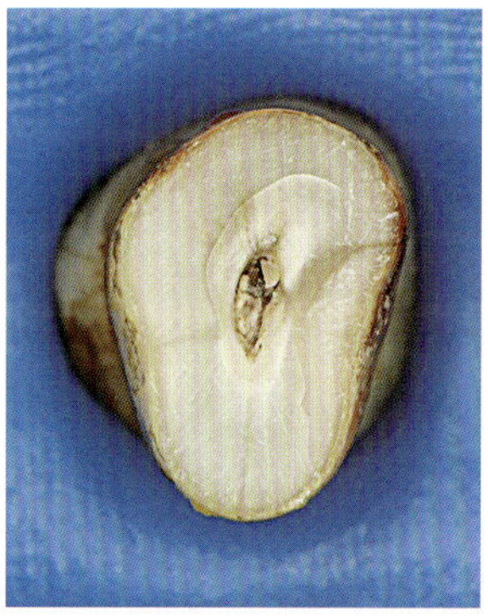
图 5-18 上尖牙牙根横切面图

下切牙：轴向舌向受力为主，细小椭圆形，哑铃形，唇舌径大于近远中径【图 5-19】；

下尖牙：轴向舌向受力为主，椭圆形，较上尖牙细小，唇舌径大于近远中径【图 5-20】；

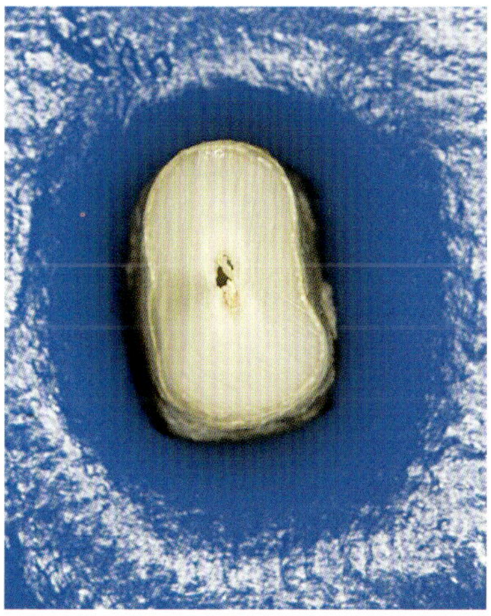
图 5-19 下切牙牙根横切面图

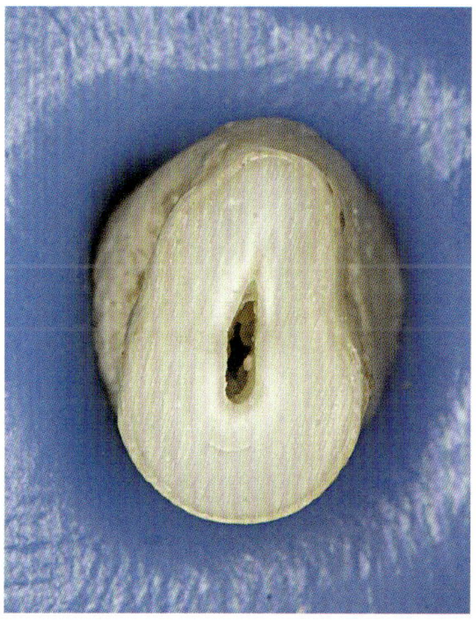
图 5-20 下尖牙牙根横切面图

上前磨牙：轴向舌颊向受力大于近远中向，颊舌径大于近远中径，呈不规则椭圆形、肾形、马铃薯形，双根管居多【图 5-21】；

下前磨牙：轴向颊舌向受力为主，近似圆形的椭圆形，单根管居多【图 5-22】；

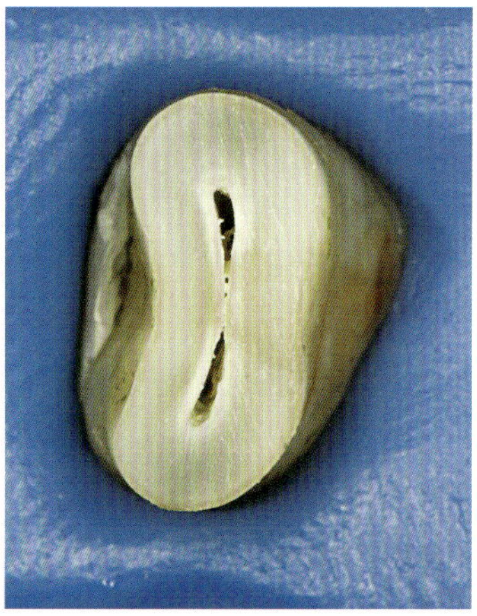
图 5-21 上前磨牙牙根横切面图

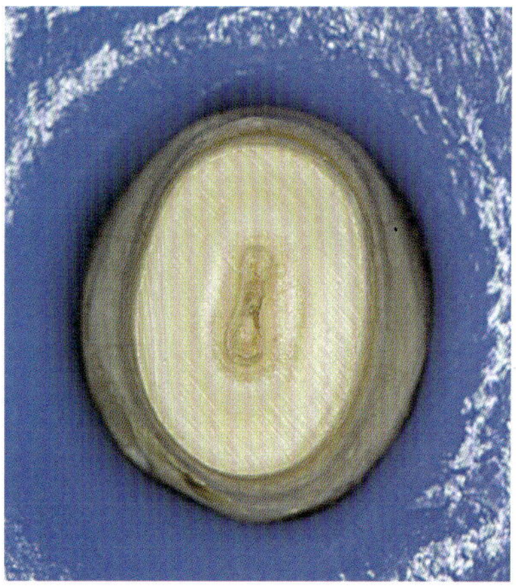
图 5-22 下前磨牙牙根横切面图

上磨牙：轴向舌颊向受力为主，根干矩形，颊舌径大于近远中径，颊侧宽于舌侧；腭根椭圆形，近远中径大于颊舌径；近中颊根椭圆形或哑铃形，远中颊根椭圆形，颊舌径大于近远中径【图 5-23】；

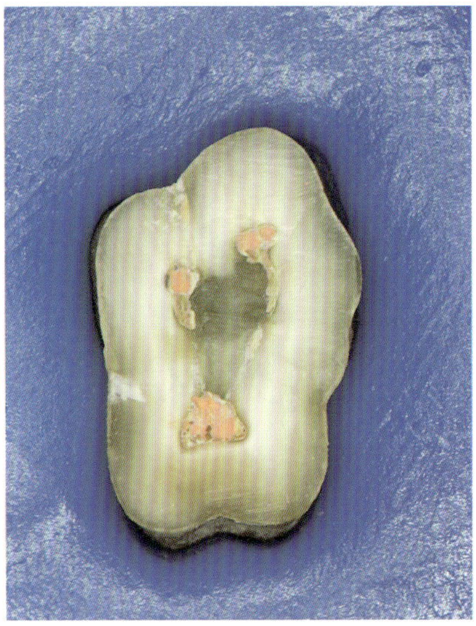

图 5-23a　上磨牙根干横切面图

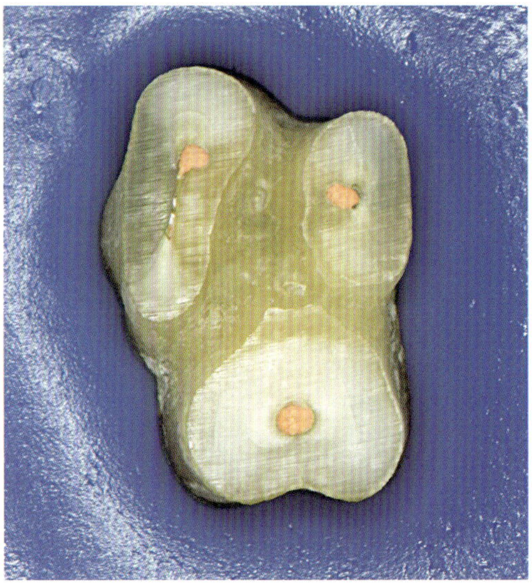

图 5-23b　上磨牙牙根横切面图

下磨牙：轴向颊舌向受力为主，根干矩形，第一磨牙近远中径大于颊舌径，第二磨牙二径近似；近中根，哑铃形，颊舌径大于近远中径；远中根，哑铃形或椭圆形、肾形【图 5-24】。

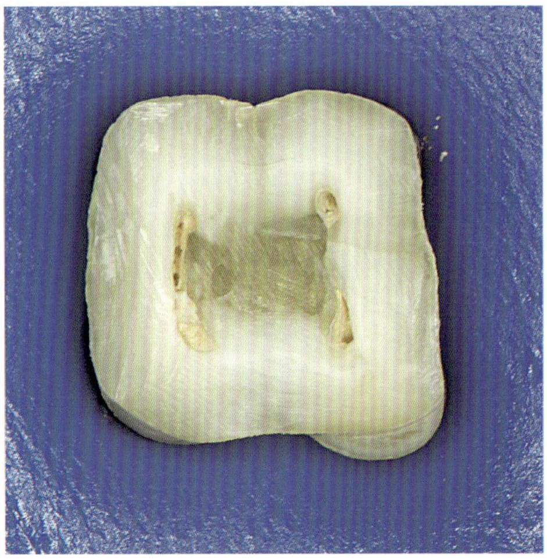

图 5-24a　下磨牙根干横切面图

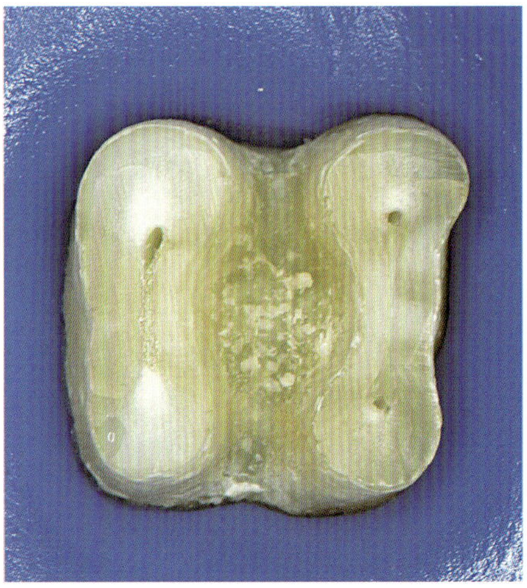

图 5-24b　下磨牙牙根横切面图

让桩在各个层面的横切面上与根的外形一致是不容易作到的，根尖片作为一个二维方向的重叠影像，用于判断髓腔形态与数日是重要的，毕竟该空腔按发育学应当与根外形相似并缩小，根外形可作一个良好的参照，开始根管预备前尤其应仔细观察根尖片并作出判断。有特殊需要的可作CT（Micro CT）。

4. 桩的表面外形

桩的表面外形可分为平行桩与锥形桩两种【图 5-25，26】；平行桩按固位原理（聚合度小，固位力大）比锥形桩固位力好，适用于根长且粗大，继发牙本质较多时。它显著的缺点是不能作到使根壁的厚度在桩全长的范围内在各个层面上都保持均匀一致。所以，不适宜细根、短根、继发牙本质少的患牙。锥形桩不存在这个问题，只要符合以上设计要求，密合度好，并且有良好的就位与粘固，也不会导致固位力不足。

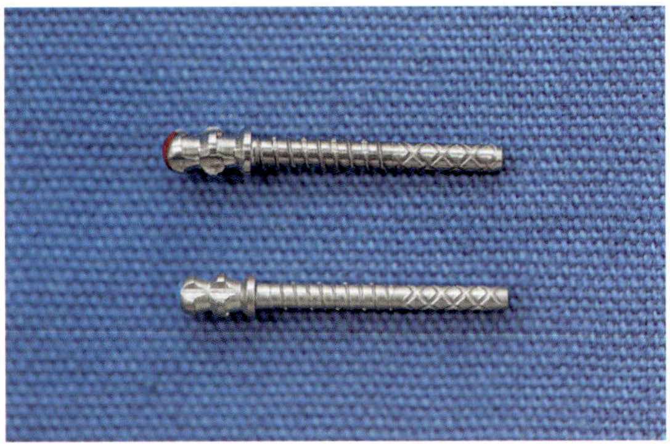
图 5-25　平行桩

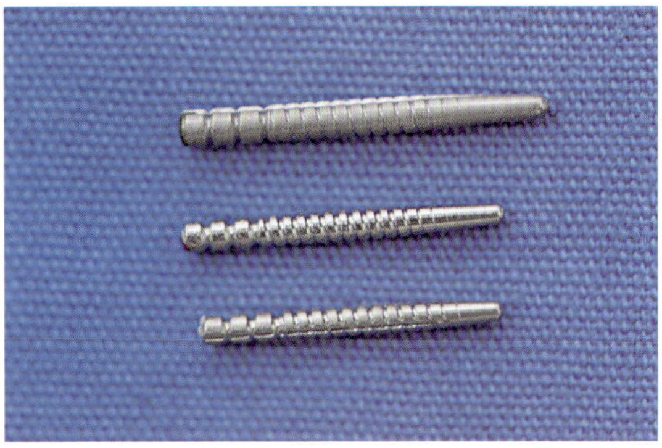
图 5-26　锥形桩与末端锥形桩

桩的表面外形还可分为光滑的、锯齿状的、螺纹状的，除主动螺纹外，表面纹理对固位力的增加作用并不很明显。桩核一体者不能用主动螺纹，不仅就位困难，而且易导致牙折；但预成桩可用【图 5-27】，粘桩时拧到底后，回拧一圈，可消除内应力，而后再作核。设计表面纹理与排溢沟相结合的目的是方便水门汀排溢而使桩完全就位【图 5-28】，十分密合的光滑桩，水门汀排溢困难，液压力很大，常不能完全就位。

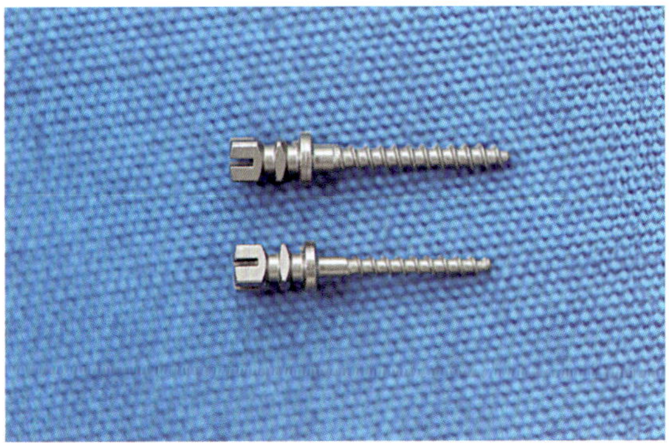
图 5-27　采用主动螺纹的预成桩

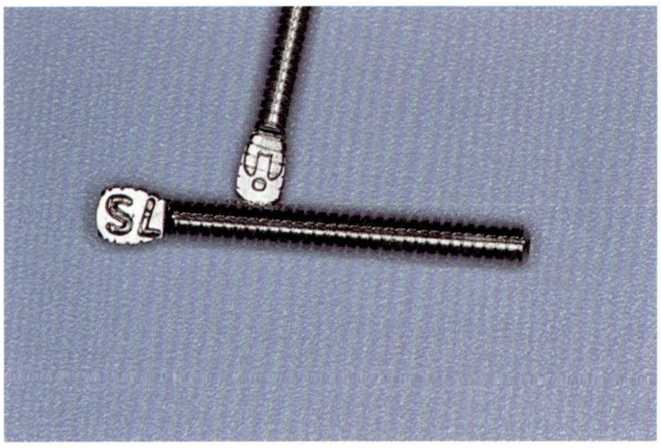

图 5-28　预成桩的表面纹理与排溢沟相结合

5. 与根面的关系

(1) 桩冠的冠与根面的关系与桩核冠的冠与根面的关系是不同的。

(2) 桩冠是一次整体就位，必须服从一个就位道，那么，这个就位道就只能是所预备根管的就位道，在这种情况下，桩冠的冠与根面设计成端面相接是最不影响桩就位的一种形式【图 5-29】。

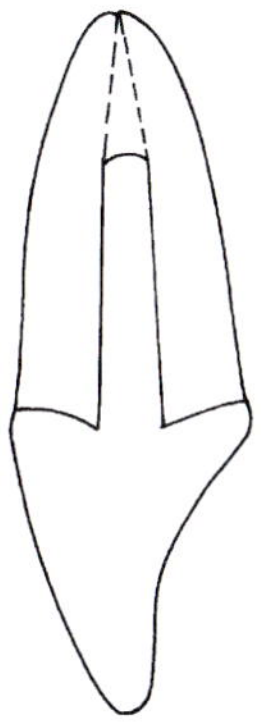
图 5-29　桩冠的冠与根面端端相接

（3）桩核冠是二次分别就位，冠作为最终修复体，其就位道不受根管方向的影响，冠与根面的关系应该不同于核与根面的关系，即桩核冠可以不按桩冠来作。

（4）桩核冠在临床上的优点已如前述，其第3条中有：冠边缘的位置容易保证这一条。桩核冠不按桩冠作，其中的一个重要内容便是冠边缘位置的设计，冠与根面的关系不同于桩冠与根面的关系。按经典口腔修复学要求，最终修复体的边缘应包被所有缺损与旧有修复体，并在其边缘下方1.5mm的健康牙本质上建立自己的边缘。1880年当Richmond医生设计桩冠时已体现了这样的思想，但当桩冠受根管就位方向限制时，有可能做不到，而桩核冠完全可以做到，所以将冠边缘建立在核上是错误的；与核的边缘平齐等于又作了一个桩冠；只有在核边缘下方≥1.5mm处的健康根面上建立冠的边缘——最终修复体的边缘才是正确的。冠边缘以上，核根面以下这一圈≥1.5mm的牙本质叫牙本质肩领（ferrule）【图5-30】，而无牙本质肩领设计的桩核冠修复体在使用过程中很容易导致患牙的牙根折裂【图5-31】。

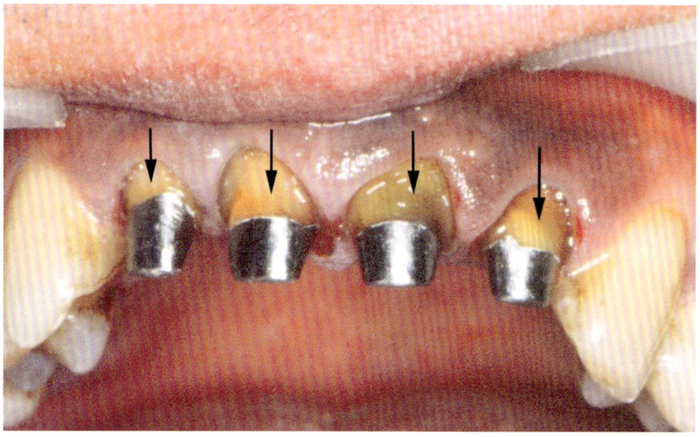

图 5-30　牙本质肩领（箭头）

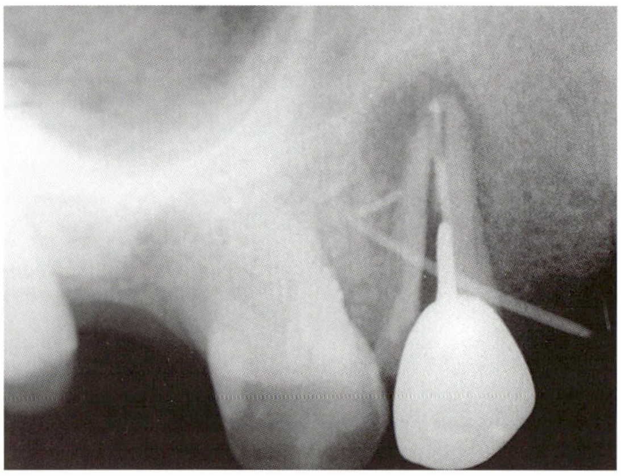

图 5-31a　患牙牙根折裂

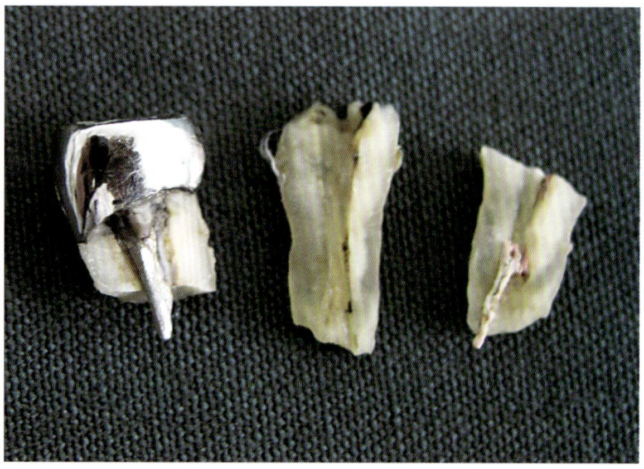

图 5-31b　拔除的患牙，可看出无牙本质肩领设计

三、桩核的牙体预备

牙体制备前，对已确定适应证的患牙【图 5-32】，再次检查口内情况并参照X线片，从前庭的隆起外形与X线片估计牙根的长度、方向、根管充填情况与根尖周情况，选择好器械，调整体位。

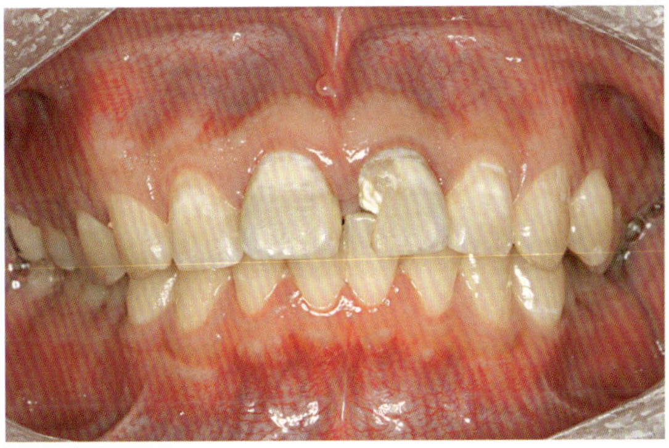

唇面观

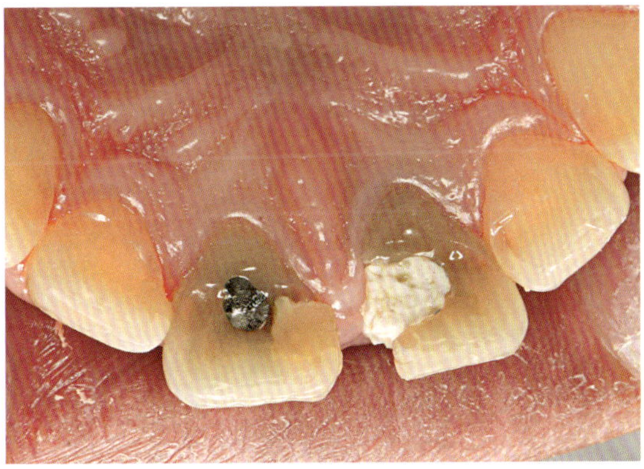

舌面观

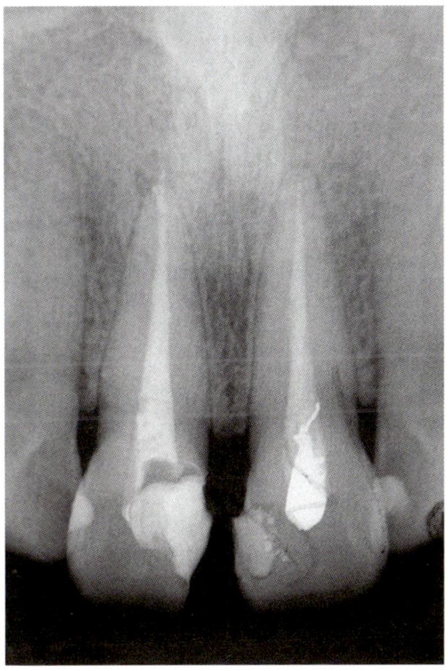

X线片

图 5-32　确定使用桩核冠修复的患牙

1. 作初始全冠制备，不论还保留有多少牙体组织，都应按全冠预备要求与方法进行牙体制备，但此时不必作出龈沟内边缘，也不要修整【图 5-33】；

2. 去净残冠上所有的旧有充填体及龋坏组织【图 5-34】；

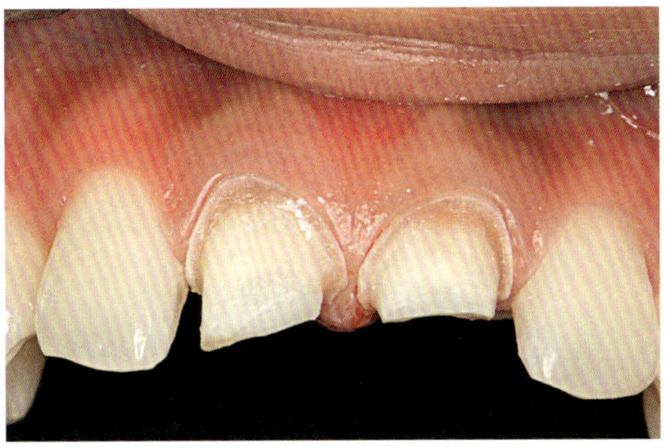

图 5-33　按全冠要求对剩余牙体组织进行预备（龈上边缘）

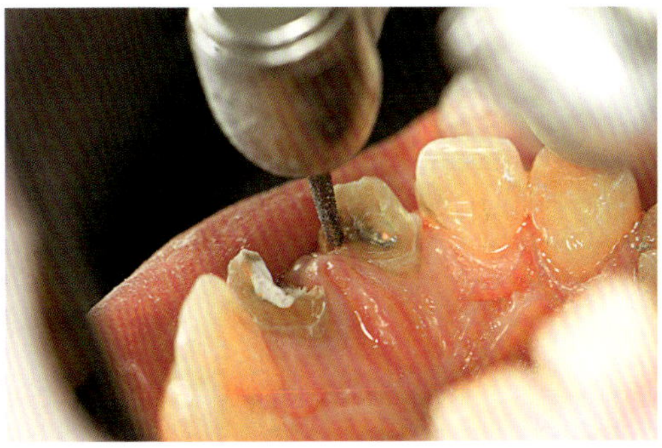

图 5-34　去尽旧有充填体、龋坏组织

3. 去除薄弱的，无支持的牙体组织，将余留的根面修平整，估计一下最终边缘确定后，牙本质肩领处厚度不小于 1mm，高度不小于 1.5mm【图 5-35】；

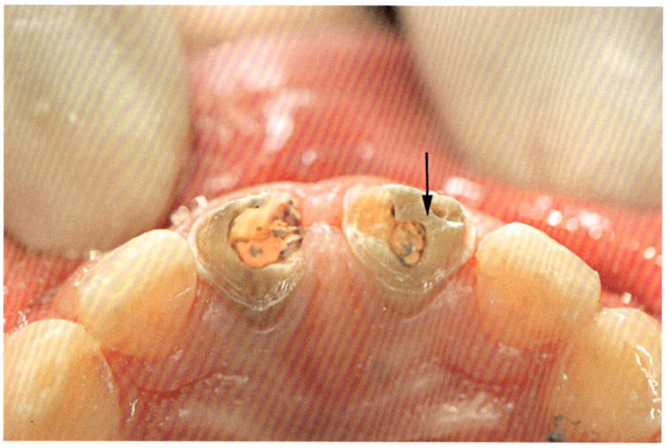

图 5-35a　旧有充填体、龋坏组织去除后，抗力形不足而难以保留之处（箭头所示）

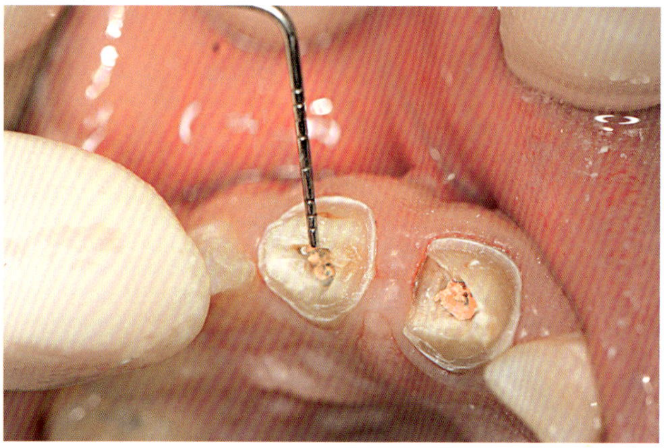

图 5-35b　牙本质肩领处厚度不小于 1mm

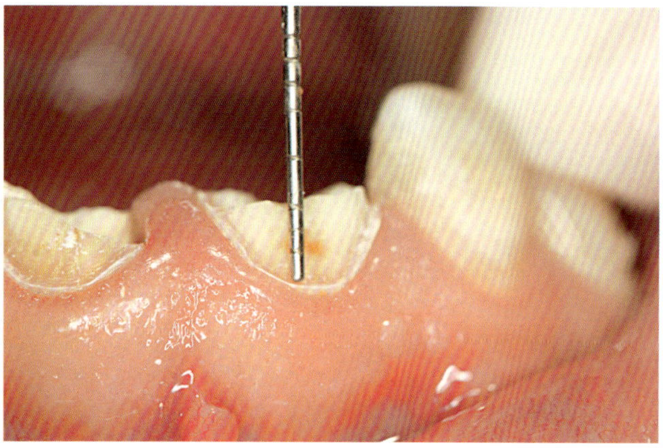

图 5-35c　牙本质肩领高度不小于 1.5mm

4. 根管预备

(1) 按X线片量好长度，标记在扩孔钻上【图5-36】，再根据牙冠高度切除量适当降低工作长度；

(2) 按根管方向，低速进钻并作提拉动作将切碎的氧化锌糊剂牙胶带出，直至预定的工作长度【图5-37】；

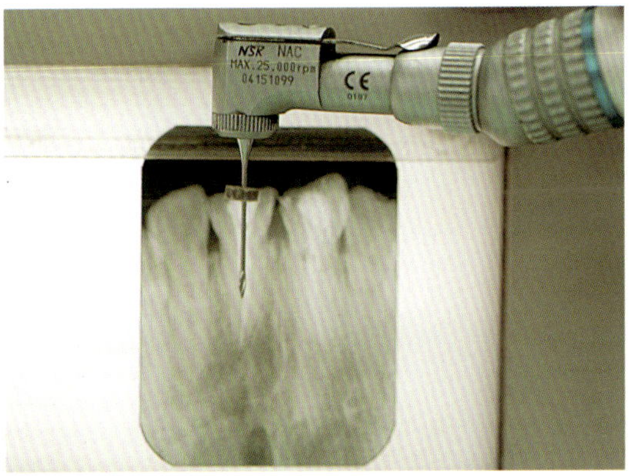

图5-36 根据X线片在扩孔钻上标记预备长度

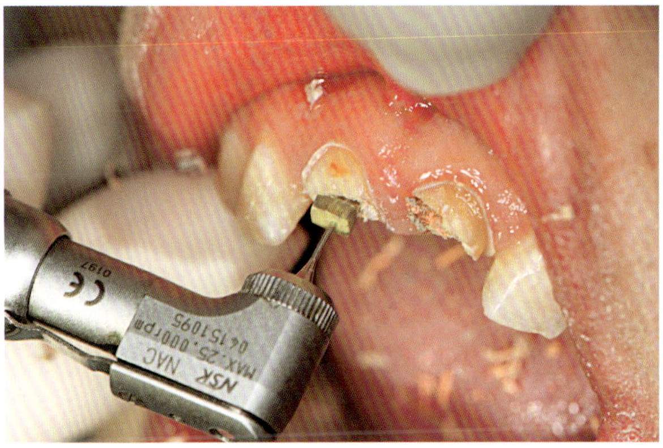

图5-37 以扩孔钻预备根管至工作长度

(3) 根据根的长度、外形、直径，用相应型号的裂钻或根管钻作为最终预备钻针，将根管预备至预定的工作长度【图5-38】。

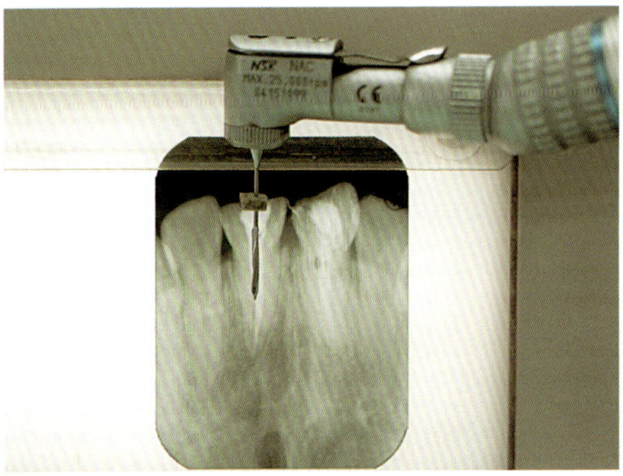

图5-38a 根据X线片在根管钻上标记预备长度

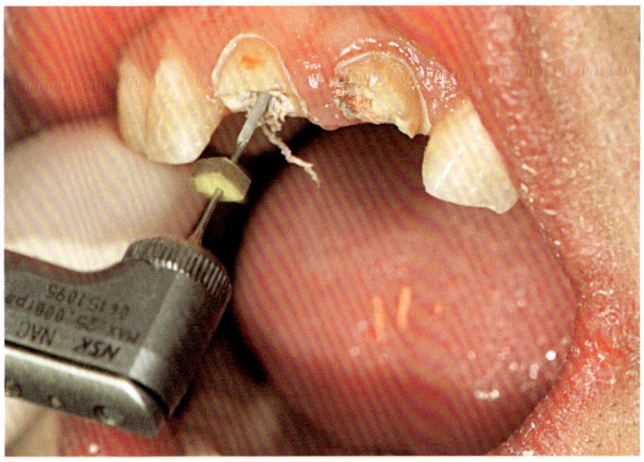

图5-38b 以根管钻预备根管

四、桩核的印模与蜡型

牙体、根管预备好以后，隔唾，用酒精棉丝将根管内清洁干净后吹干，便可以作蜡型或取印模了。通常把直接在口内作桩核蜡型的方法叫直接法，而取印模后再在模型上作蜡型的方法叫间接法。

1. 直接法

多用于上前牙或牙数少时。

（1）常规方法：用于直接法取蜡型的材料以嵌体蜡为宜。在根管内与根面上涂一层石蜡油，吹薄【图 5-39】，选合适粗细的嵌体蜡烤软插入根管内尽量充满【图 5-40】，用一金属丝在酒精灯上烤热后插入到蜡的中央直达根管最底部【图 5-41】，维持一会儿，待蜡重新凝固后吹冷再放手，握着金属丝将桩的蜡型拔出，检查是否完整【图 5-42】，确信无误后重放回根管内，用蜡刀熔蜡，逐渐堆出核部蜡型，注意根面要完整，殆间要有足够间隙，轴面外形按预备体修整【图 5-43】，再次冷却后取下，检查根面，确定无误后，浸入水中漂浮【图 5-44】或固定在蜡座上【图 5-45】转入技工室铸造。

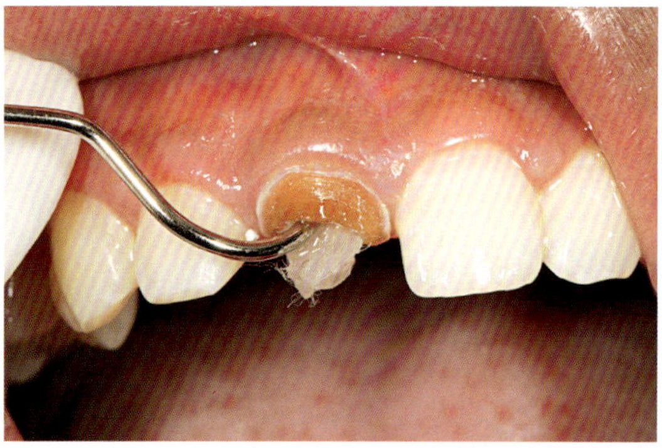
图 5-39　根管内与根面上涂石蜡油

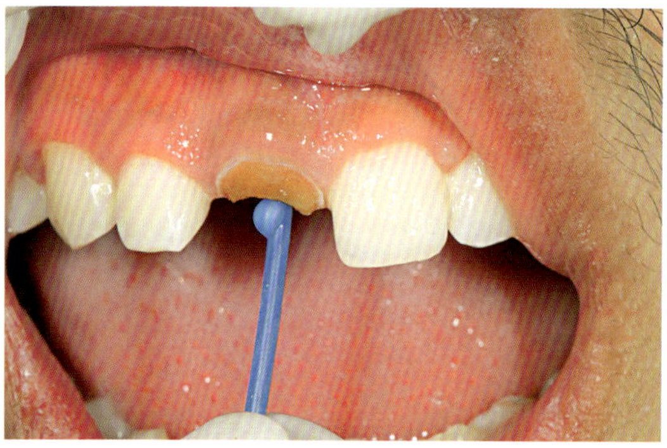
图 5-40　嵌体蜡烤软插入根管内

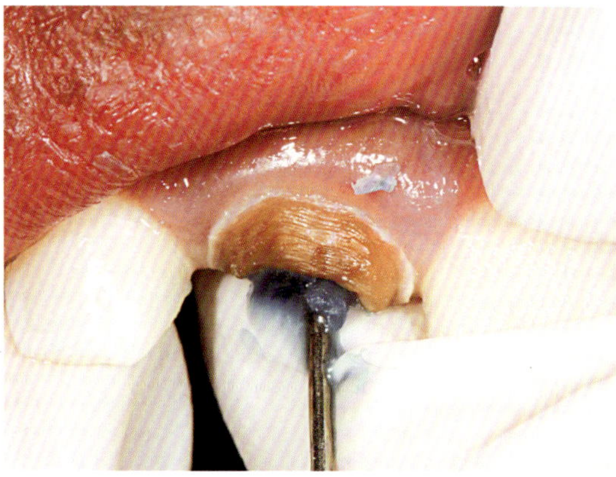
图 5-41　将烤热的金属丝插入根管

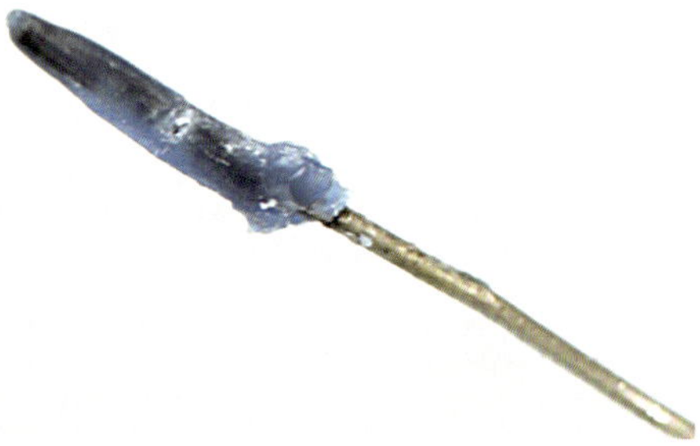
图 5-42　检查桩蜡型的完整性

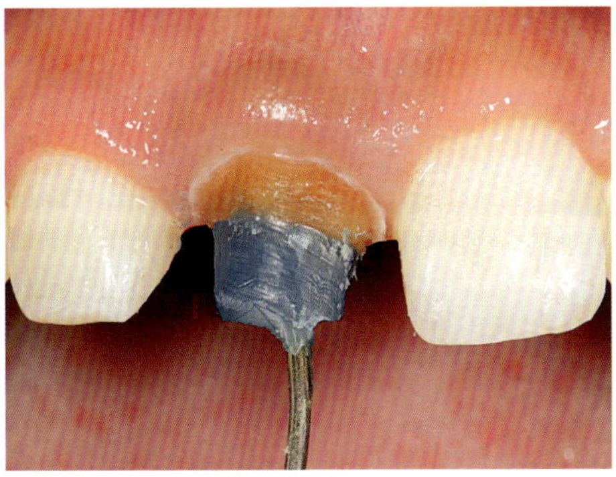

图 5-43　按照预备体要求修整蜡型外形

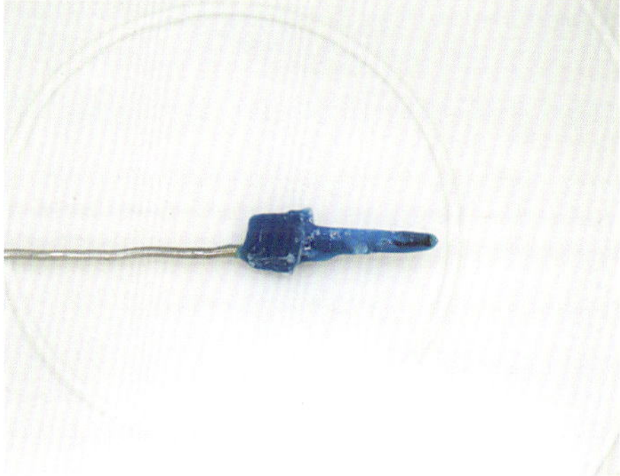

图 5-44　完成的桩核蜡型浸入水中

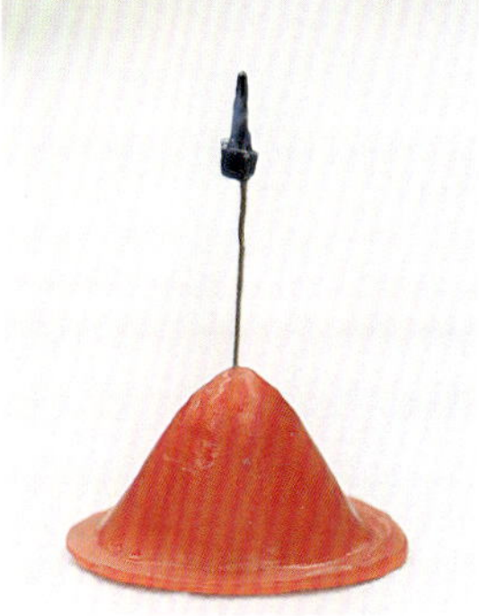

图 5-45　完成的桩核蜡型插在蜡座上

（2）用预成蜡型桩：如用预成蜡型桩则操作简单很多。预成桩一般成系统销售，有不同大小的钻头，有蜡型桩、印模桩、预成桩、暂时桩几个组分，均与钻头直径相匹配【图 5-46】。

用预成蜡型桩必须用预成桩钻头预备根管【图 5-47】，完成预备后选择相匹配的蜡型桩插入根管内【图 5-48】，应有一定的固位力，在其上用嵌体蜡堆出核的蜡型即可进行包埋铸造【图 5-49】。

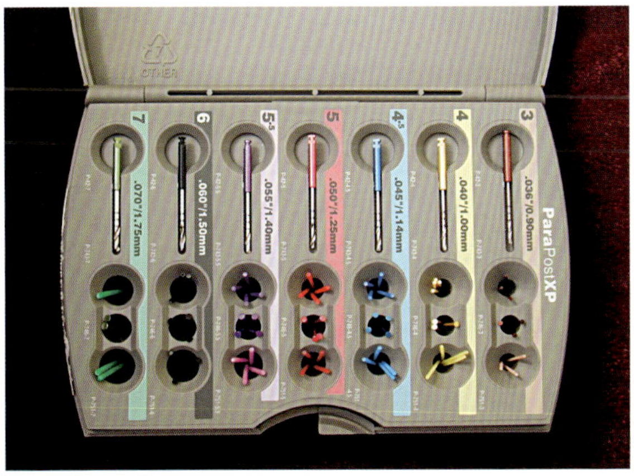

图 5-46　成套的预成桩及钻针系统

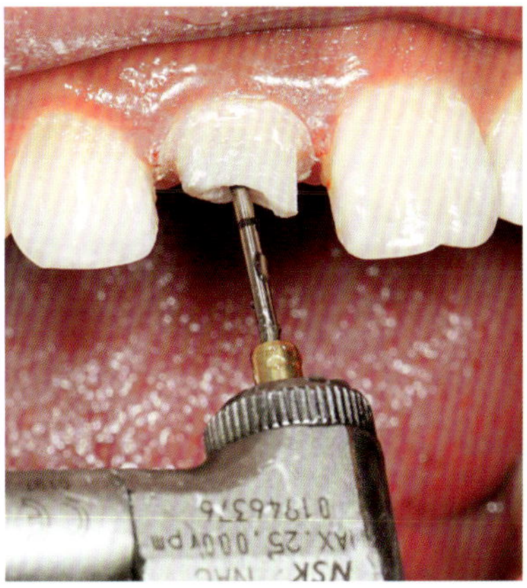

图 5-47　以专用钻针预备根管

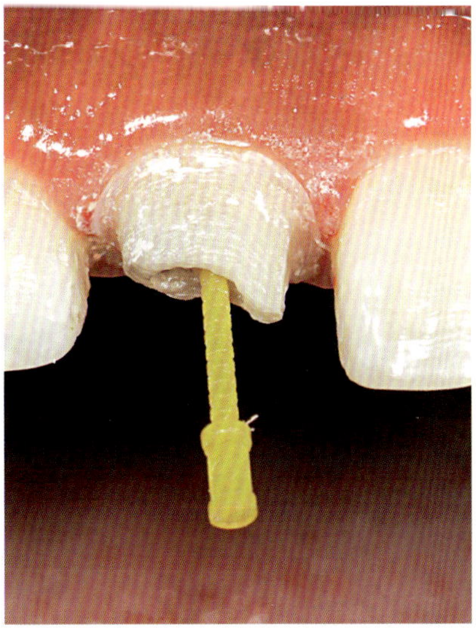

图 5-48　将相配套的蜡型桩插入根

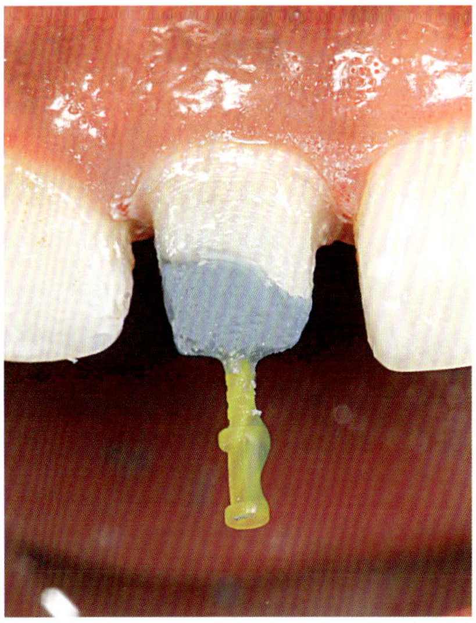

图 5-49　在蜡型桩上形成核蜡型

2. 间接法

间接法即印模法，在模型上作出蜡型。取印模时：单颗单根管牙可选择寒天印模材(琼脂类)，多根管牙或多颗单根管牙则需要使用橡胶印模材。操作时，如用寒天印模材，则以注射器将寒天印模材注入根管内并充满。如用橡胶印模材，则以螺旋充填器将印模材导入根管；插入提前准备好的金属针或塑料针(作核心起增强作用)；再将印模材注满根面，放入堆满印模材的托盘，等待凝固。印模材凝固后，顺根管方向取下即可。检查印模是否完整，确认无误后，暂封根管口【图 5-50~54】。灌模型，送技工室制作蜡型。

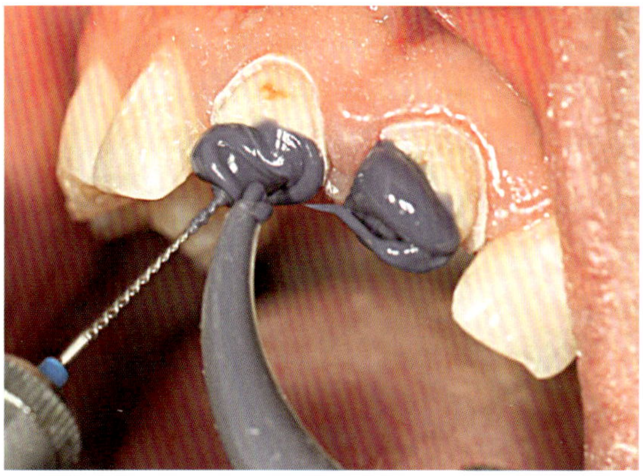

图 5-50　将橡胶印模材料导入根管

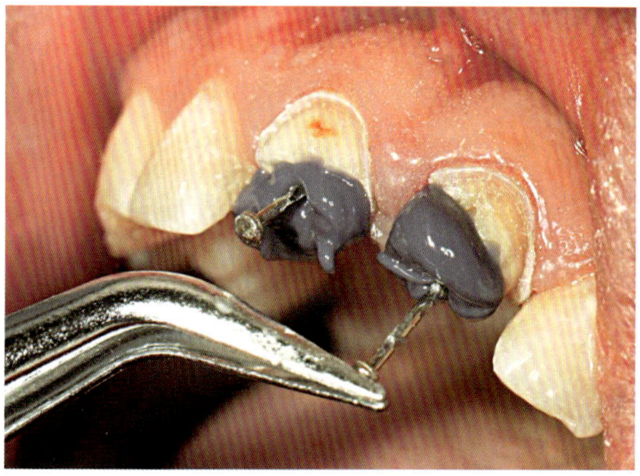

图 5-51　插入准备好的金属丝

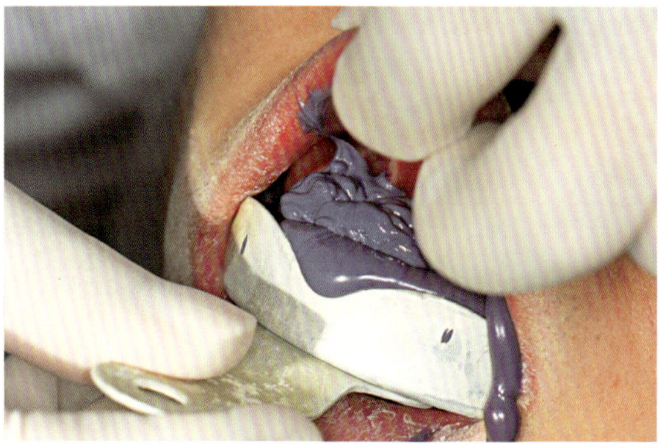

图 5-52　将托盘就位

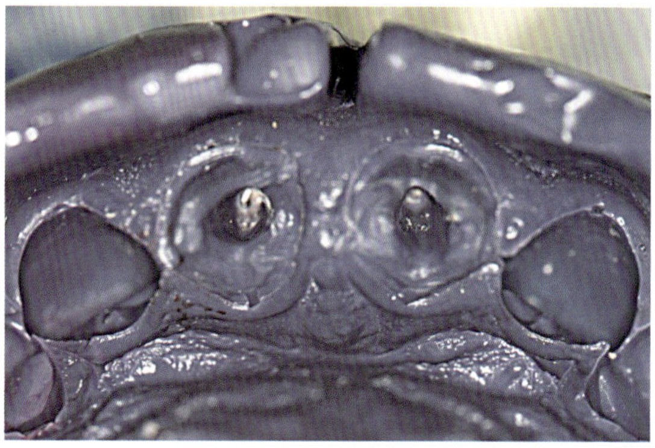

图 5-53　检查印模的完整性

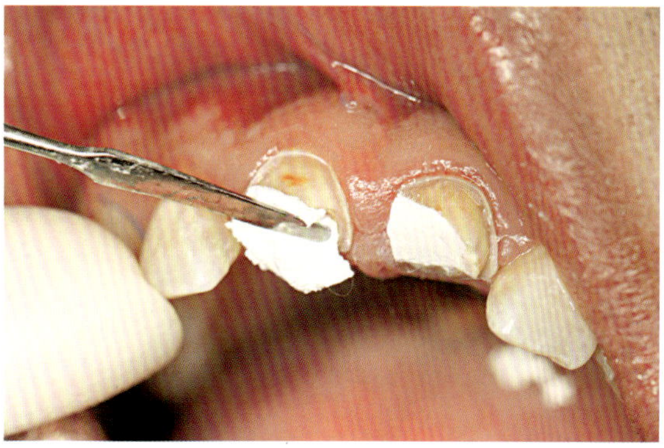

图 5-54　暂封根管口

磨牙的分裂桩核技术略不同于前牙等单根管牙的作法，主要原因在于所利用的双根管或三根管彼此方向不同：可以将与髓腔内壁方向较为一致的根管作主根管，将与髓腔四内壁方向不一致的根管作次根管，利用各根管形成的桩核互相分离，各部分的核结合后成为完整的预备体外形。为操作方便，现介绍预成桩与铸造桩核配合使用的磨牙分裂桩技术：

（1）根管预备时，常规预备主根管，次根管(第2、3根管）则用平行预成桩系统内的专用钻针进行预备【图5-55】；取印模前将与预备钻针配套的印模桩或暂时桩插入第2、3根管，常规制作主根管内的增力丝【图5-56】；

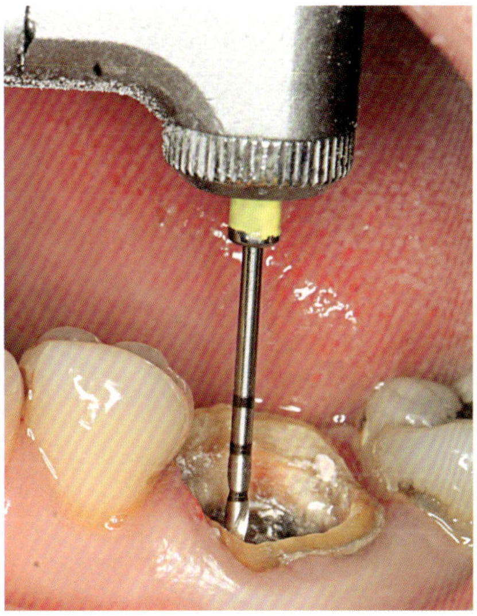

图5-55　用专用钻针预备第2、3根管

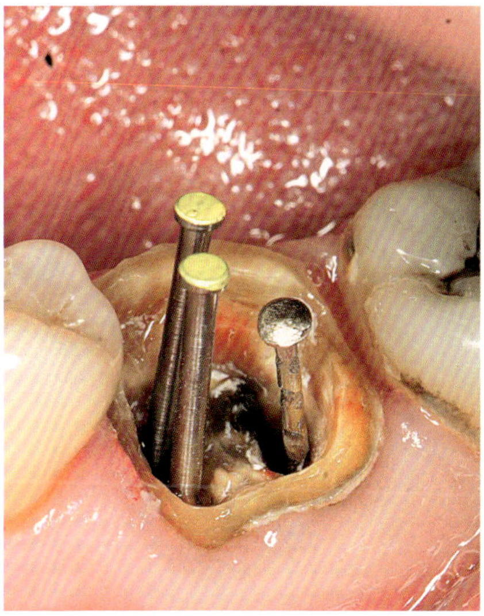

图5-56　常规制作主根管内的增力丝，暂时桩插入第2、3根管

（2）取印模时先以螺旋充填器将印模材导入主根管【图5-57】；插入提前准备好的增力丝【图5-58】；再将印模材注满根面并包绕印模桩【图5-59】，放入堆满印模材的托盘【图5-60】，等待凝固。印模材凝固后，顺根管方向取下，检查印模是否完整【图5-61】，确认无误后，暂封根管口【图5-62】。

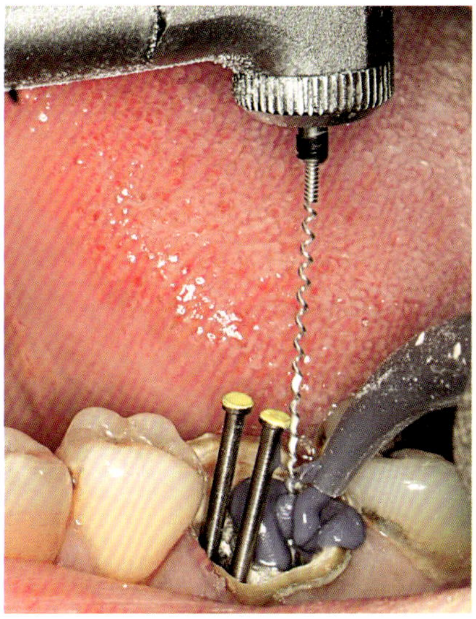

图5-57　将印模材导入主根管

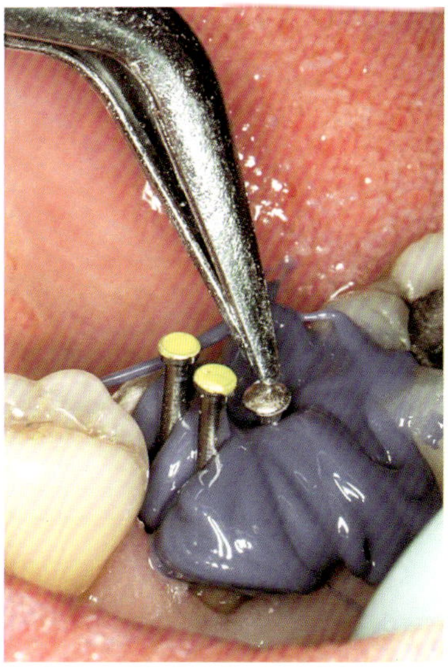

图5-58　插入提前准备好的增力丝

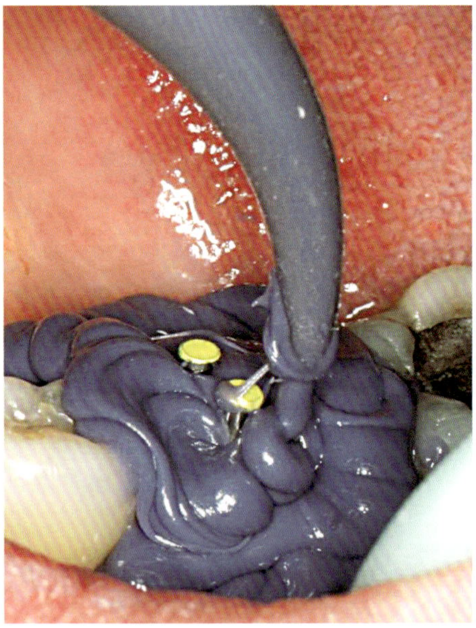

图 5-59　将印模材注满根面，包绕暂时桩

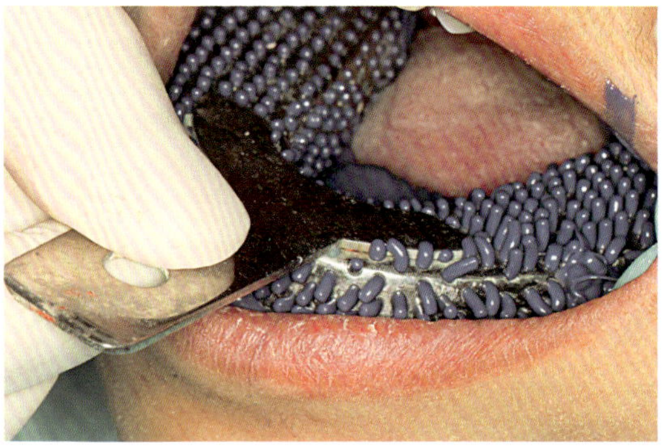

图 5-60　放入堆满印模材的托盘

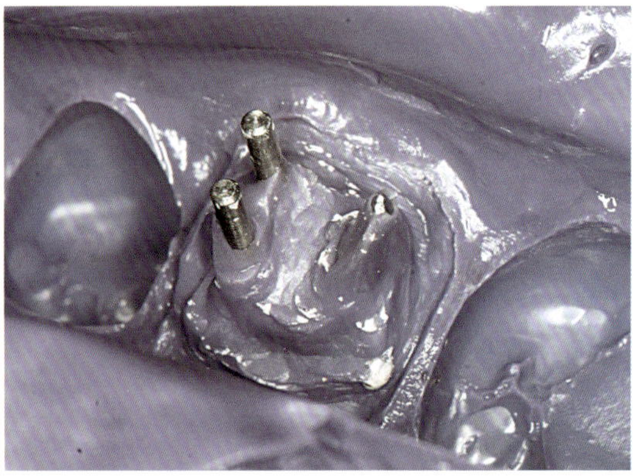

图 5-61　完成的印模

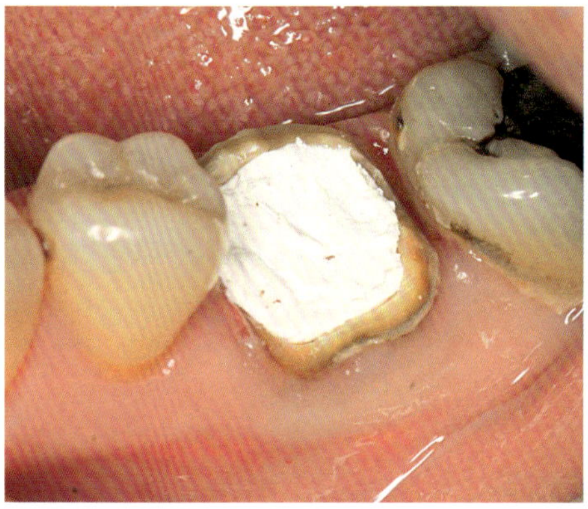

图 5-62　暂封根管口

（3）灌制工作模型【图 5-63】，模型石膏硬固后取出暂时桩【图 5-64】，送技工室制作蜡型。

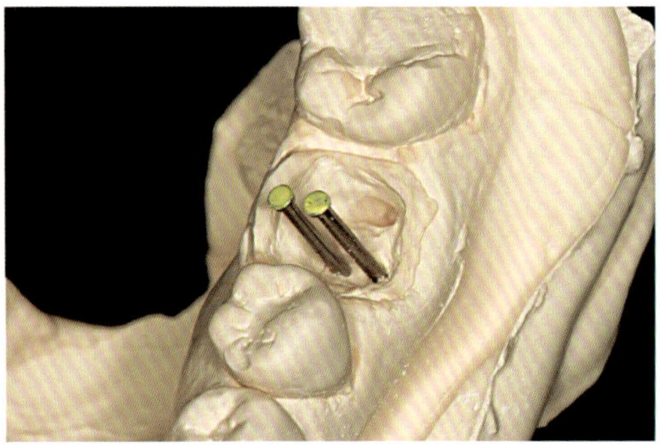

图 5-63　灌出的工作模型

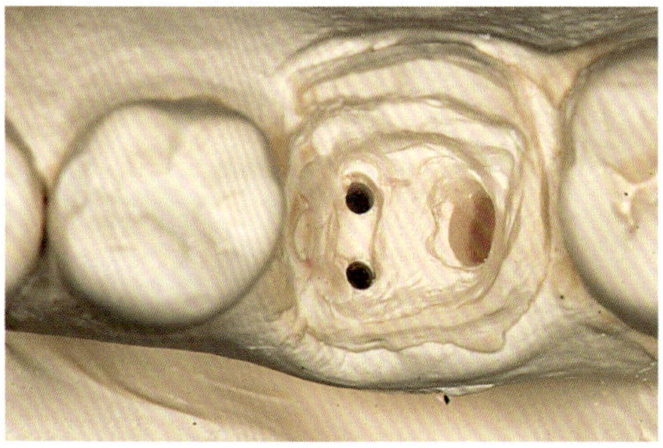

图 5-64　取出印模桩后的工作模型

五、金属桩核制作的工艺流程

1. 直接法

直接进入包埋工序(略)。

2. 间接法

因不涉及殆接触，故多数情况不需上殆架，但多个桩核同时作则需上殆架。边缘不涉及与牙龈的关系，不涉及邻接触故一般不需修整代型。涂分离剂后可直接制作蜡型，与普通铸造桩核蜡型的制作基本相同，分裂桩核蜡型的制作过程如下：

（1）模型涂分离剂后【图 5-65】，先作主根管蜡型，将涂好分离剂的印模桩置入第 2，3 根管内，其上堆嵌体蜡形成髓腔内部分与核部分，待完成后，吹冷【图 5-66】；固定蜡型使其不移动，用手或持针器将露出核蜡型殆面的印模桩顺桩的方向向外拔出【图 5-67】；而后再整体拿下与核连在一起的主根管的桩核蜡型，检查蜡型有无变形，印模桩留在核蜡型内的孔是否完整、光滑，印模桩可以顺利插入【图 5-68】。并有必要将桩核蜡型放回工作模型内，检查蜡型就位，并重新插入印模桩，确认无误后，再逐个取下，将蜡型送铸造室完成。

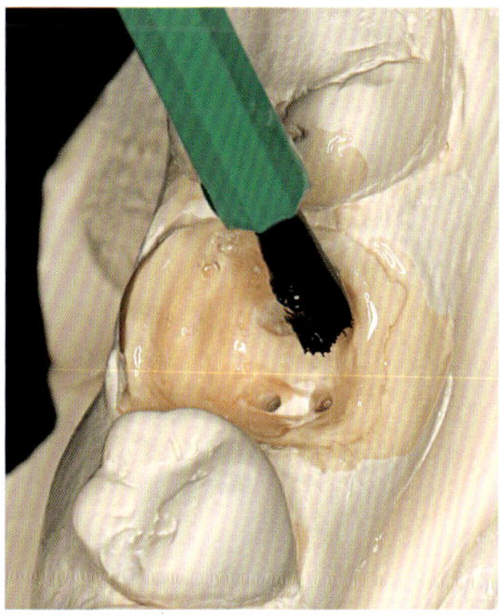

图 5-65　工作模型表面涂分离剂

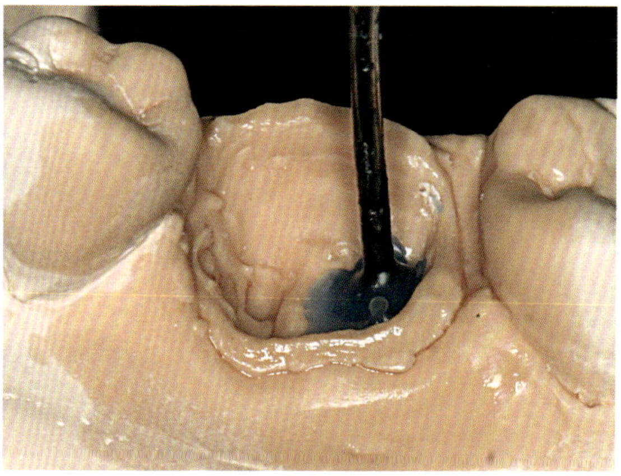

图 5-66a　将烤热的金属增力丝插入主根管内

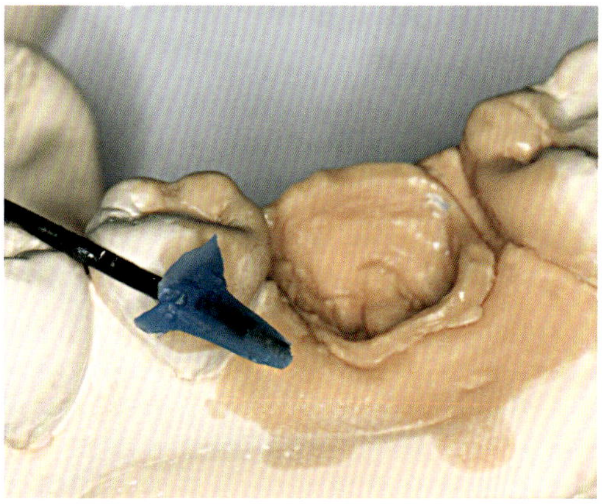

图 5-66b　取出的主根管桩蜡型

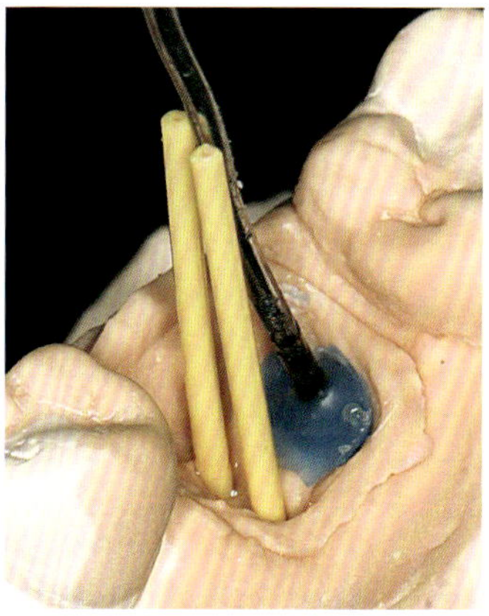

图 5-66c　将涂好分离剂的印模桩置入第 2，3 根管内

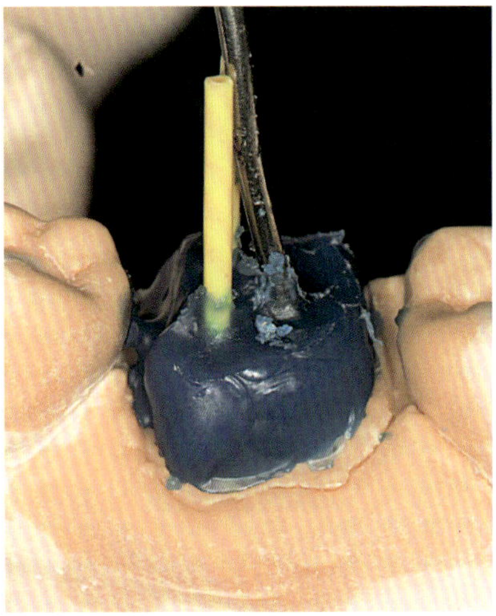

图 5-66d　核蜡型形成过程中

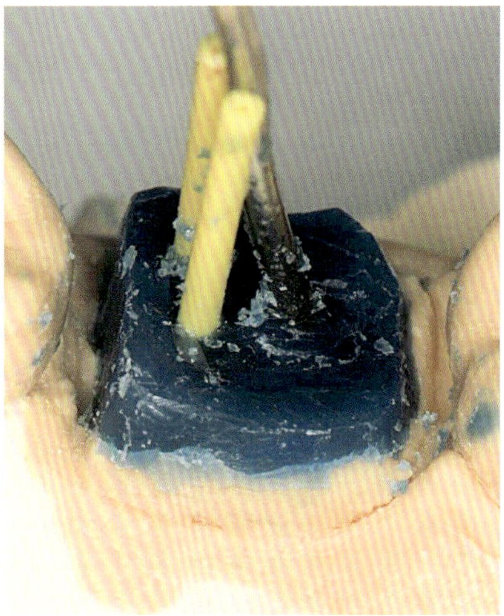

图 5-66e　核蜡型完成

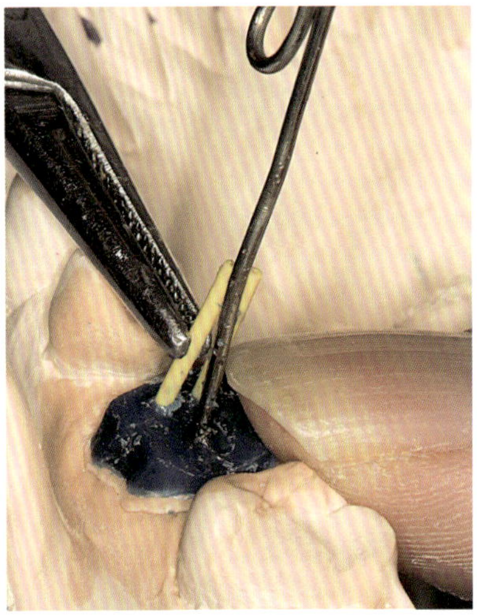

图 5-67a　准备取印模桩

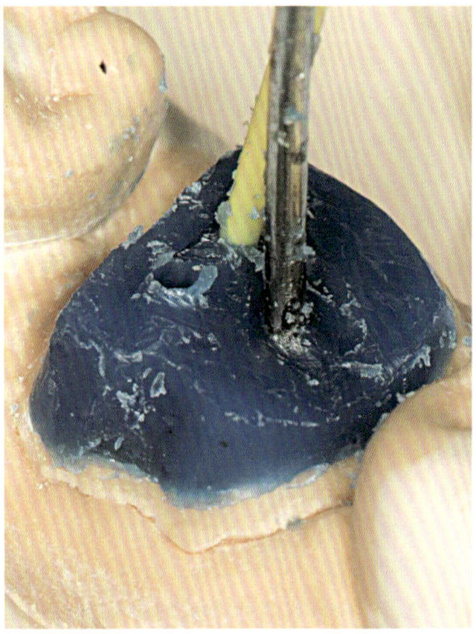

图 5-67b　取出一根印模桩后

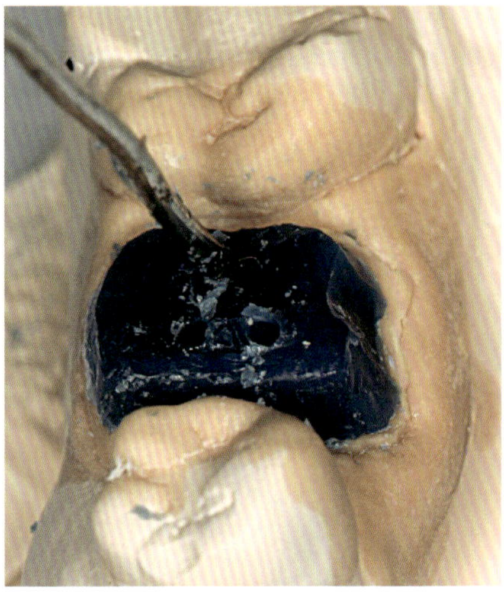

图 5-67c　两根印模桩均取出后

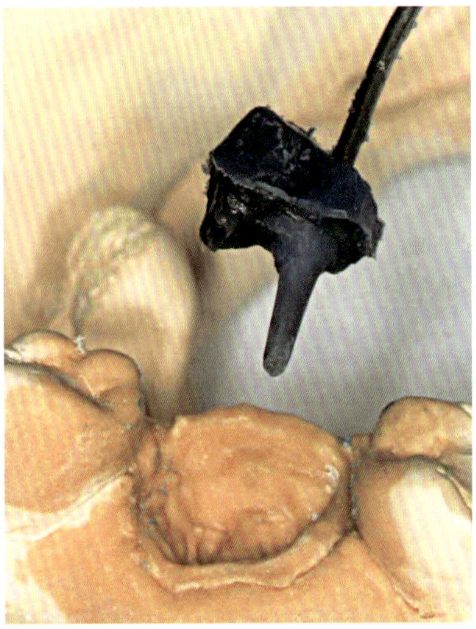

图 5-68a　取出主根管桩核蜡型

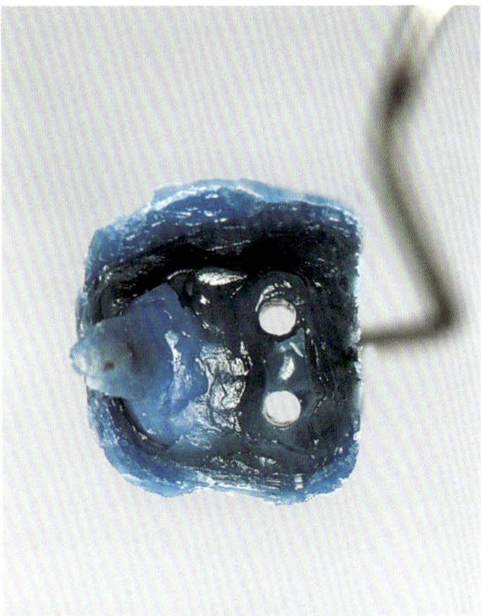

图 5-68b　主根管桩核蜡型内的孔

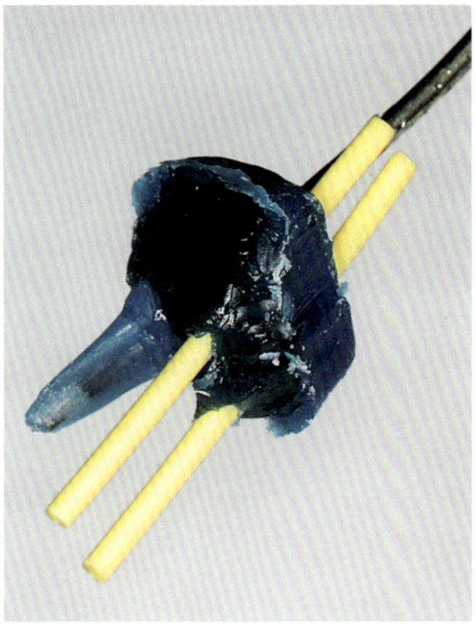

图 5-68c　印模桩顺利插入蜡型内

（2）完成的主根管桩核铸件上有供预成桩就位的2个圆孔形通道【图5-69】，应先调磨通道至预成桩能顺利就位，再调磨铸件至其与模型根面紧密吻合，并确认预成桩能顺利就位抵达第2，3根管的预备底部【图5-70】。如此完成的桩核可以送临床试戴。

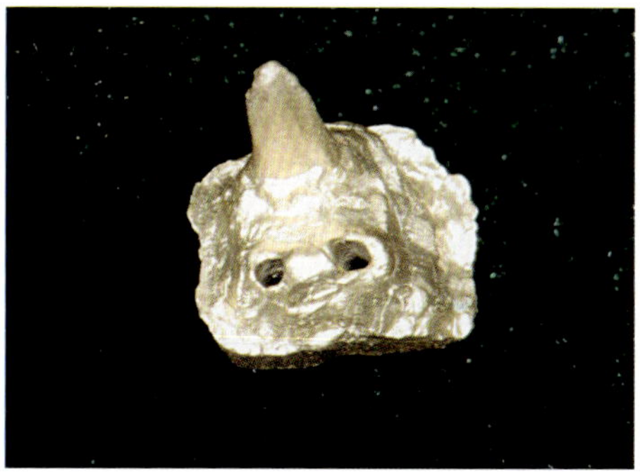

图5-69　完成的主根管桩核铸件

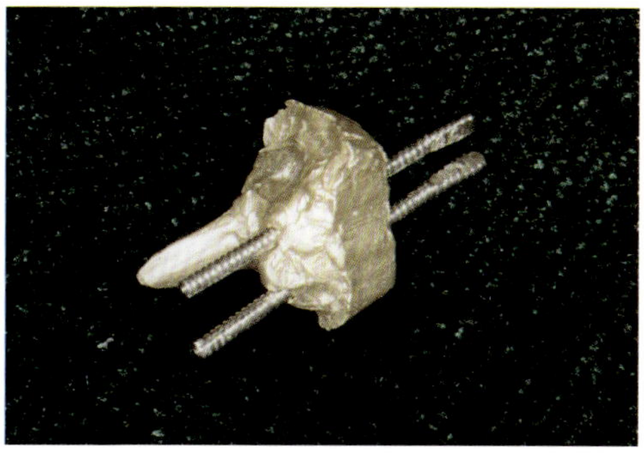

图5-70a　预成桩能顺利插入核内

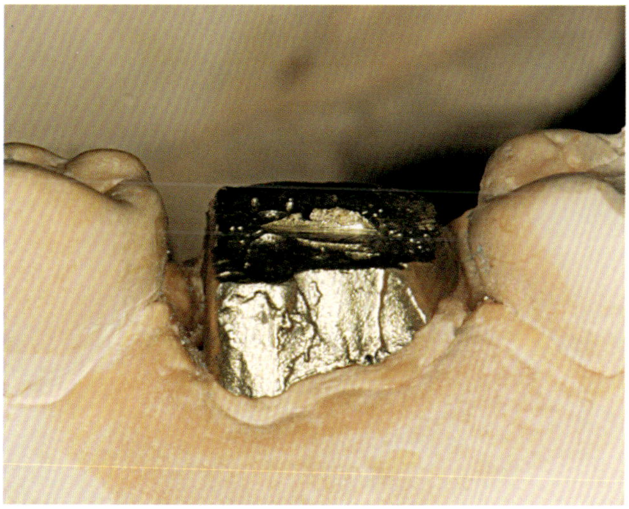

图5-70b　主根管桩核在模型上完全就位

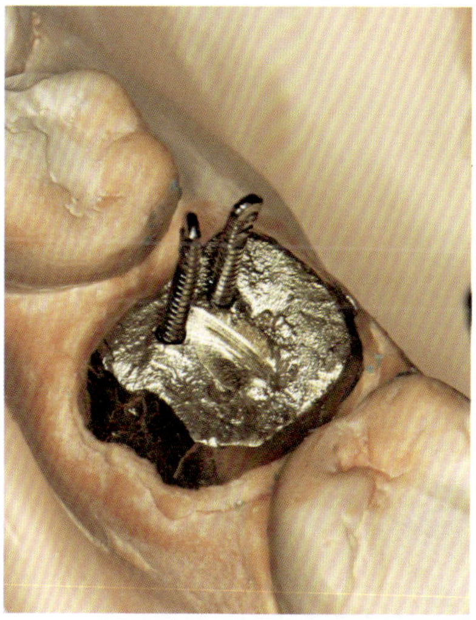

图5-70c　预成桩能顺利插入核内抵达第2,3根管的预备底部

六、桩核的试戴与粘固

（一）铸造桩核

1. 去除根管内的暂封物，清洗干净；

2. 检查桩核组织面有无金属瘤及附着物；

3. 轻轻插入根管内，不能用力，逐步磨除标记出的妨碍就位之处，直至完全就位。要求就位时应无阻力，但拿下时术者应该感觉到其与根管壁间有一定的摩擦力，即可确认根面已与核十分吻合【图5-71】；

4. 用水门汀粘固，可用螺旋充填器将水门汀导入根管最深处，然后插入桩核，水门汀顺利排溢出且桩核就位与试戴时相同为好。水门汀粘固后去除多余水门汀。清洁，完成牙体预备的修整，进入最终修复体制作程序【图 5-72～74】。

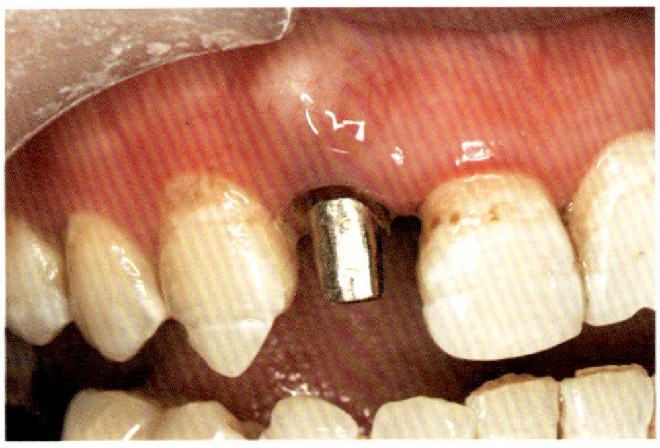

图 5-71　基牙根面与核紧密贴合

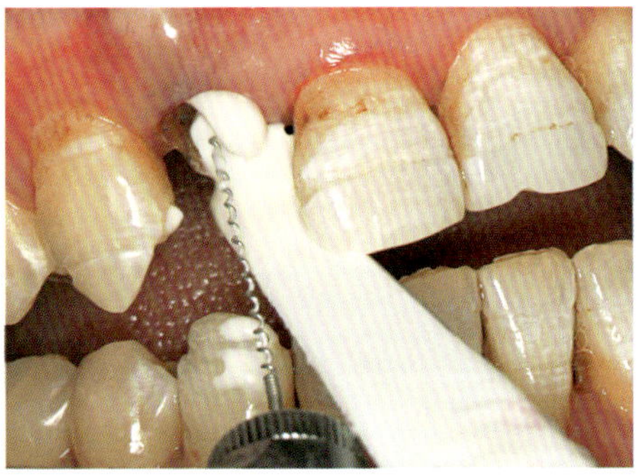

图 5-72　用螺旋充填器将水门汀导入根管

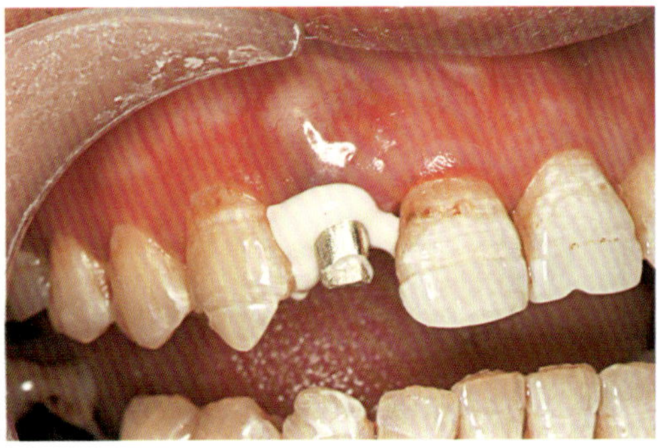

图 5-73　插入桩核进行粘固

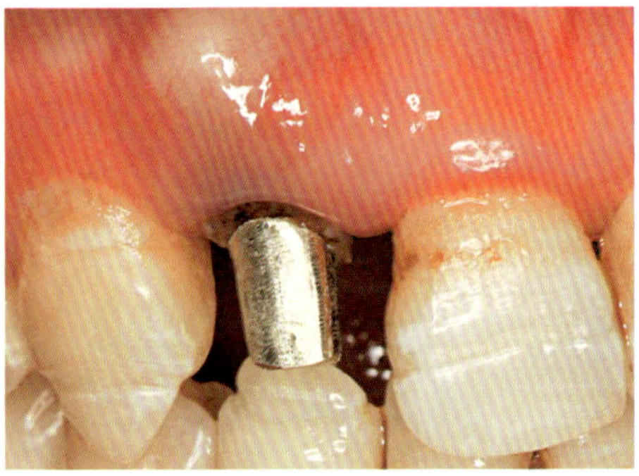

图 5-74　桩核粘固后完成修整

（二）后牙分裂桩核

1，2 两步同铸造桩核。

3. 调改铸造桩核至核与牙根根面吻合，再将预成桩插入核内并确认其能顺利就位抵达第 2、3 根管的底部，注意试预成桩时其完全就位后在核外应有一定长度以便于夹持【图 5-75】。

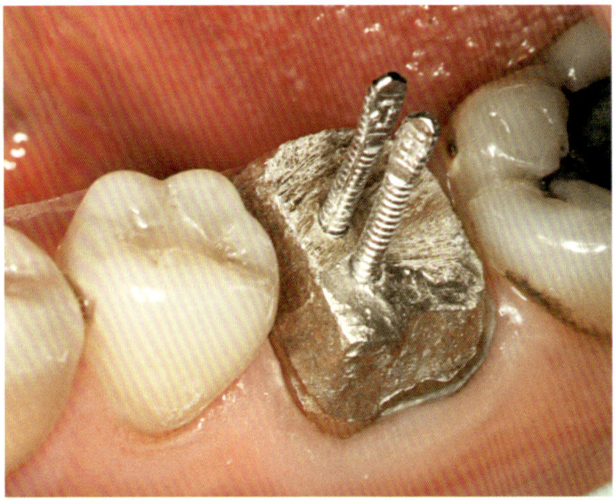

图 5-75　桩核、预成桩在口内完全就位

4. 用水门汀粘固，用螺旋充填器将水门汀导入 3 个根管的最深处，而后插入主根管桩核并压实就位，可见水门汀顺利排溢出桩核的预留孔道，此时插入预成桩至预定长度【图 5-76】。

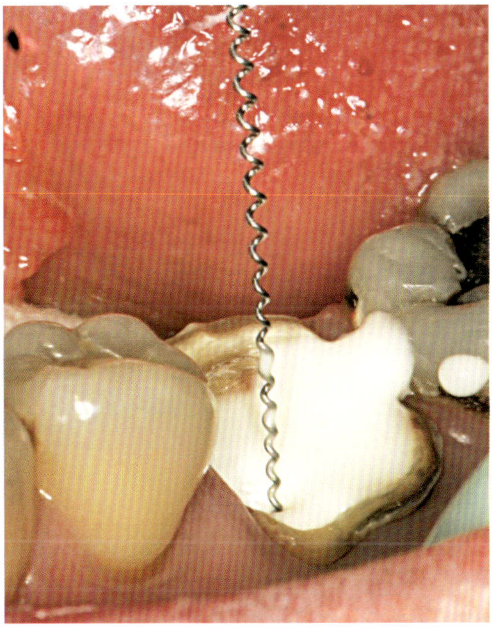

图 5-76a　用螺旋充填器将水门汀导入 3 个根管内

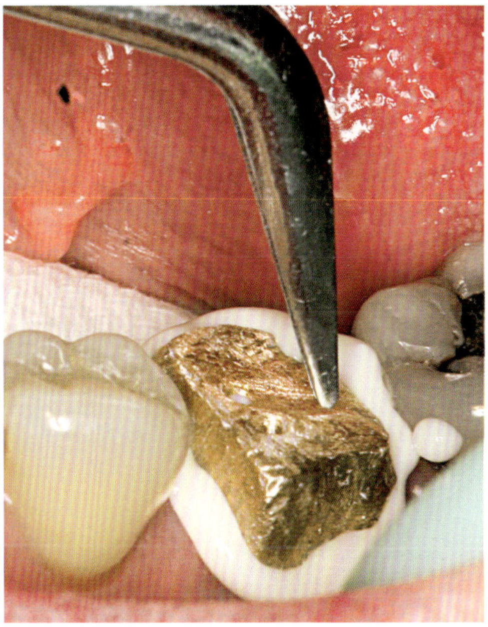

图 5-76b　先将主根管桩核就位

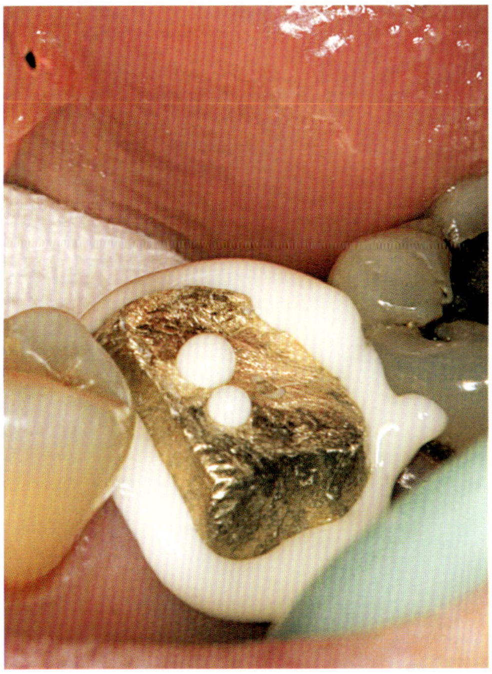

图 5-76c　水门汀溢出桩核的预留孔道

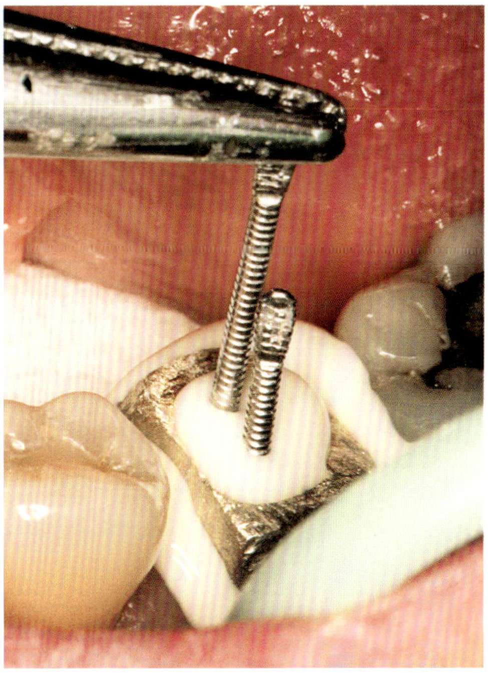

图 5-76d　插入预成桩至预定长度

5. 水门汀硬固后去除多余水门汀，将预成桩的多余部分截断，然后完成牙体预备的修整，进入最终修复体制作程序【图 5-77】。

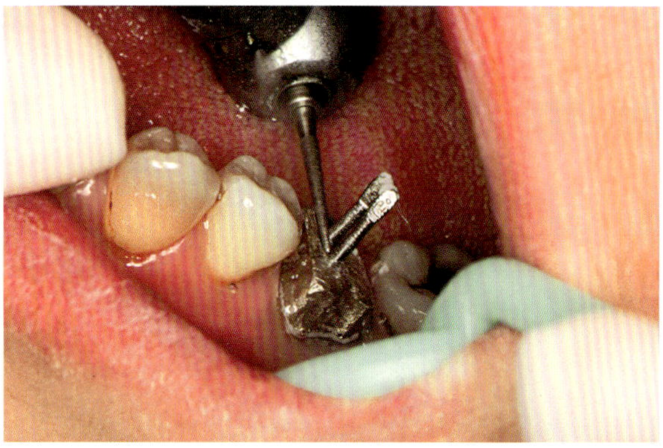

图 5-77a 截断预成桩的多余部分

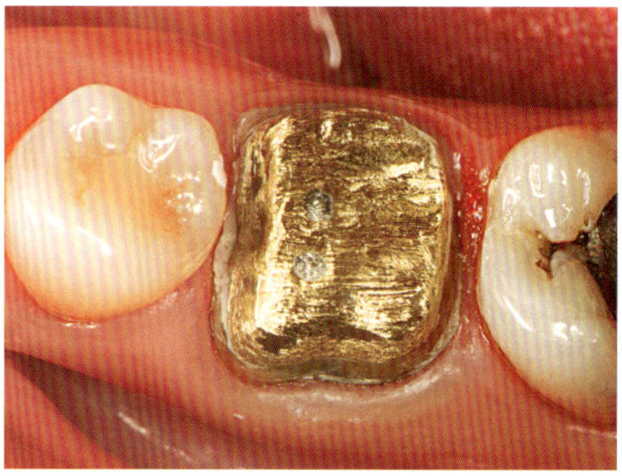

图 5-77b 预备体验面观

七、桩核的其他类型——各类预成桩

预成桩即成品桩，市场上有销售。厂家一般都会制作出不同直径大小的一套预成桩供牙医根据根管的不同直径进行选择，其外形有平行桩，有平行加末端锥形桩(根尖 1/2 或者 1/3 为锥形)；最初均采用金属材质，有镍铬合金的，有钛合金的；表面有螺纹、十字纹等为增加固位力或水门汀排溢而设计的构造。

金属桩与金属冠的使用有一个潜在的问题：随着磁共振成像技术(MRI）的应用越来越广泛，因需作该检查而拆除口内金属修复体的越来越多。因为金属的传导性会导致即刻射频场发生变形，继而造成显著的图像扭曲变形。

另外，金属作为光学上的黑体，其完全阻射作用也使得对前牙烤瓷冠的半透明性有较高要求时，便不能使用金属内冠与金属桩核。这样，非金属桩核便应运而生【图 5-78】。经多年研究改进，现各种非金属桩的抗折强度均已能满足临床需要。

(1) 碳纤维桩：由沿同一方向排列的碳纤维粘固于环氧树膜基质中而成。为预成桩，需树脂粘结剂粘固。用复合树脂作核。

(2) 玻璃纤维桩：玻璃纤维桩的机械性能略低于碳纤维桩，但由于碳纤维发黑，而玻璃纤维是半透明的，因而较受欢迎。也为预成桩，用树脂粘固剂粘固，复合树脂作核。

(3) 瓷桩：预成氧化锆棒作桩核蜡型的核心，包埋铸瓷，试戴粘固同常规，氧化锆是一种高强度瓷，有较高的抗弯强度，与之匹配的特制铸造陶瓷能与氧化锆桩结合在一起构成瓷桩核，透光性最好。

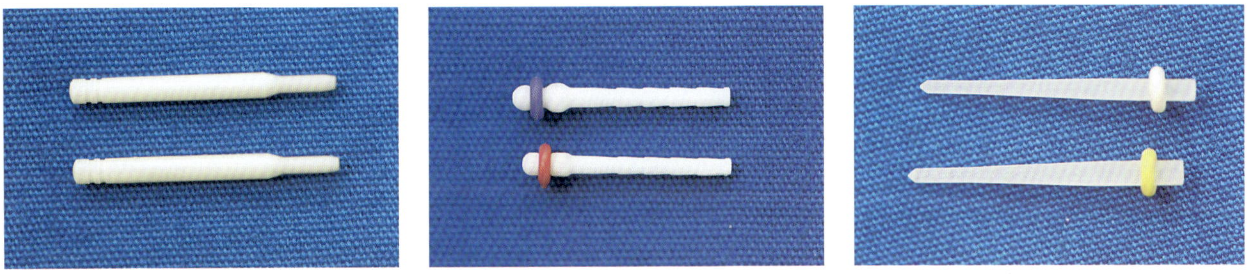

a 碳纤维桩　　b 玻璃纤维桩　　c 瓷桩

图 5-78　常用的三种非金属桩

预成桩最大的优点是省时间：根管用与预成桩配套的钻头预备后，不用作蜡型，选择相匹配的预成桩试戴、粘固，然后在其露出根面的固位头上用树脂堆出核形，当次就诊即可预备牙体取模作冠【图 5-79～83】。

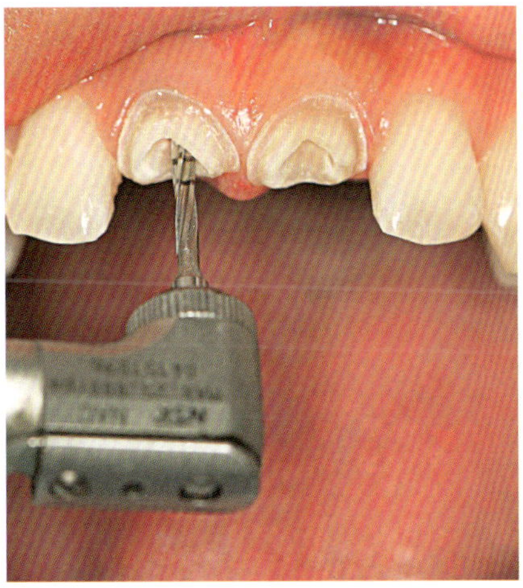

图 5-79　专用钻针预备根管

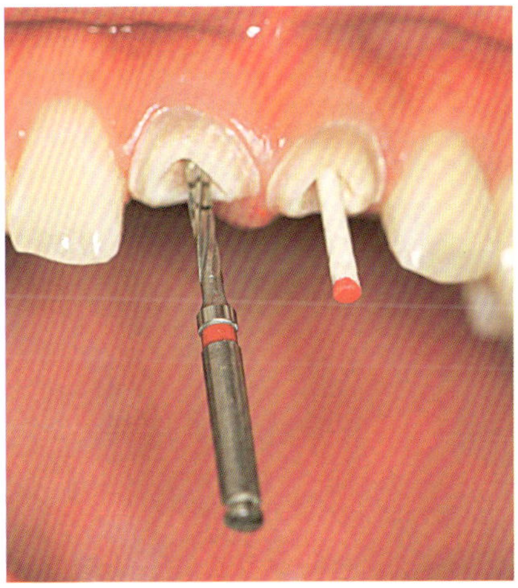

图 5-80　试戴与钻针匹配的预成桩

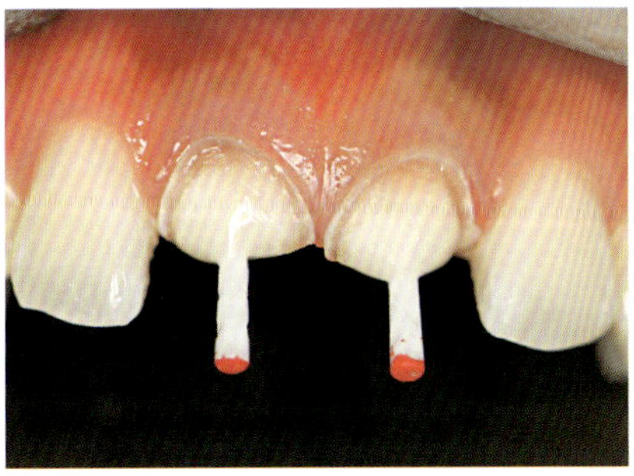

图 5-81　粘固的预成桩

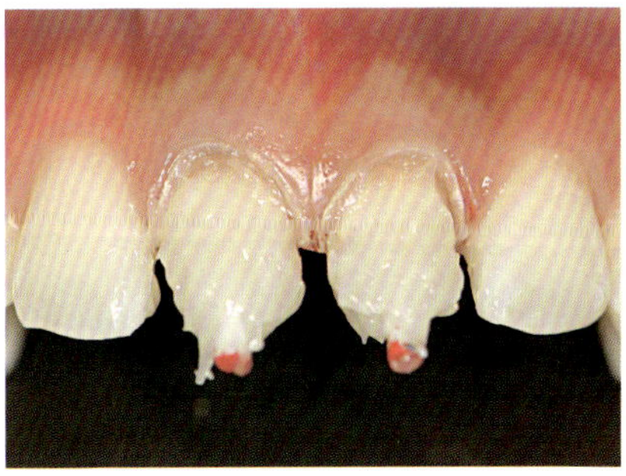

图 5-82　在预成桩固位头上作核

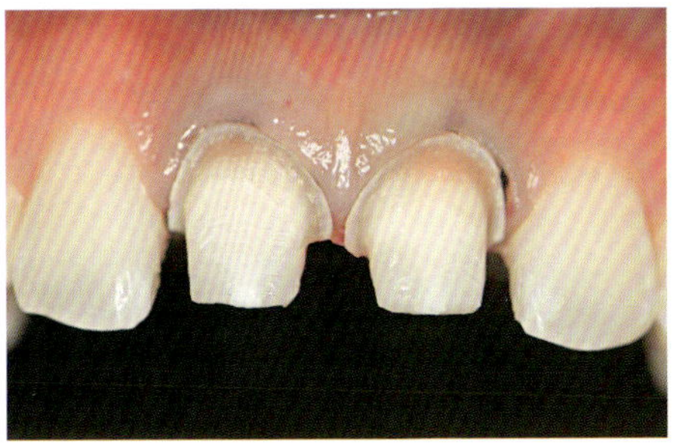

图 5-83　进行全冠预备

八、根管壁薄弱患牙姑息保留的修复技术

采用桩核冠进行修复时，理想的桩直径应该为同一截面根径的 1 / 3 左右，根管预备后根管壁的厚度应该不小于1mm。而临床工作中常常可以见到由于治疗不及时或医源性原因而导致的根管壁厚度变薄，牙体预备后根管空间呈漏斗状的患牙。在以铸造桩核为主要手段的国内口腔修复领域，此类根管的出现给临床工作带来很多困难：锥型桩固位力差，且对根管壁产生的应力大；而薄弱的根管壁抗力差，功能状态下易发生折裂。所有这些造成了此类患牙修复的高难度和低成功率，在临床工作中常被建议拔除，但患者多数有强烈要求保留患牙的愿望。近年来随着粘结技术的发展，此类患牙可以进行修复治疗而得到姑息保留。

根据此类患牙根管的特点，对其进行修复时的要点有3个：加强根管壁抗力形，改善根管壁内应力分布，确保桩的固位力。具体操作如下：常规根管预备后利用牙本质粘结剂处理根管壁后，以树脂粘结剂粘固预成桩，利用预成桩形成树脂核后常规作冠即可【图 5-84～86】。

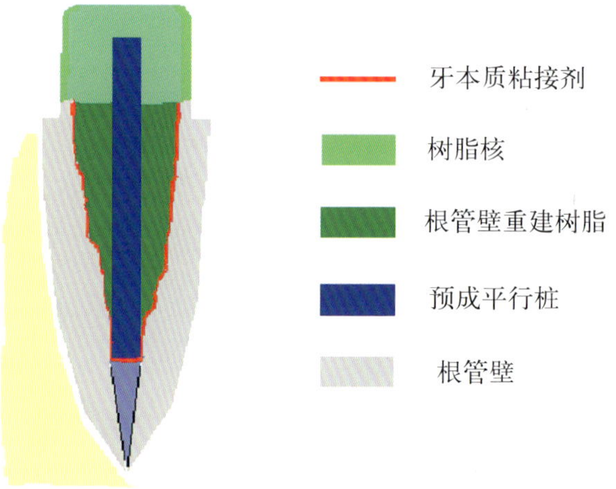

图 5-84　根管壁薄弱患牙修复后示意图

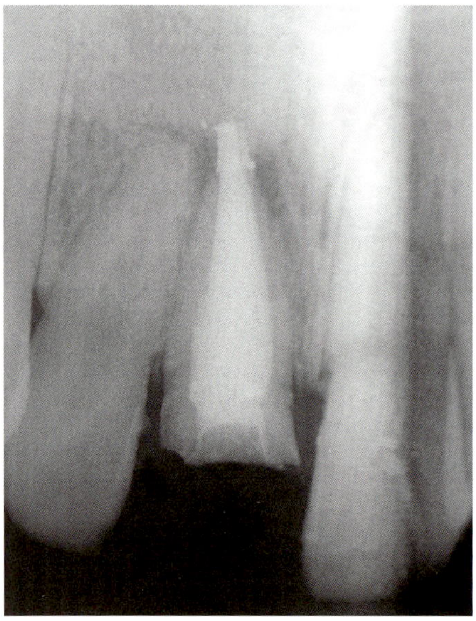

图 5-85a　病例1修复前X片：患牙根管壁薄

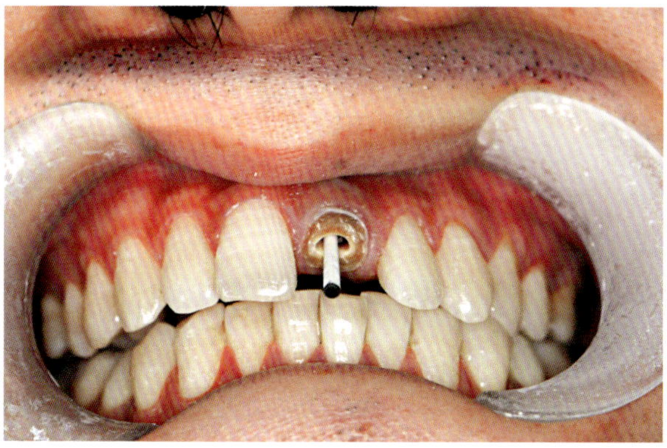

图 5-85b　根管预备完成后试戴预成桩

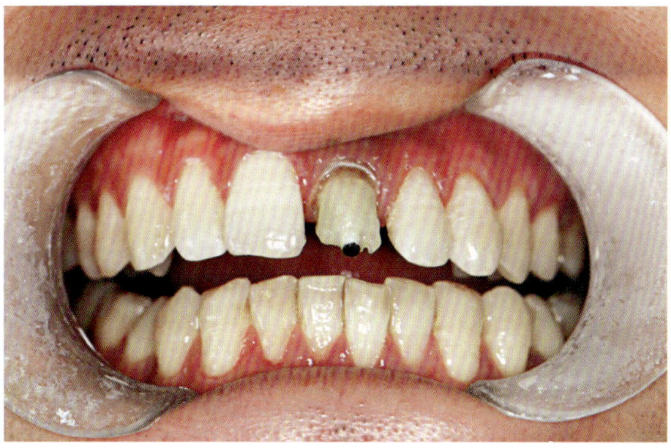

图 5-85c　粘固预成桩后作树脂核

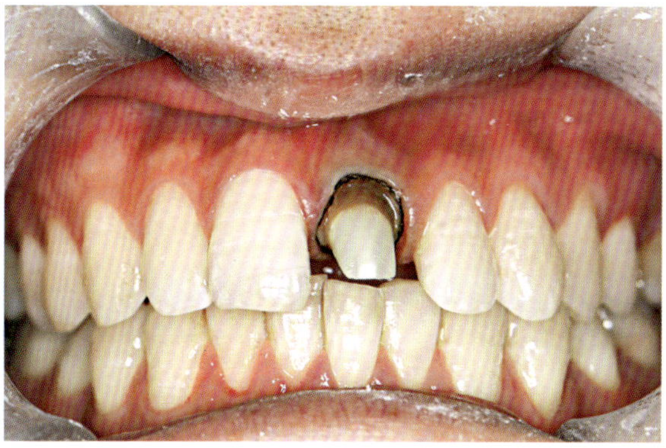

图 5-85d　进行全冠预备

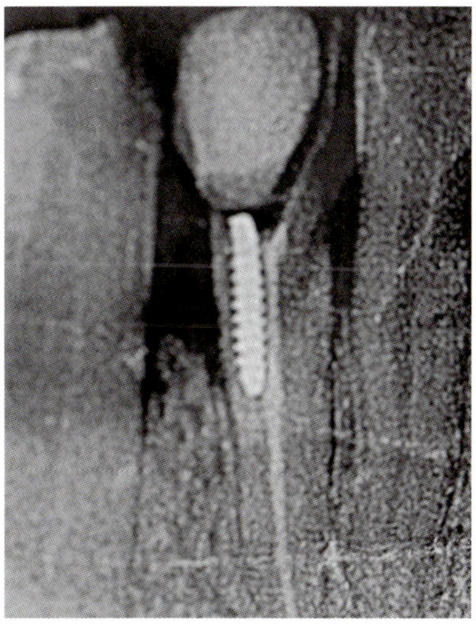

图 5-86a　病例 2 修复前 X 片：患牙桩折断，远中根管壁薄

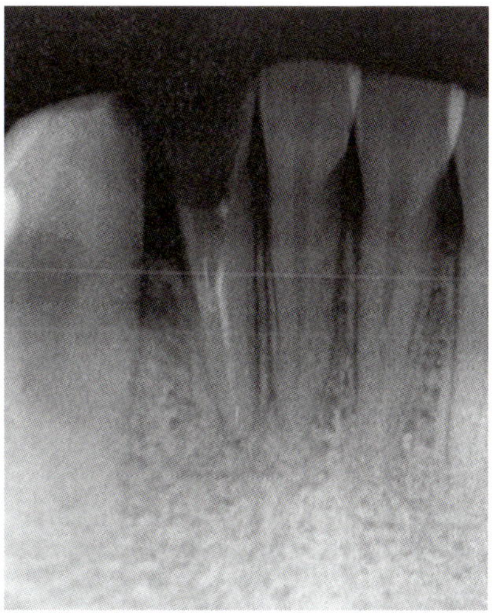

图 5-86b　断桩取出后 X 片

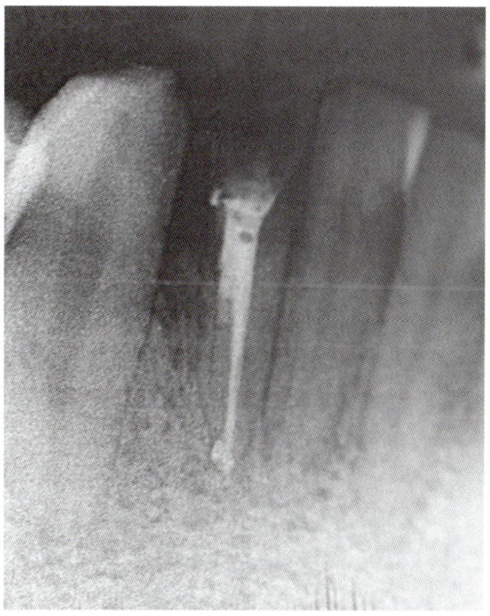

图 5-86c　重新根管治疗后

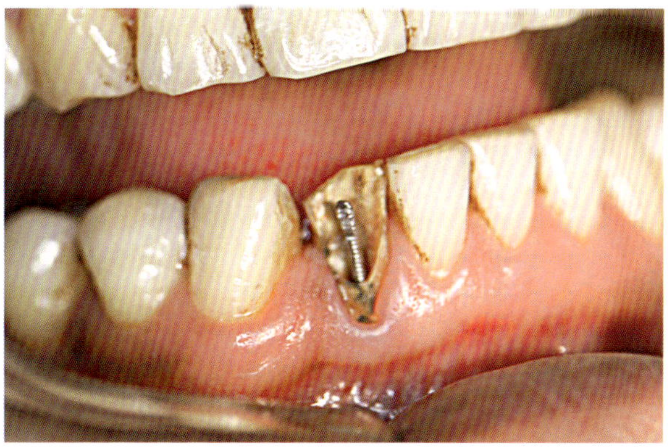

图 5-86d　根管预备完成后试戴预成桩

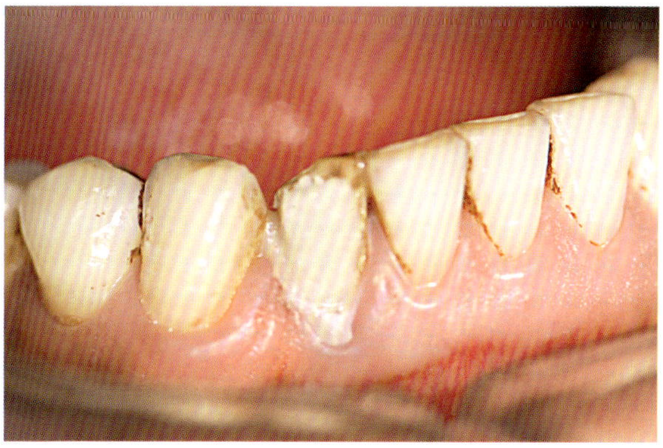

图 5-86e　粘固预成桩后作树脂核

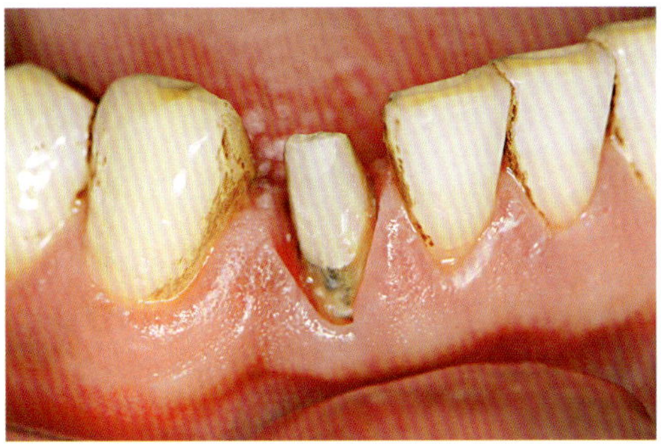

图 5-86f　进行全冠预备后

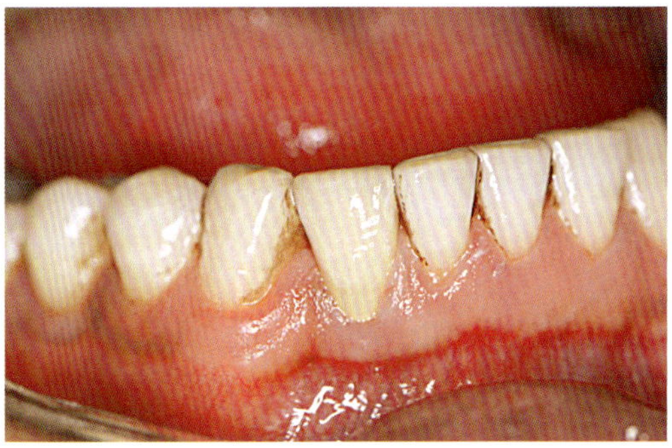

图 5-86g　全冠粘固后

有关桩核冠的研究表明：纤维桩的弹性模量和牙本质类似，牙齿在受力时不会在桩与根管内壁之间的界面上产生过大的应力集中，有利于根管壁内的应力分布，从而可以减少根折的风险。这也提醒我们在临床工作中对这类患牙应该尽量使用预成纤维桩技术。但在病例2中，患牙为下颌侧切牙，根径小，所以使用了0.9mm的不锈钢制预成桩。

该修复技术实际应用时间不长，在目前来说属于非常规治疗，由于患牙根管壁抗力差，所以其远期疗效并不肯定，有待于进一步的观察。在治疗前应该向患者明确治疗的性质为姑息保留，征得患者的同意后再进行相关操作。

九、桩核冠的冠的制作

同各类全冠，参见铸造金属全冠章与烤瓷冠章节。

十、原有桩核冠的拆除

当原有的桩核冠出现以下情况时应考虑拆除：①需重新根充治疗，但由于种种原因不能做根尖手术作根管倒充填术者；②原有桩核修复体断裂、折断或桩、核分离且原有桩不宜再利用者。

按照桩核冠的结构来看，桩核冠的拆除可以分为2步：冠的拆除，桩核的拆除。冠的拆除相对简单，这里只介绍桩核的拆除。

根据桩核的具体情况可以分为两大类：桩核一体型(多见于铸造桩核）和桩+核型(即以预成桩、金属丝等为桩，树脂作核)。树脂核的处理较简单，直接磨除即可；铸造桩核通过将核磨细使其变为一根桩，以暴露桩的粘结面。非金属预成桩的拆除较简单，可以按照说明书介绍的方法直接磨除(瓷桩除外)，而金属桩的拆除则较棘手，本节重点介绍。

拆桩有危险，尤其是根管壁薄、桩粗长的病例，操作过程中容易发生根折、根管侧穿等严重后果，所以在操作前一定要向患者交代手术的风险，最好有专门的手术风险告知同意书，以避免可能产生的医患矛盾。

具体操作过程中应该将尽量保护患牙剩余牙体组织放在第一位，选择器械也应该以此为标准。可自制三棱针配合专用取桩器来拆除。

三棱针以普通慢速直手机用钻针改造而来【图5-87】，工作端的外形特点是头细(无切割力)、横截面呈圆三角形(切割力很弱)，利用它可以楔入并破坏桩与根管壁间的粘结剂层，同时不对根管壁产生明显的切割作用。其主要作用是破坏近根管口处的粘结剂，尽量减小桩的固位力。

取桩器的基本工作原理是：夹持头夹紧桩后，以患牙根面为支抗将桩拔出。

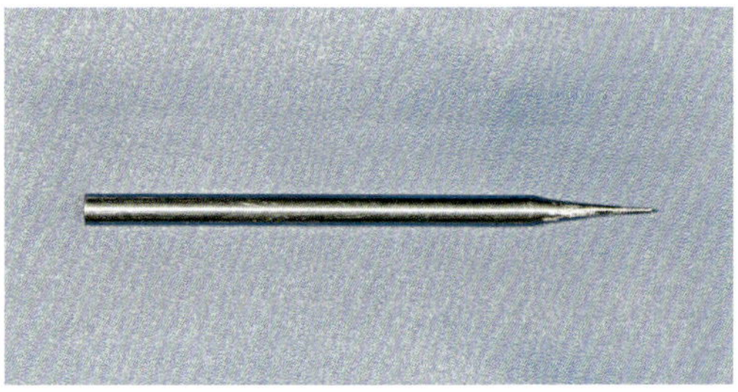

图 5-87　自制三棱针

具体的操作过程如下：

1. 投照患牙的根尖片，了解桩、牙根的情况；
2. 拆除冠、核，或将核磨细；
3. 以三棱针尽量去除根管口处的粘结剂；
4. 以取桩器取出桩。

实际操作中应该注意以下几点：

1. 应该将核磨得足够细以满足夹持头的尺寸要求【图 5-88】；

2. 桩与夹持头接触的区域可以作出浅沟以加大夹持力，减少加力过程中可能出现的滑脱现象【图 5-89】；

3. 根面与取桩器间可以垫一个金属垫片，通过垫片将取桩器的作用力尽量分散至整个根面，防止根纵裂【图 5-90】。如果能做到以上 3 点，下一步则可以顺利取出桩【图 5-91】。

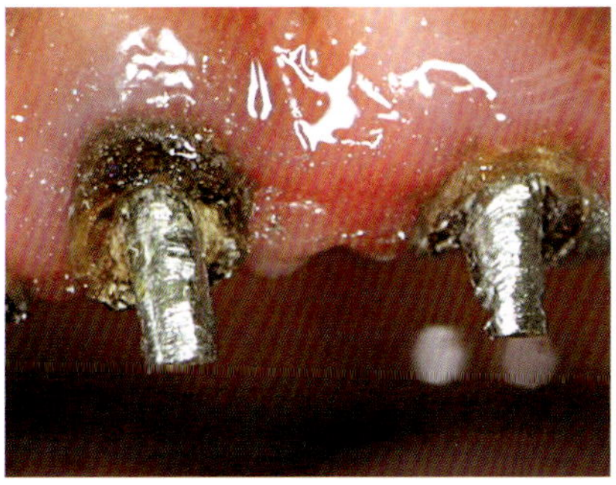

图 5-88　将核磨细至与桩相似

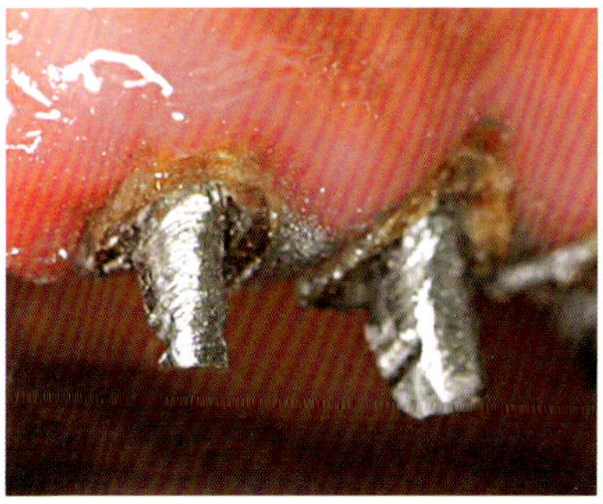

图 5-89　在桩表面作浅沟以便夹持

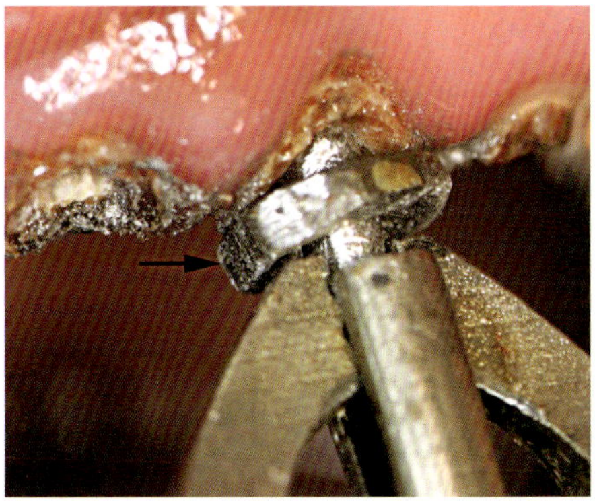

图 5-90　根面与取桩器间的金属垫片

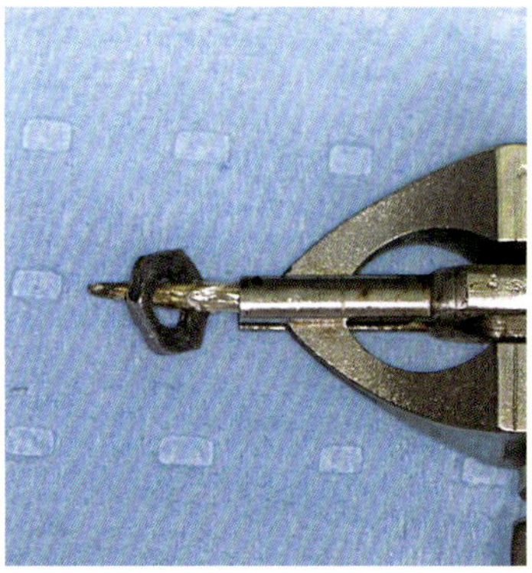

图 5-91　取桩器取出桩

该方法能取出根管外留有足够长度的金属桩，对于那些折断面近根管口甚至在根管内的桩【图5-92】，则只能通过逐步磨除法或由牙体科用超声器械来解决。

磨除法的操作风险更大，需要特别谨慎，其操作要点如下：

1. 投照患牙的根尖 X 片，了解桩、牙根的情况【图 5-93】；
2. 以平头涡轮车针沿桩的方向进行磨除，为确保方向正确，术中可再次投照 X 片【图 5-94】；
3. 当桩被磨至足够短时常出现松动，此时即可将剩余的桩取出【图 5-95】；
4. 取出桩后投照 X 片，了解根管情况【图 5-96】。

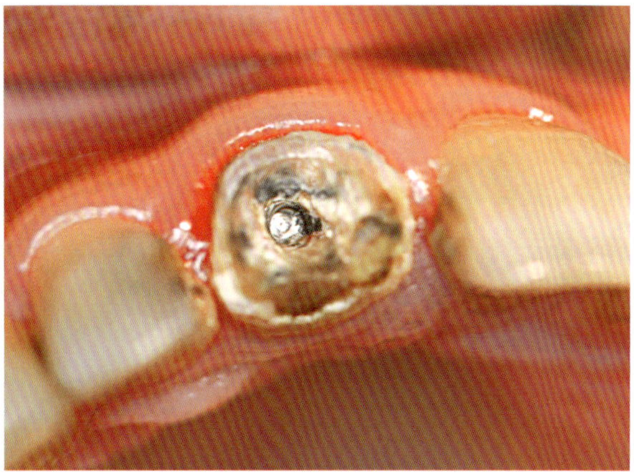

图 5-92　金属桩断于根管内

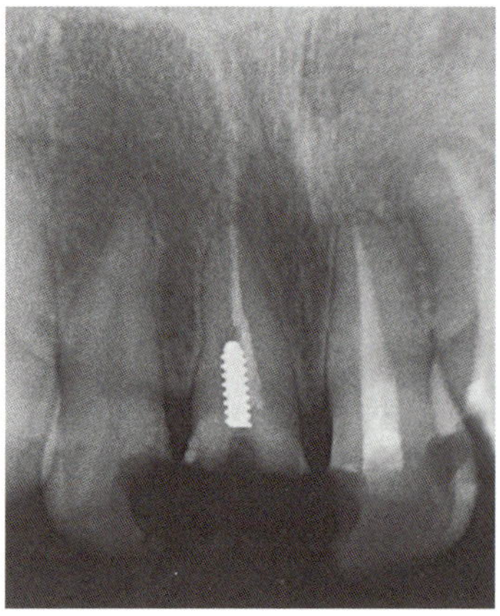

图 5-93　磨除前 X 片

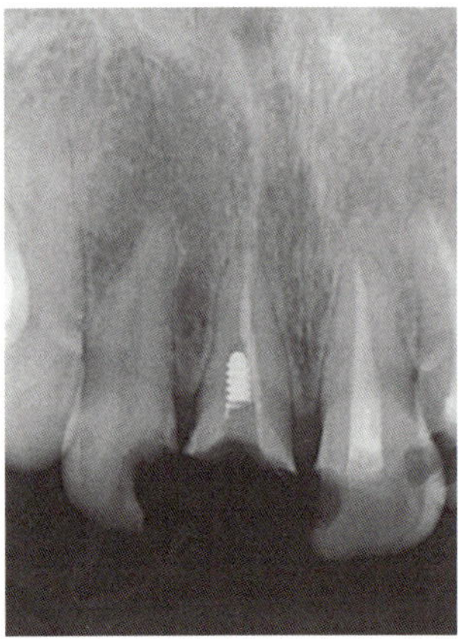

图 5-94　磨除过程中的 X 片

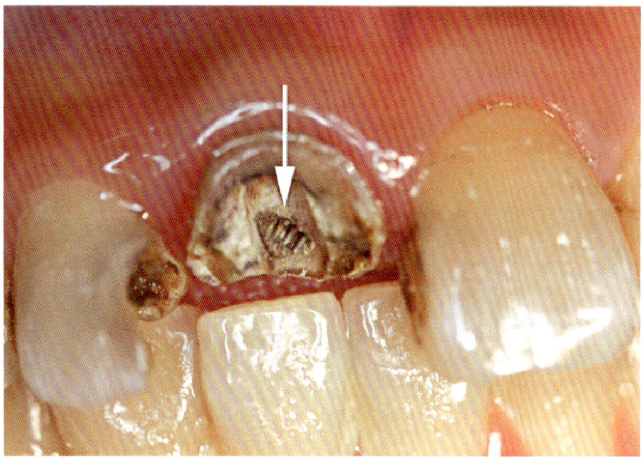

图 5-95　桩被磨至足够短后将松动

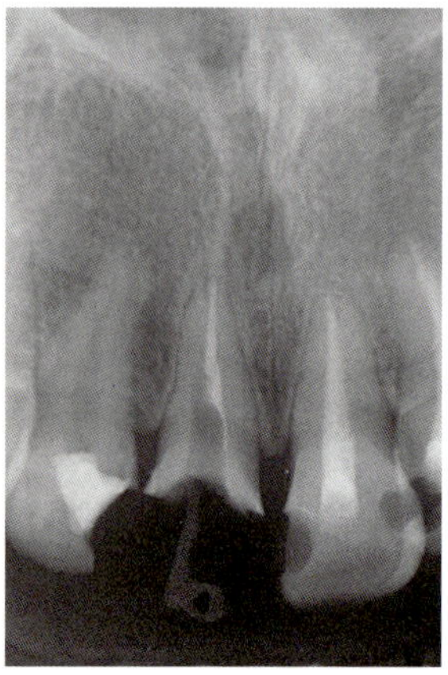

图 5-96　桩被完全取出后的 X 片

第六章

瓷 贴 面

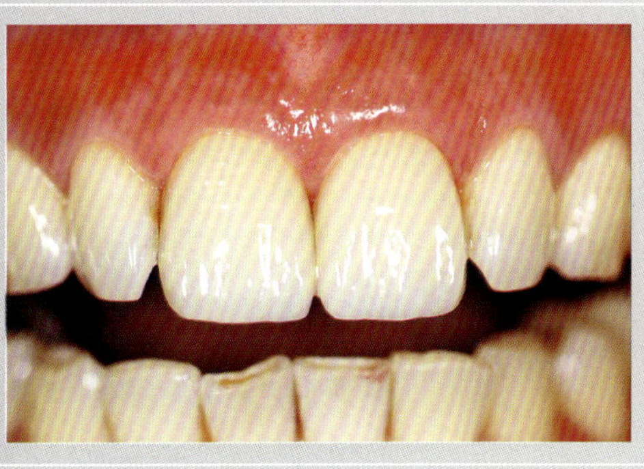
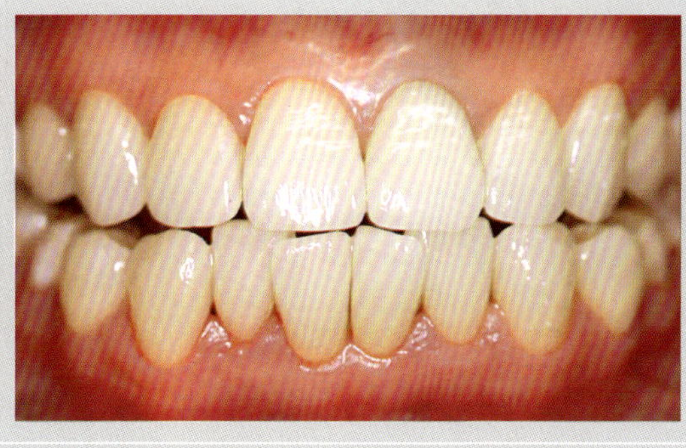
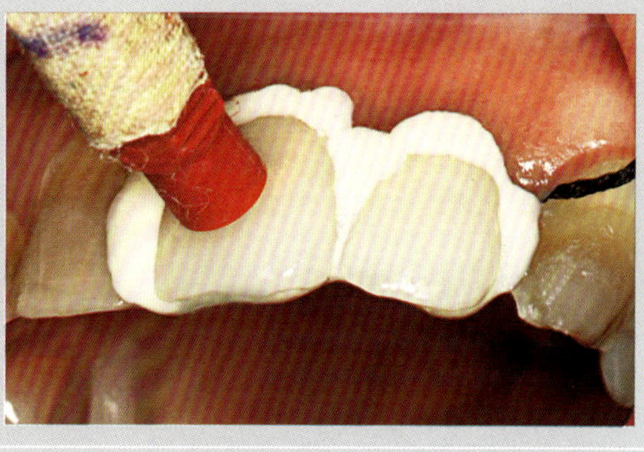

瓷贴面(porcelain veneer)是应用粘结材料将薄层人工瓷修复体固定于患牙唇面，以遮盖影响美观的缺损、变色等缺陷的一种修复方法【图6-1～3】。

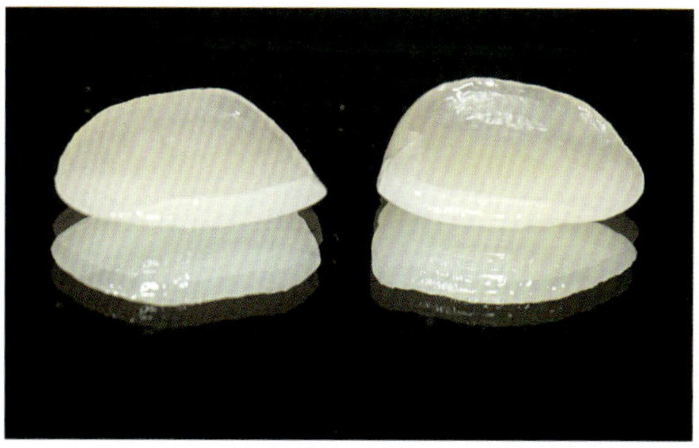

图6-1 瓷贴面

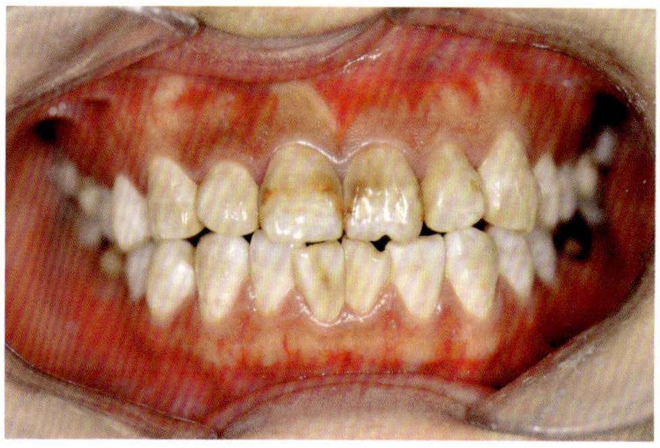

图6-2 上下变色前牙瓷贴面修复前

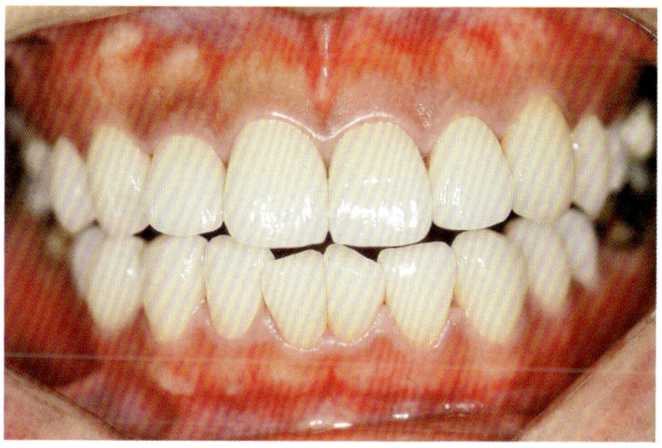

图6-3 上下前牙瓷贴面修复后

1940s Dr Charles Pincus 首次提出烤瓷贴面修复概念。但由于受当时粘结修复材料及技术的多方限制，失败率较高。近年来由于材料研究的进展，尤其在诞生酸蚀、粘结技术后，伴随着树脂粘结剂化学和物理性能的不断完善，修复材料不断更新，贴面修复成功率大大提高，文献报道贴面修复的10年成功率可达91%。作为一种保存性修复治疗手段，瓷贴面近年已被广泛用于临床。尤其适于对年轻恒牙、髓腔较大的前牙进行牙齿美容修复。

一、瓷贴面种类及材料特点

目前用于临床的瓷贴面修复体依制作方法与材料不同可分为三类。

1. 传统烤瓷贴面

即在耐火材料代型上用瓷粉堆成不同贴面形态，并在烤瓷炉中烧结制成的瓷贴面。其最突出的特点为：贴面可做成仅0.3～0.5mm厚，因此能尽量保存牙体组织。用不同成分瓷材料组成的贴面整体美观效果好，且有一定遮色能力。但烤瓷贴面脆性大、韧性差，受力后容易碎裂；且材料在烧结时会明显收缩，边缘效果较差。

2. 铸瓷贴面

即在预备体代型上制作成不同形态的贴面蜡型，随后将蜡型包埋、铸造成瓷贴面雏型，并对其外染色；或反切切端后再用堆瓷法恢复切端，并在烤瓷炉中烧结而制成的瓷贴面。此类瓷贴面具有较好的强度及韧性，且透明度与釉质相近，使用时颜色更加自然。此外，由于热压可使瓷边缘更密合，多次加热（上色、上釉）还可使其强度增加，且不易变形、收缩。但铸瓷贴面遮色效果较差，且贴面要求厚度不小于0.6～0.8mm，因此需磨除较多牙体组织。

3. CAD/CAM机加工瓷贴面

即用光学仪器对预备体代型扫描，将数据存入计算机中处理并传输到与其连接的机床，指导机床完成瓷贴面雏型制作，随后再人工对其外染色；或加工好内层再结合堆瓷法高温烧结制成瓷贴面。此法制作简单、省时，由于使用了高强度材料，制成的瓷贴面强度高，不易碎裂，同时遮色效果好。但其精密度较差，费用较高；且为了提高贴面的美观效果，需制成较厚的贴面，因此需磨除较多牙体组织。

二、瓷贴面修复的优、缺点

瓷贴面作为全瓷修复的一种形式，由树脂粘结剂固定于牙表面，既具有全瓷类修复的共同优点，又有其本身特征。

1. 优点

（1）颜色美观：瓷材料可较逼真地模仿天然牙的形态结构、表面特征及色泽、透明度，用树脂粘结后瓷贴面边缘与预备体过度自然，可避免出现牙颈部灰线【图6-4】。

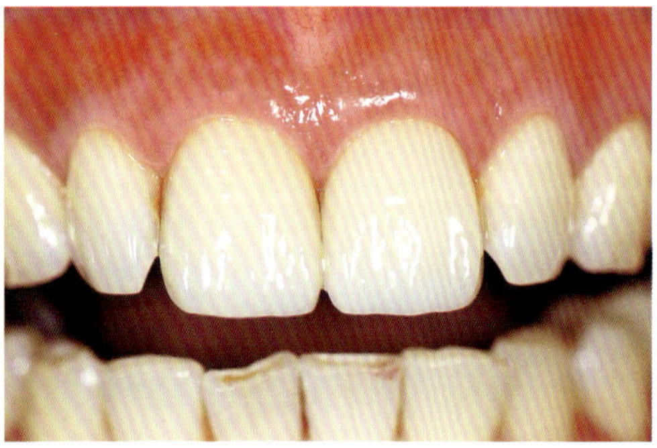

图6-4　上中切牙瓷贴面修复后图

（2）备牙量少：瓷贴面预备仅需磨除患牙的唇面及部分邻面、切端及舌腭面，较全冠预备量小【图6-5,6】

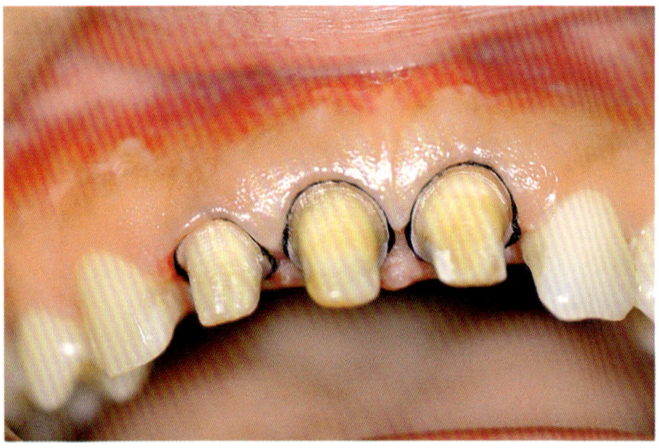

图6-5　前牙瓷冠牙体制备后

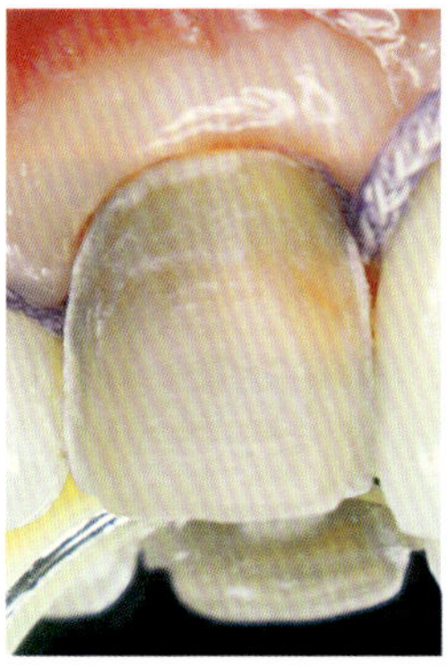

图6-6　前牙瓷贴面牙体制备后

（3）抗液体吸收：瓷材料密度高，不易吸收有色液体，因此不易变色。

（4）生物相容性好：瓷为惰性材料，不易刺激邻近组织。

（5）抗磨损：瓷强度高，抗磨耗和磨损能力都较强。

（6）牙周保健：瓷贴面修复边缘多设计在龈上或平齐龈缘，易于清洁，上釉后的瓷表面不易附着菌斑，有利于牙龈健康。

（7）粘结牢固可靠：经氢氟酸酸蚀，结合应用耦联剂的瓷贴面用树脂粘结牢固，边缘密合性佳，不易脱落。

2. 缺点

（1）间接法制作，需二次就诊。

（2）瓷贴面很薄，表面形态不易表达，对技工工艺要求高，制作费时。

（3）临床粘结过程复杂。

（4）瓷贴面粘结后不能修改颜色。

（5）瓷贴面粘结后，若有损坏，不易修理，必须重新制作。

（6）瓷贴面对重度染色牙的遮色效果不够理想。

三、瓷贴面修复的适应证、禁忌证

瓷贴面最初仅用于遮盖变色前牙及修复小的牙体缺损，近年来随着新的修复、粘结材料出现，其修复适应证已有扩大趋势。

1. 适应证

（1）修复变色牙：因四环素、死髓、氟牙症等引起的牙齿颜色改变可用瓷贴面修复，其中用瓷贴面修复氟斑牙效果最佳，修复重度四环素牙及单个死髓变色牙有一定难度【图 6-7～17】。

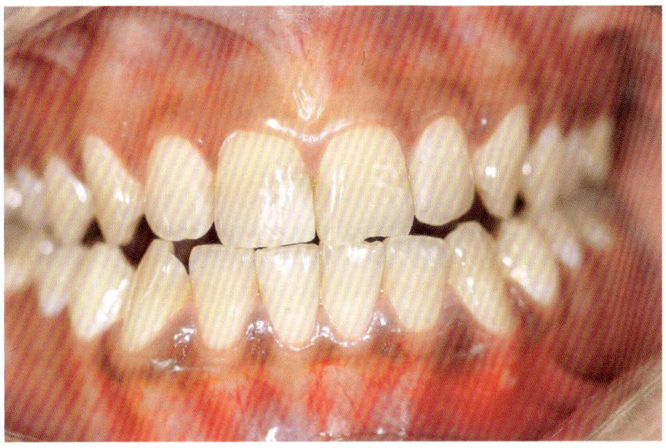

图 6-7 轻度四环素牙瓷贴面修复前

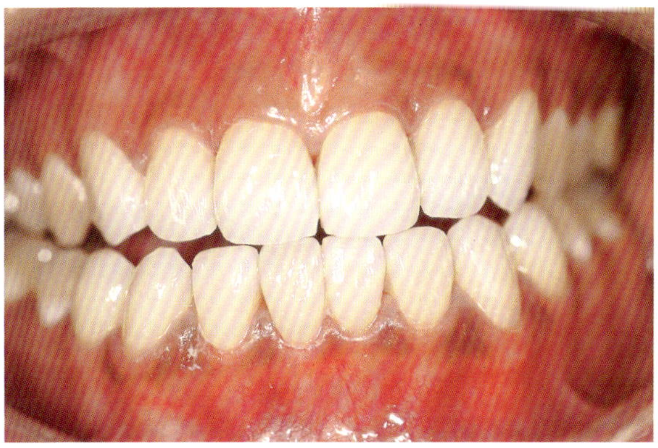

图 6-8 瓷贴面修复后

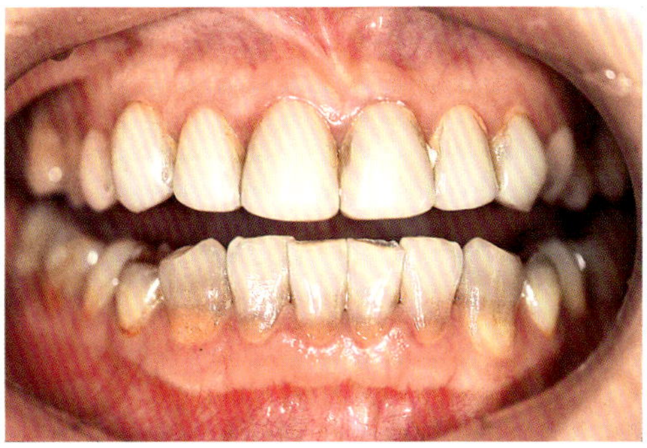

图 6-9　中度四环素牙瓷贴面修复前

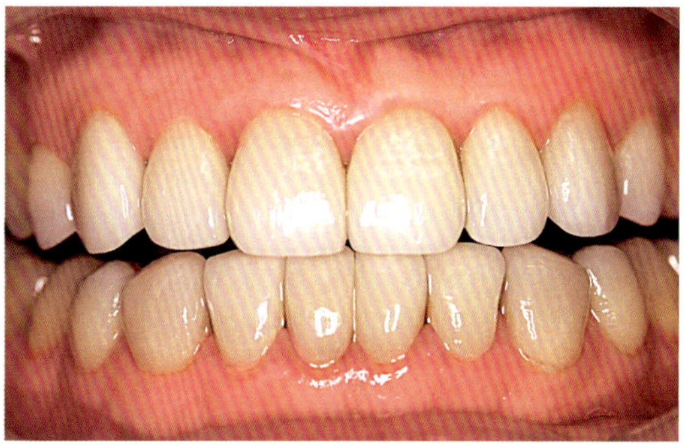

图 6-10　瓷贴面修复后

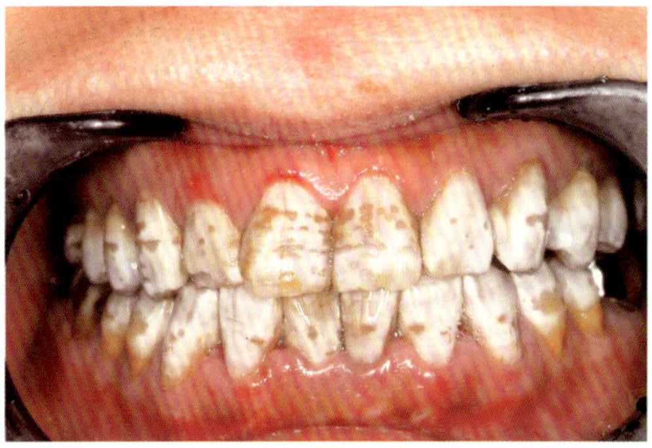

图 6-11　重度四环素牙及氟牙症变色瓷贴面修复前

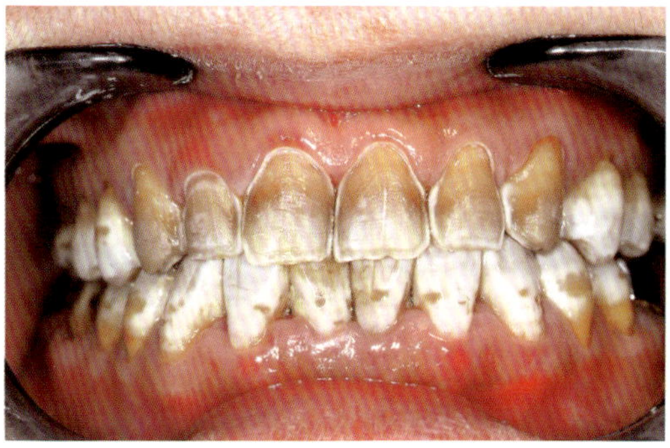

图 6-12　瓷贴面修复中

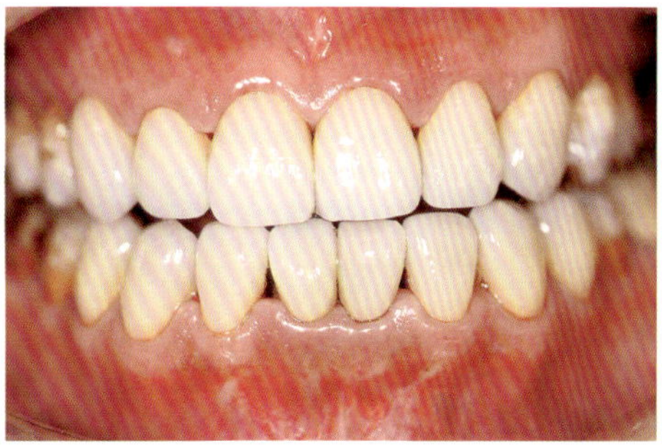

图 6-13　瓷贴面修复后

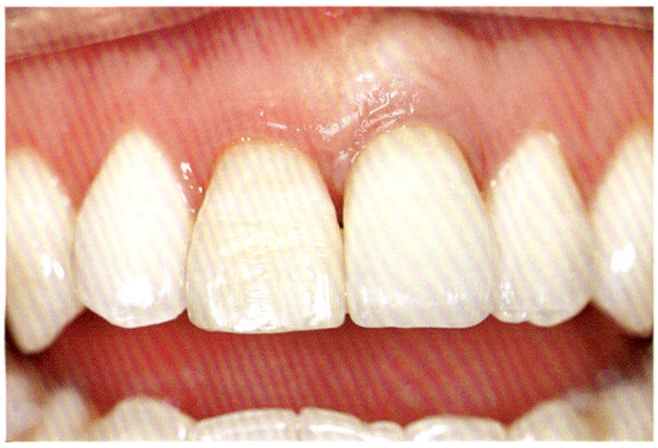

图 6-14　死髓变色牙瓷贴面修复前

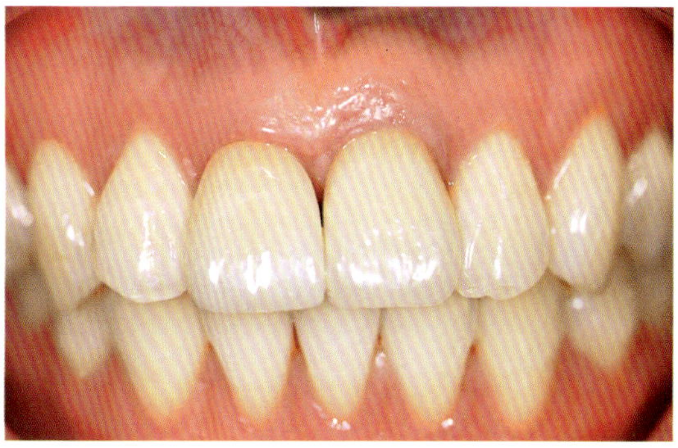

图 6-15　瓷贴面修复后

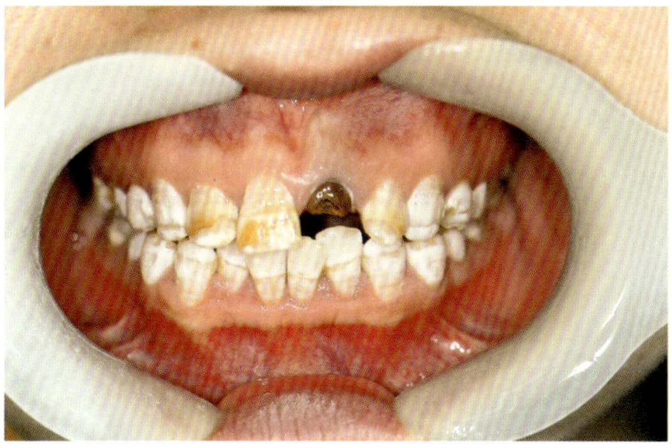

图 6–16 氟牙症变色牙瓷贴面修复前

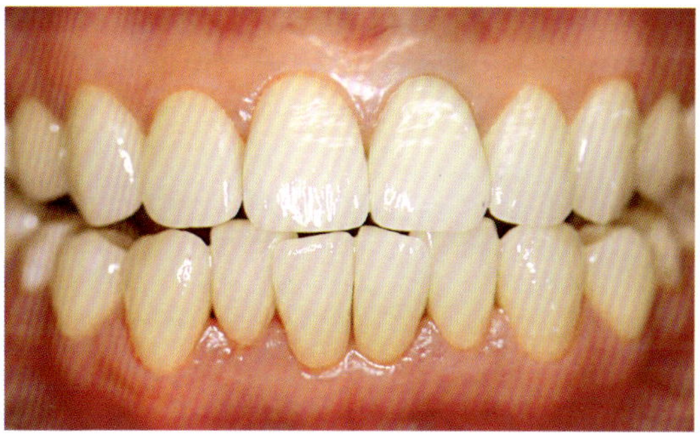

图 6–17 瓷贴面修复后

（2）修复轻、中度釉质缺损：包括釉质发育不全和发育异常的前牙【图 6-18, 19】。

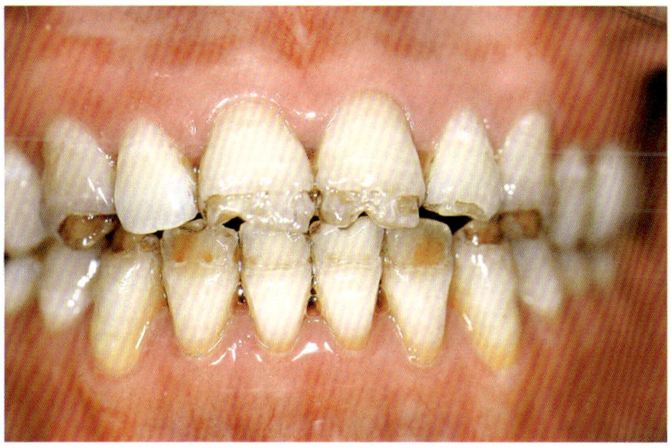

图 6–18 釉质发育不全患牙瓷贴面修复前

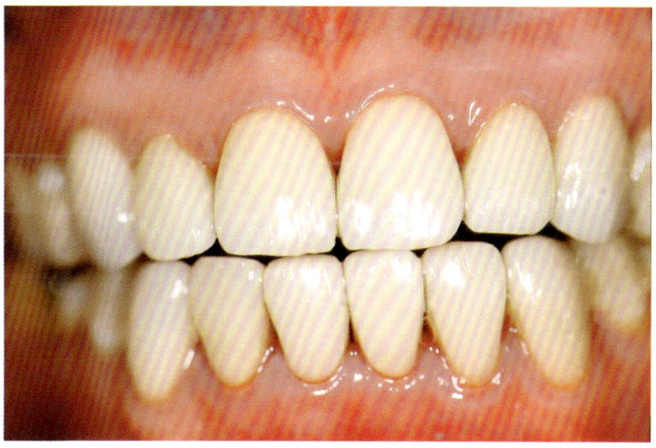

图 6–19 瓷贴面修复后

（3）修复前牙间隙【图 6-20，21】。

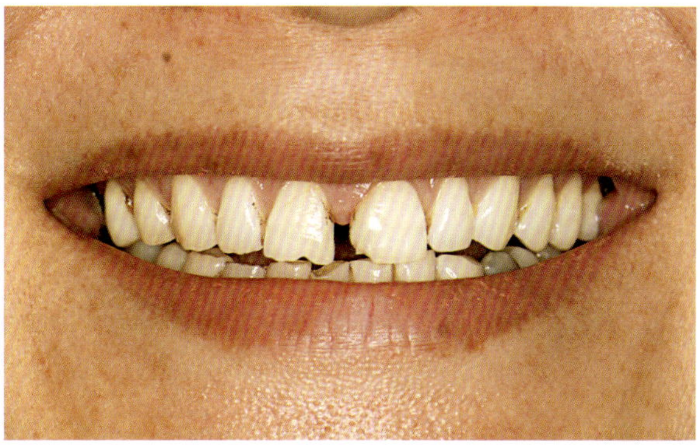

图 6–20 前牙间隙瓷贴面修复前

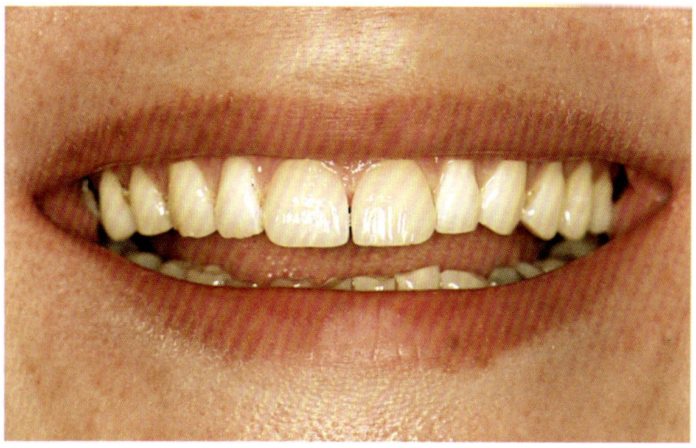

图 6–21 瓷贴面修复后

1）修复轻度错位牙及移位牙【图6-22，23】。

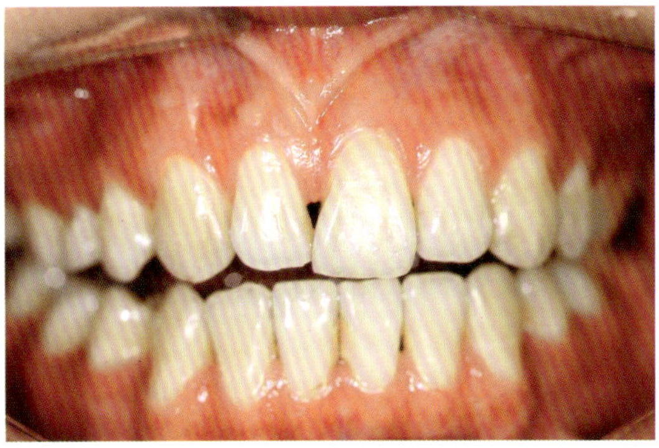

图6-22　移位前牙瓷贴面修复前

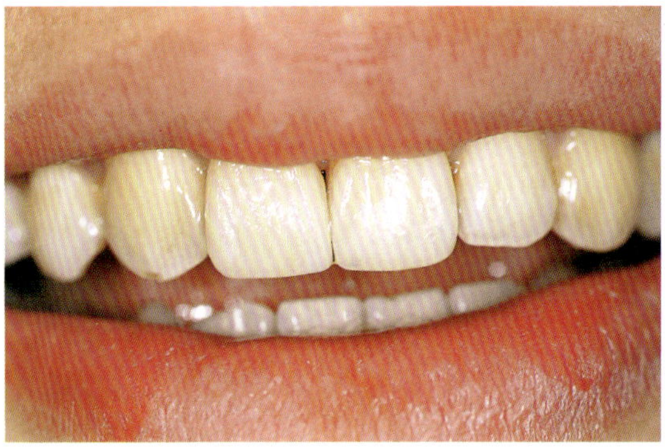

图6-23　瓷贴面修复后

（4）复前牙牙体缺损：可用瓷贴面修复前牙小于4mm，因牙折、龋坏造成的牙体缺损【图6-24，25】。

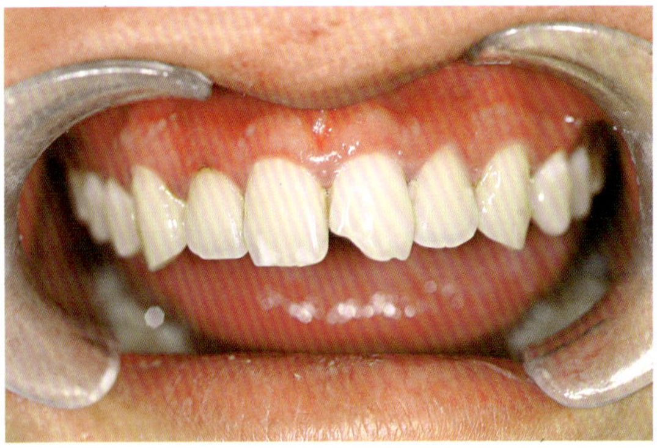

图6-24　前牙牙体缺损瓷贴面修复前

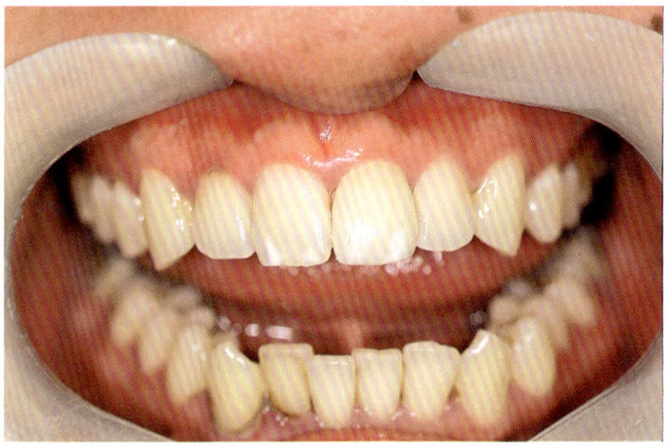

图6-25　瓷贴面修复后

（5）修复发育畸形牙【图6-26，27】。

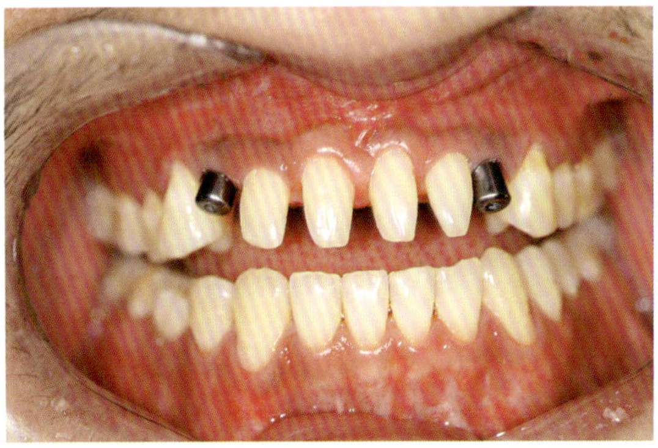

图6-26　畸形小牙瓷贴面修复前

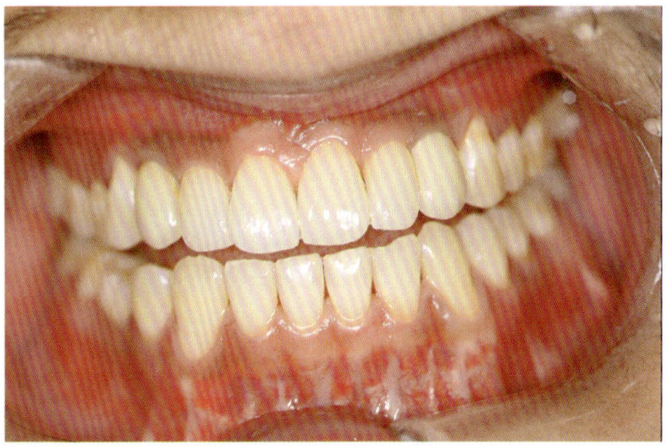

图6-27　瓷贴面修复后

2. 禁忌证

（1）当严重釉质缺损时,禁止使用贴面，应考虑全冠修复。

（2）瓷贴面不能用于纠正牙列不齐，正畸后才可考虑贴面修复【图 6-28～30】。

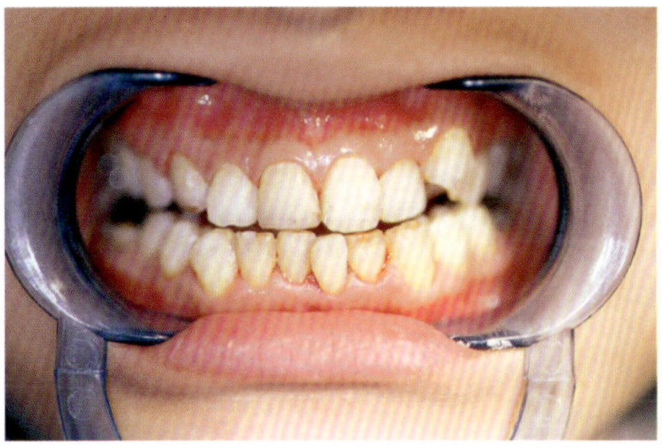

图 6-28　牙列不齐前牙修复前

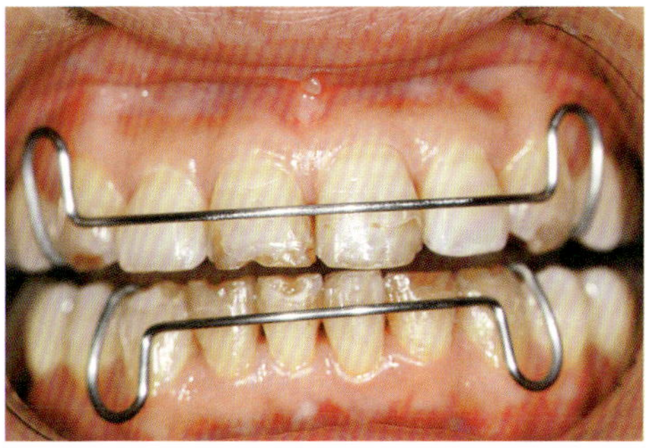

图 6-29　正畸治疗后

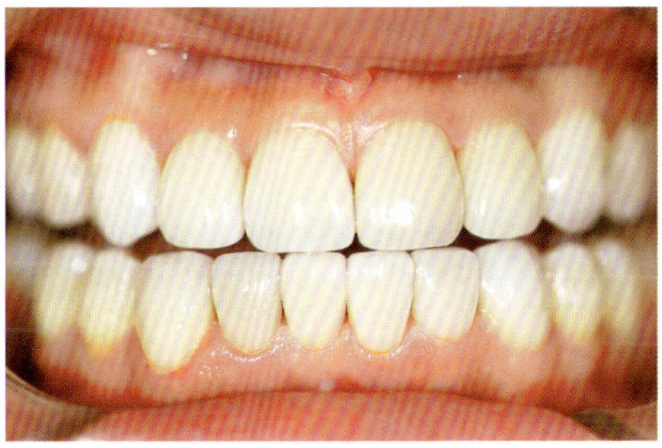

图 6-30　瓷贴面修复后

（3）深覆𬌗，下牙唇面严重磨损无间隙者，不宜用瓷贴面修复【图 6-31～33】。

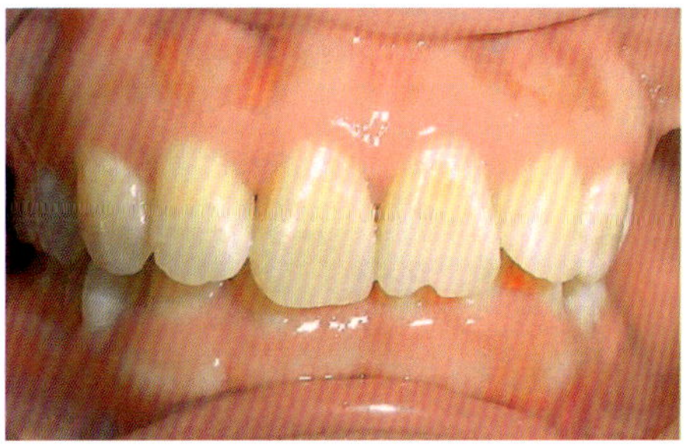

图 6-31　深覆𬌗前牙修复前

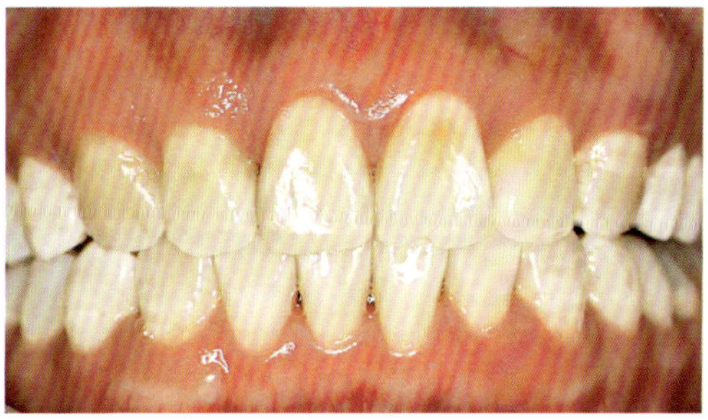

图 6-32　正畸治疗后

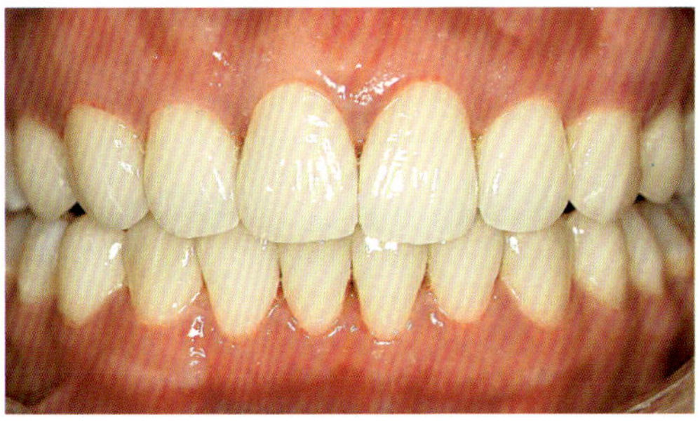

图 6-33　瓷贴面治疗后

（4）反𬌗牙，对刃牙设计瓷贴面修复时应慎重，需作好咬合调整。

（5）有口腔不良习惯的患者应慎用瓷贴面修复，需作好咬合调整。

四、瓷贴面制备的原则与步骤

瓷贴面的牙体预备是影响修复效果的关键因素之一。适当的牙体预备可为修复体提供一定空间，使修复后的牙齿外形美观、患者感觉舒适、利于组织保健；而且还有助于修复体的正确就位。

1. 瓷贴面修复临床牙体预备常选用以下三种方法【图 6-34～36】

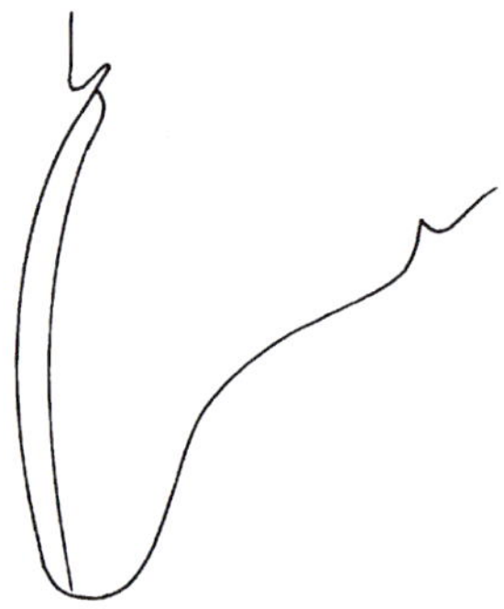
图 6-34　开窗型

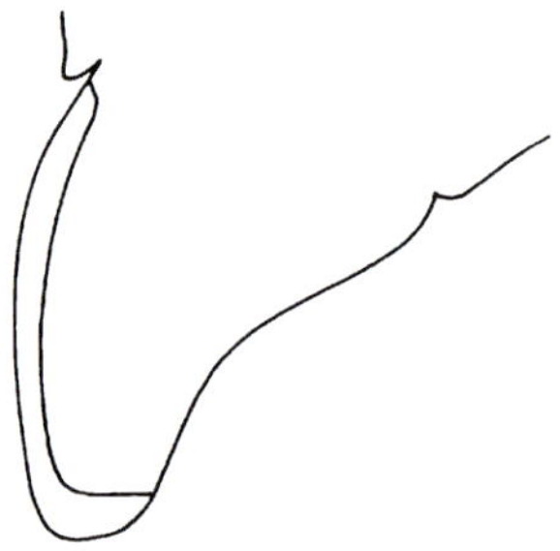
图 6-35　对接型

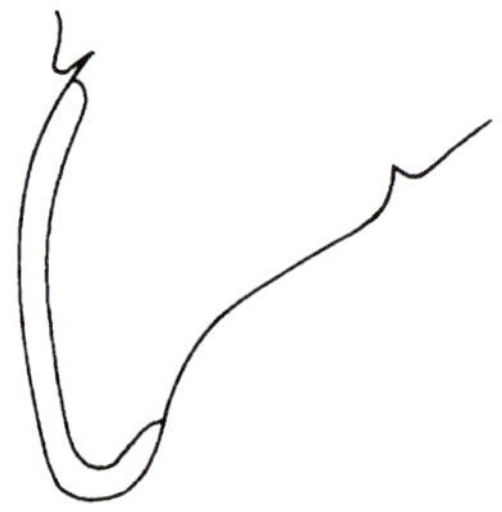
图 6-36　包绕型

开窗型牙体预备用于无需修改冠长者，多用于上前牙。若需修改切端长度可选用切端对接型或包绕型预备，对接型牙体预备常用于下前牙及牙冠切端较薄者。包绕型牙体预备多用于牙冠切端有一定厚度者，如尖牙的修复预备。

2. 瓷贴面修复的牙体预备原则

（1）尽量减少磨牙量。

（2）牙体预备要均匀、适量，保证足够空间以形成修复体的正确形态，使 0.5～0.8mm 厚的贴面修复后不致形成过凸的牙齿外形。

（3）边界位于釉质层。

（4）边界尽量设计于易清洁区。

（5）内线角要圆钝。

（6）无倒凹影响贴面就位。

3. 瓷贴面修复牙体预备步骤

（1）唇面制备：先用刻度指示钻针将唇面釉质磨出深 0.5mm 的指示沟，再换钻针磨除唇面剩余釉质 0.5～0.8mm。唇面磨除量依所用贴面材料要求及患牙变色程度而定。选用烤瓷贴面时唇面磨除量可适当减少；若修复重度变色牙磨牙量应适当加大，但应尽量保证预备面位于牙釉质层内。此时牙颈部边缘应位于牙龈上【图 6-37～39】。

（2）邻面制备：邻面制备视患牙具体情况而定，当牙齿有正常邻间接触关系时，邻面边缘应置于接触点唇侧不影响美观的区域内；若有牙间隙，邻面边缘最好包括整个邻面，用钻针去除倒凹【图6-40】。

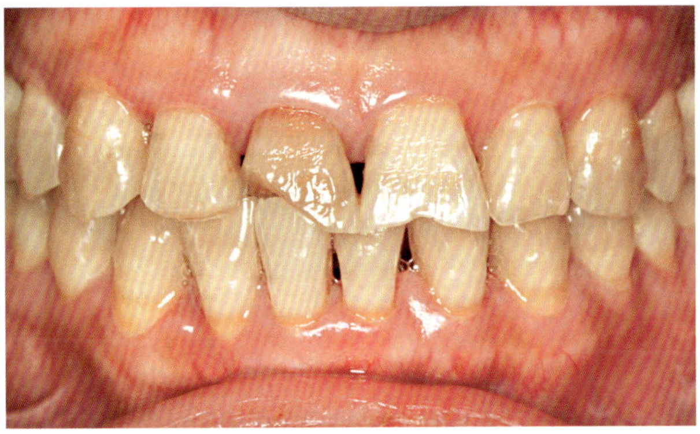

图 6-37　瓷贴面制备前

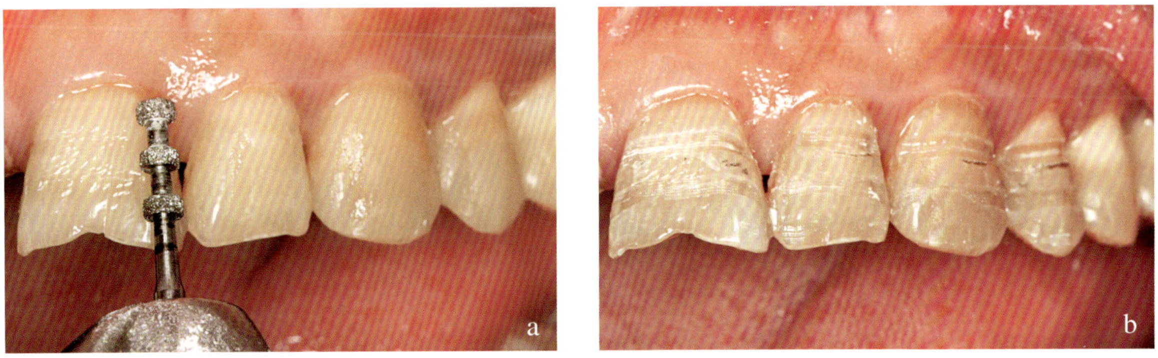

图 6-38　用刻度指示钻针于唇面磨出指示沟

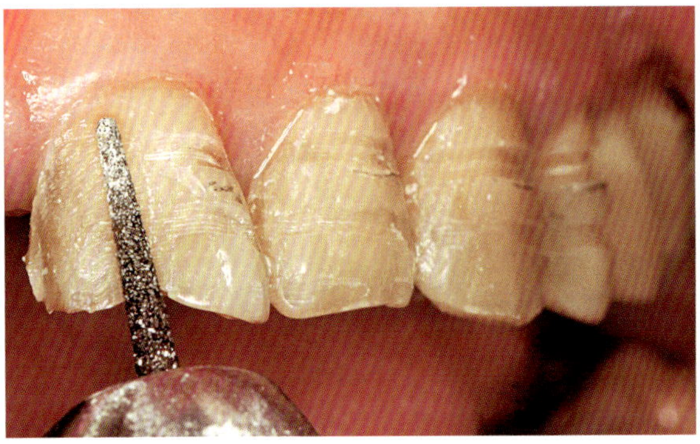

图 6-39　唇面制备

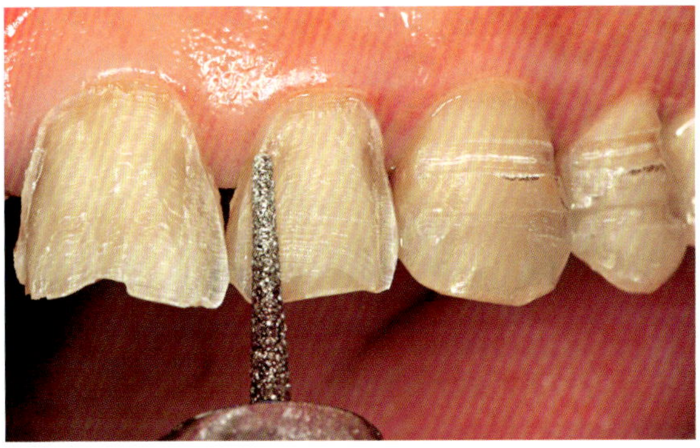

图 6-40　邻面制备

（3）切缘制备：前述三种瓷贴面牙体预备形的区别就是切端预备形态不同。开窗型是保持切端完整，沿切缘上缘制备出边缘；对接型即是将患牙切端均匀去除0.5～1.0mm。包绕型是在对接型的基础上再于切端舌腭侧制备并形成0.5～1.0mm深的无角肩台。在前磨牙区，𬌗面边缘的预备是先在患牙颊𬌗角制备一1.0mm宽，且与𬌗平面成45°角的斜面，再于其上制备出0.5～1.0mm宽的无角肩台【图6-41～44】。

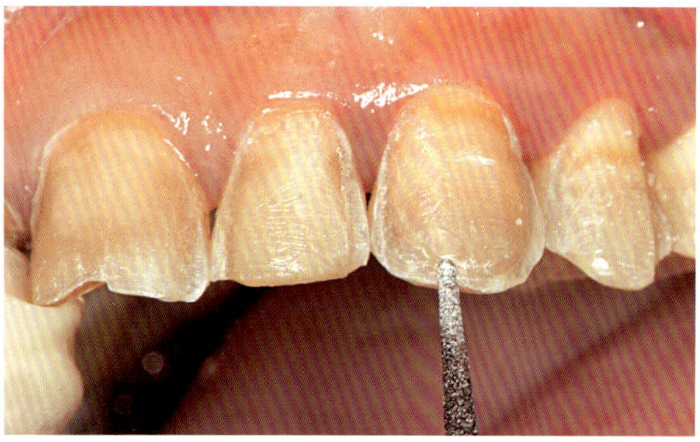

图 6-41　开窗型切端制备

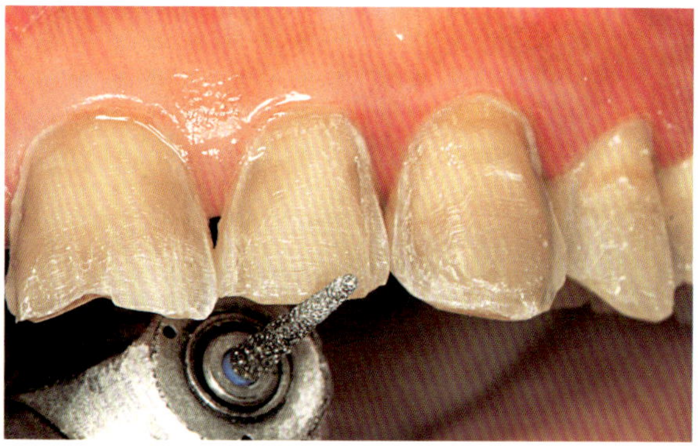

图 6-42　对接型切端制备

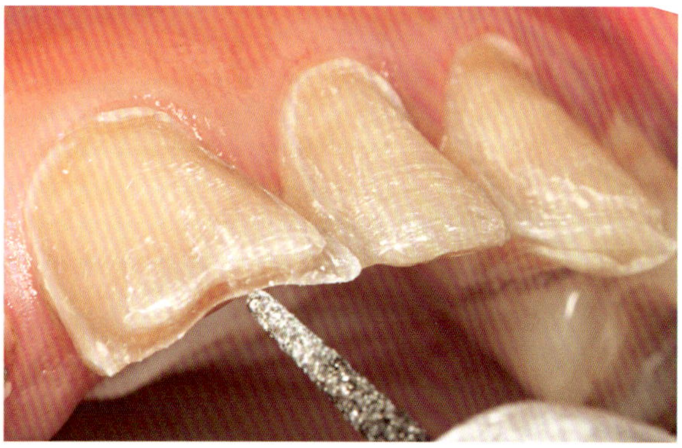

图 6-43　包绕型切端制备

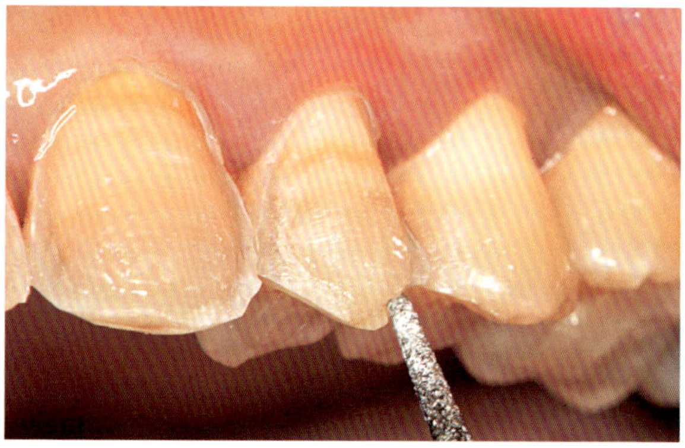

图 6-44　前磨牙切端制备

（4）龈缘制备：通常瓷贴面的龈端边缘应置于龈上近龈缘处，但当美观需求时也可设计龈沟内0.5mm边缘，牙龈下边缘预备前应先置入排龈线，用圆头锥形钻针磨除牙体至所设计的边缘位置【图6-45，46】。

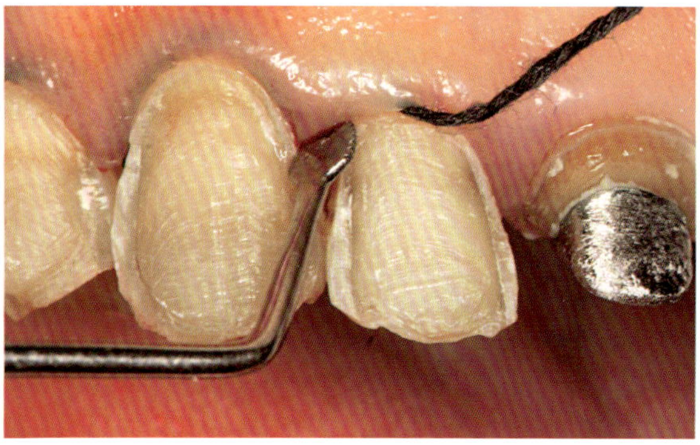

图 6-45　龈缘制备前排龈

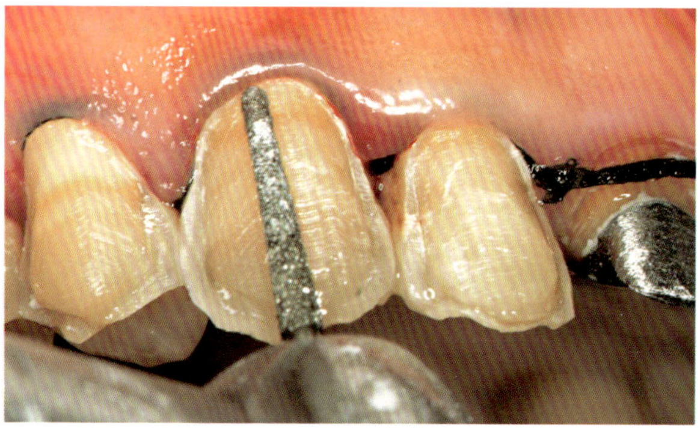

图 6-46　龈缘制备

预备成型后，应对各边缘抛光成型、去除预备处所有锐线角【图 6-47】，用金刚砂条分开邻面较紧接触【图 6-48，49】，排龈、取印模、比色、灌模型【图 6-50～53】，送技工室制作瓷贴面。必要时制作临时修复体，以保护患牙，并保持患牙完整美观外形。

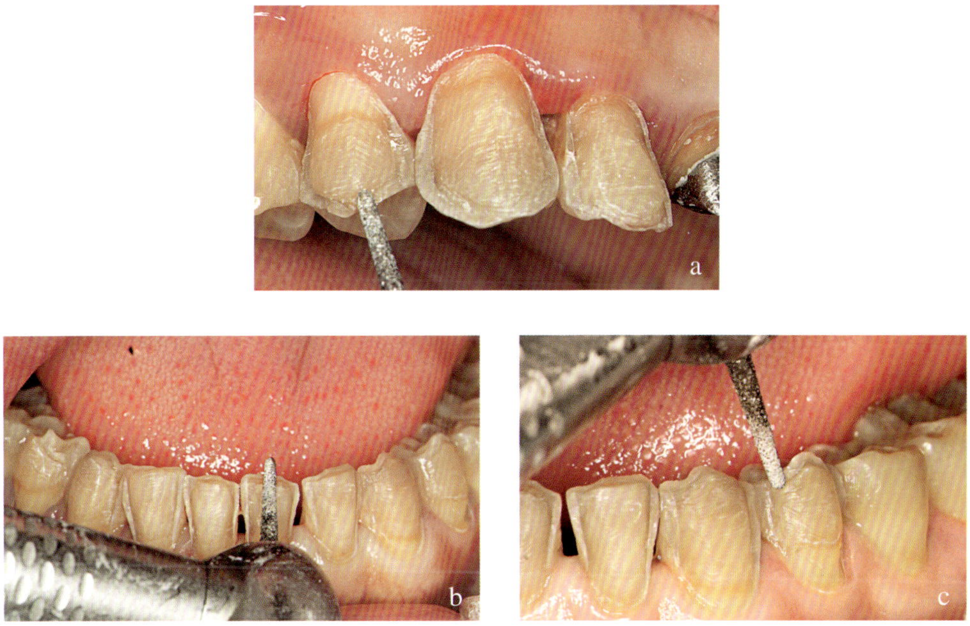

图 6-47　边缘抛光成型

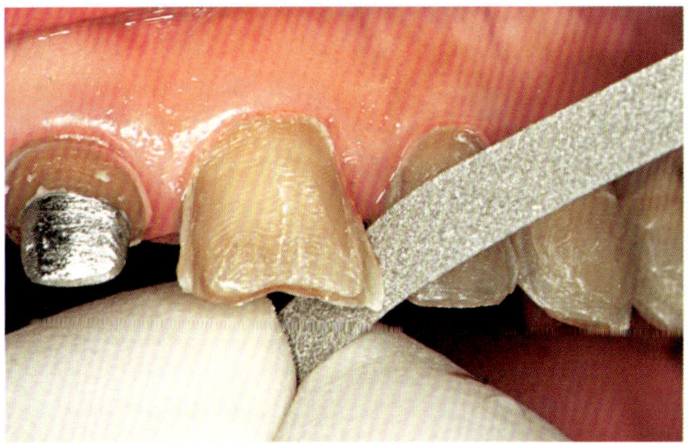

图 6-48　用金刚砂条分开邻面较紧接触

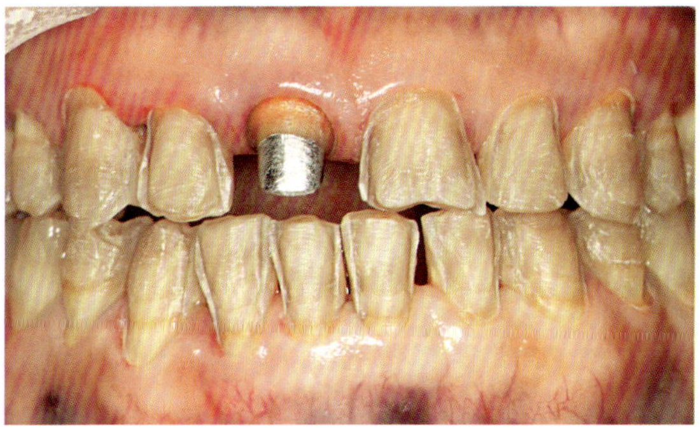

图 6-49　贴面制备完成图

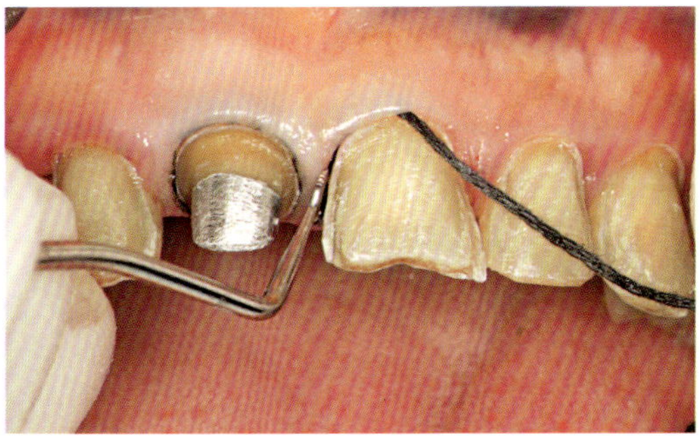

图 6-50　取模前排龈

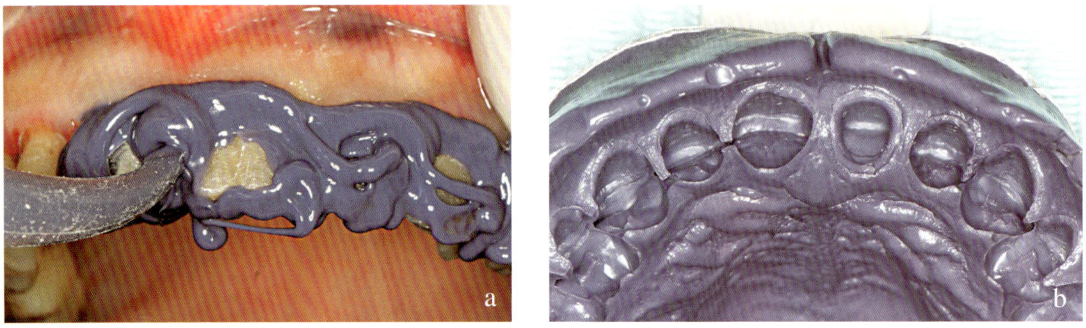

图 6-51 取印模

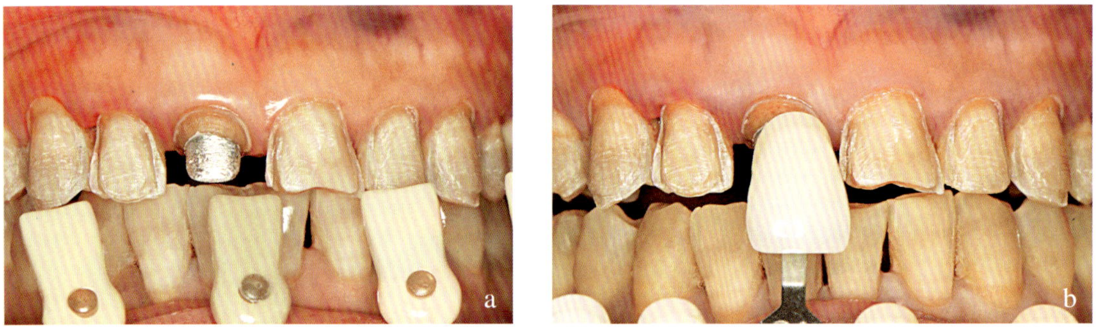

图 6-52 比色

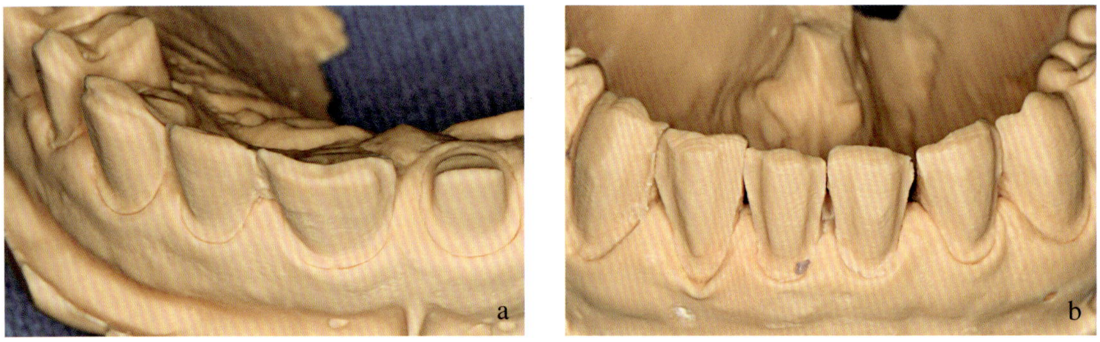

图 6-53 灌出的工作模型

五、技工室工艺流程（略）

六、瓷贴面的粘结

1. 口内试戴及调改

瓷贴面修复体在技工室完成后【图6-54】，都需由医生在口内试戴，合适后才能粘固。瓷贴面很薄，且易碎，试戴时尤需小心。其过程依次如下：

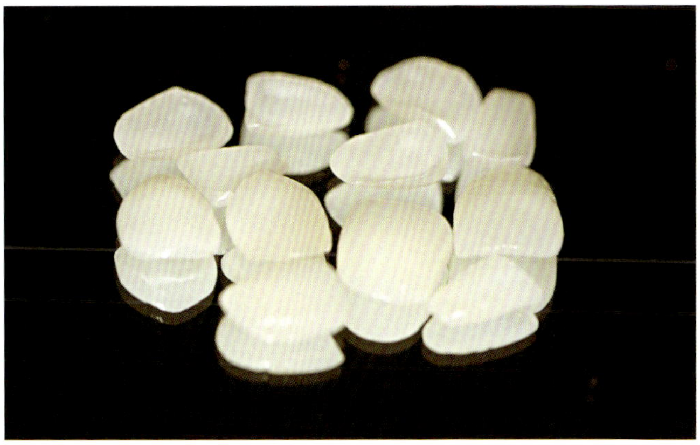

图 6–54　技工室完成的瓷贴面修复体

（1）去除患牙暂时修复体，局部清洗干净【图6-55，56】；

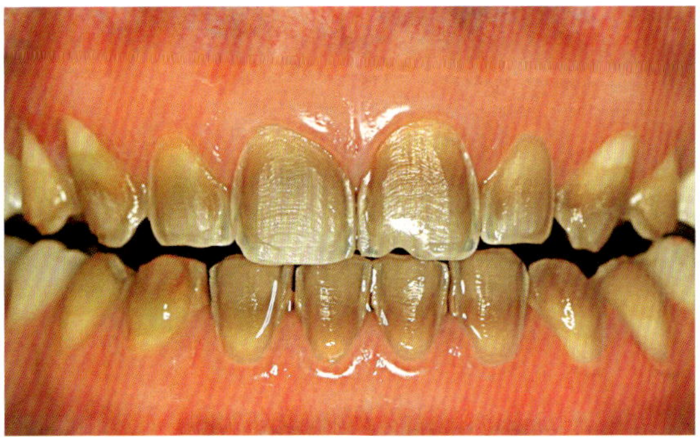

图 6–55　瓷贴面试戴前的预备体

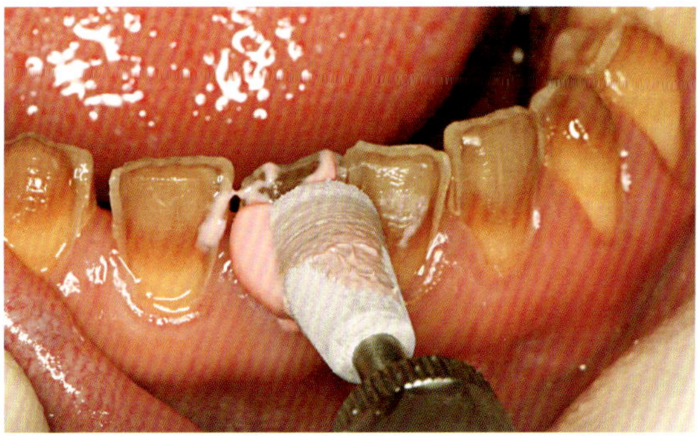

图 6–56　清洁预备面

（2）检查瓷贴面组织面有无瓷瘤及附着物【图 6-57】；

（3）轻轻试戴，检查瓷贴面边缘是否完整，有无支点、与邻牙接触松紧是否恰当等，如有问题需作调改【图 6-58】；

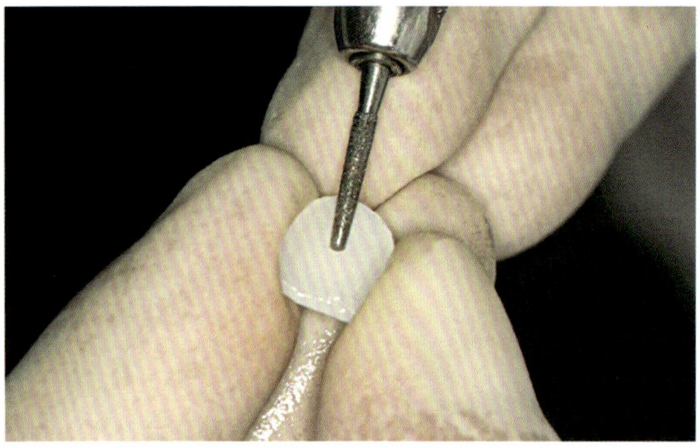

图 6-57　调改组织面

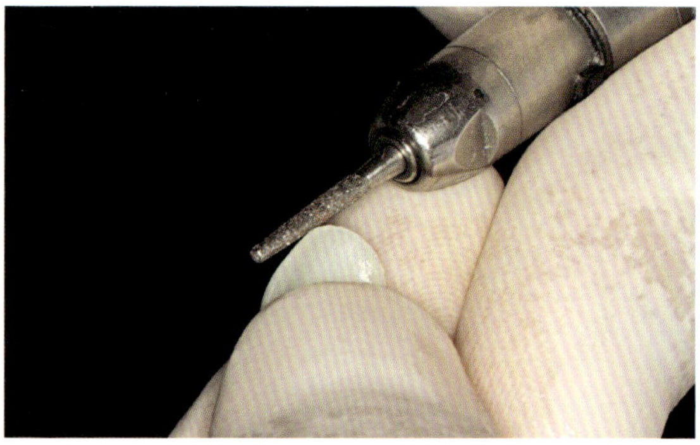

图 6-58　调改边缘

（4）调改后再试戴，不能用力，直至完全就位；

（5）检查瓷贴面就位后的外形、长短等，可作适当调改；

（6）调𬌗。

2. 试粘结

瓷贴面很薄，易透出患牙底色，一旦完成粘结就不能取下修改。树脂粘结剂有多种颜色，为获得最佳色彩效果，瓷贴面的试粘结非常必要。通常树脂粘结剂都有与其颜色相配套的试粘结剂，用它先将贴面固定于患牙上以预览颜色效果，此时贴面可随时取下调改，当选出颜色最恰当的树脂粘结剂后，试粘结剂用水冲洗即可清除干净【图 6-59】。

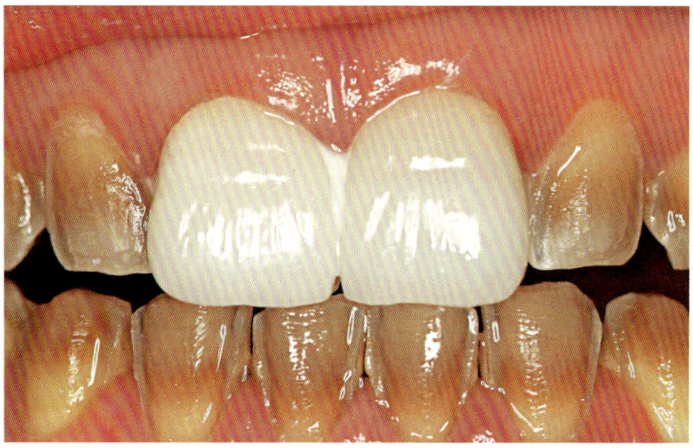

图 6-59　贴面试粘结

以上内容全部满意后，瓷贴面应再上釉、上色或抛光，再开始粘结。

3. 瓷贴面处理

通常，为提高瓷贴面与粘结剂界面的粘结强度，应先用5%氢氟酸酸蚀贴面组织面1分钟，用水冲洗干净并吹干后，再在酸蚀面上应用硅烷耦联剂及釉牙本质粘结剂【图6-60～62】。有些材料的瓷贴面无需此过程（如氧化铝或氧化锆瓷贴面），须参考不同材料粘结说明。

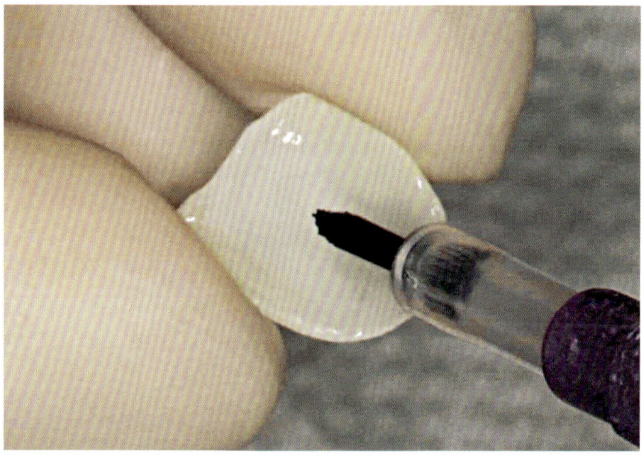

图6-60 氢氟酸酸蚀贴面

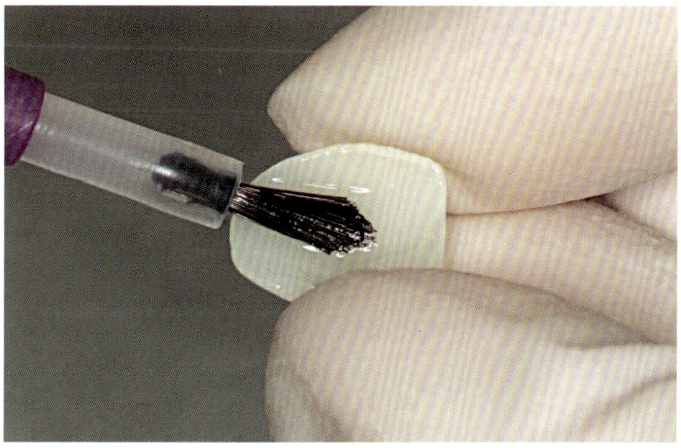

图6-61 应用硅烷耦联剂

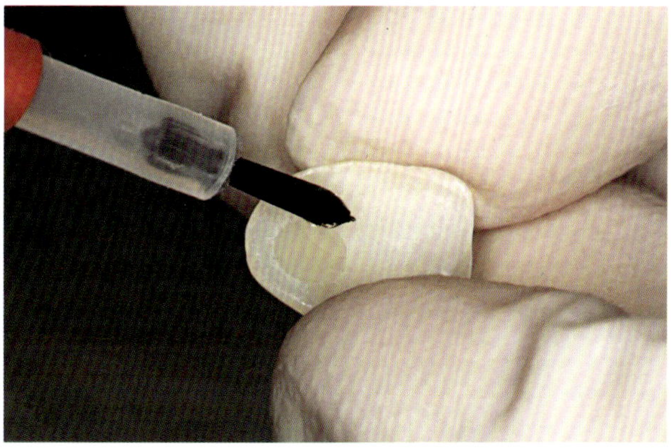

图6-62 瓷贴面上涂釉牙本质粘结剂

4. 牙面处理

用隔离条分开邻牙并排龈，以37%磷酸酸蚀牙预备面1分钟后，用水冲洗干净，保持牙面干燥或牙面湿润，涂釉牙本质粘结剂，须参照不同粘结剂使用手册应用【图6-63～67】。

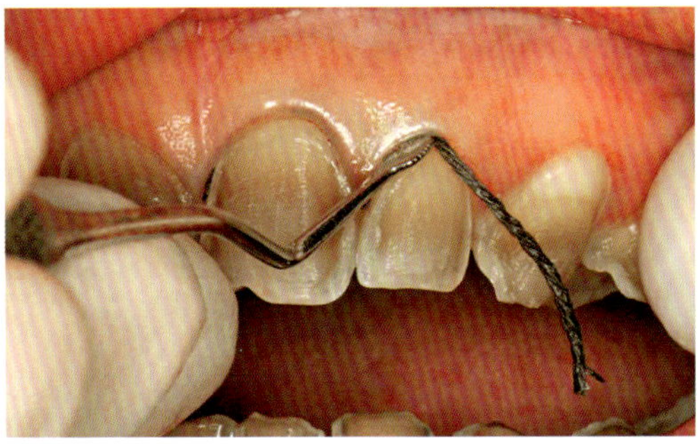

图 6-63　粘结前排龈

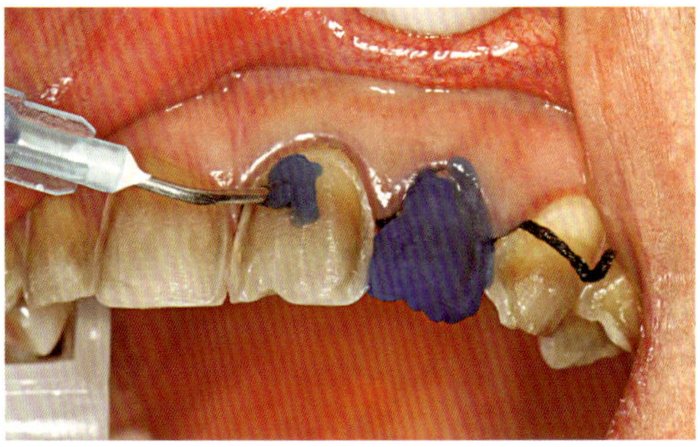

图 6-64　磷酸酸蚀预备面

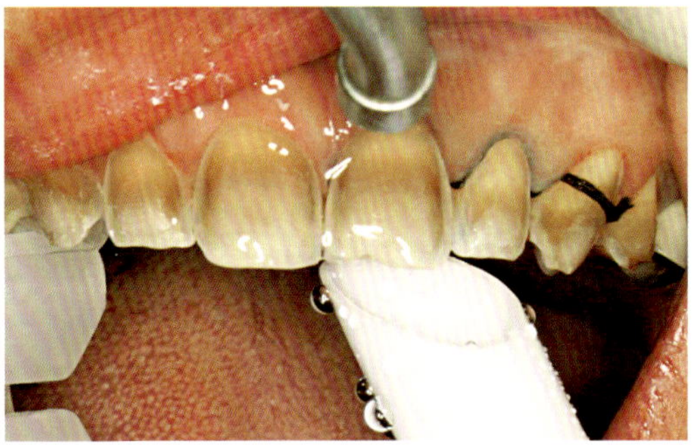

图 6-65　水冲洗预备面

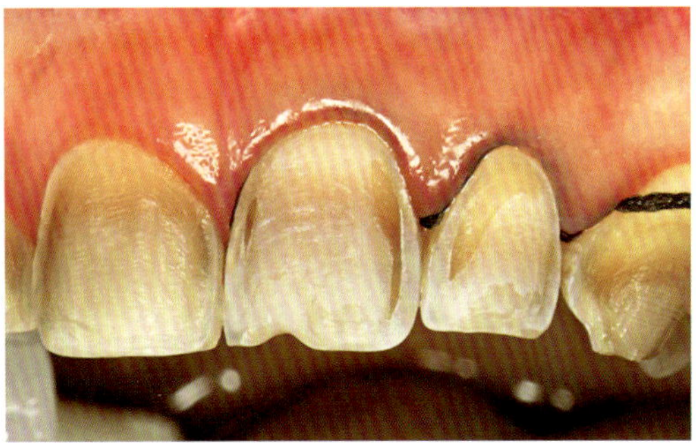

图 6-66　酸蚀后的预备面

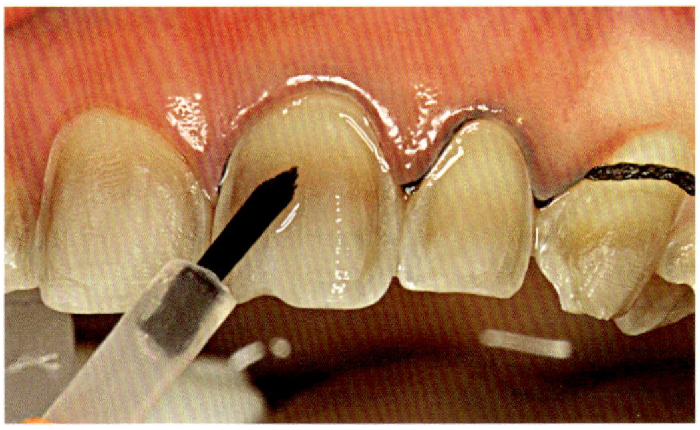

图 6-67　应用釉牙本质粘结剂

5. 瓷贴面粘结

将适量选定的光固化树脂粘结剂置于瓷贴面内侧，并用器械夹住瓷贴面，将其戴在牙面上，轻压贴面，确定完全就位后，用毛刷清除多余粘结剂；或先用光固化灯照贴面边缘 2～3 秒，待多余粘结剂初步固化后，用洁治器、探针或牙线等器械去尽多余树脂粘结剂及排龈线，用金刚砂条抛光邻面，最后将贴面各处光照 40 秒【图 6-68～75】。

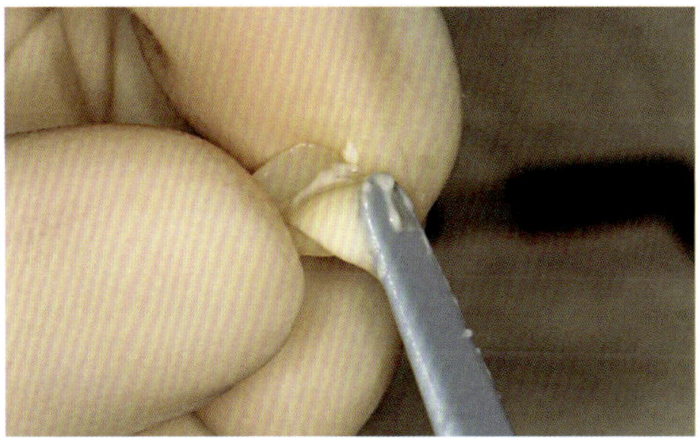

图 6-68　应用树脂粘结剂

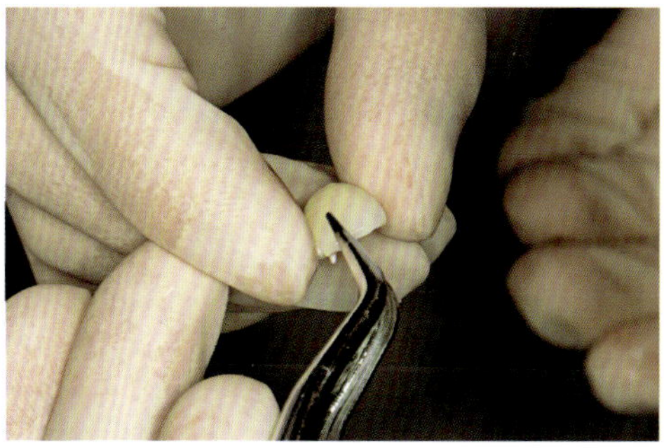

图 6-69　用镊子夹住瓷贴面

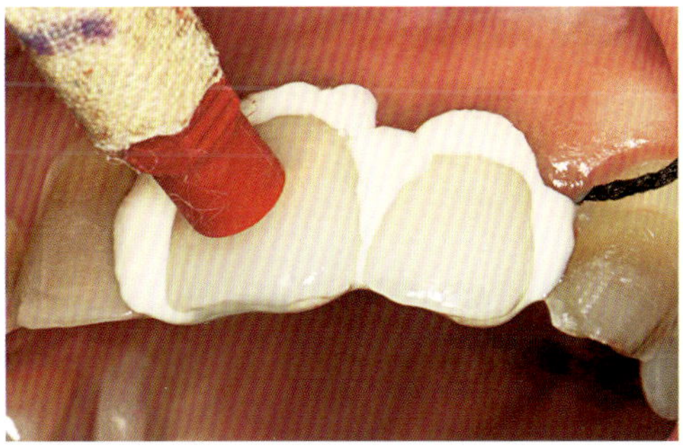

图 6-70　轻压贴面于牙面上

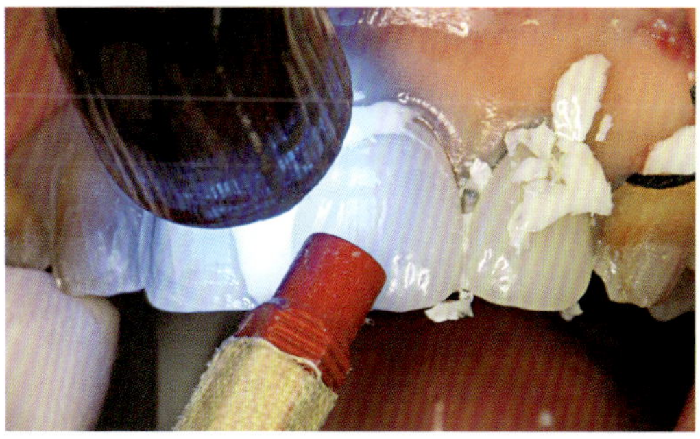

图 6-71　光照贴面边缘 2～3 秒

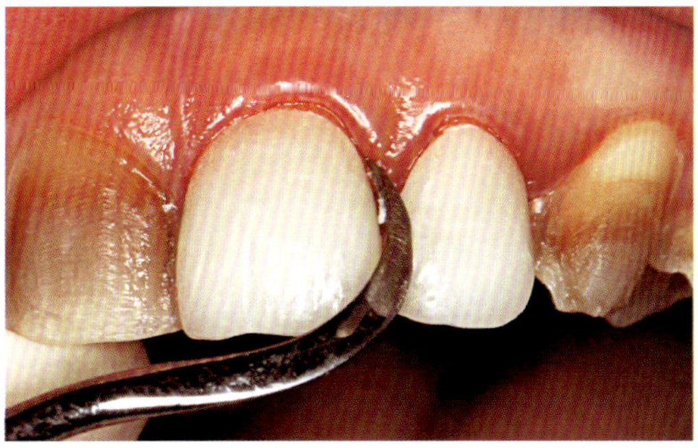

图 6-72　用洁治器去尽多余树脂粘结剂

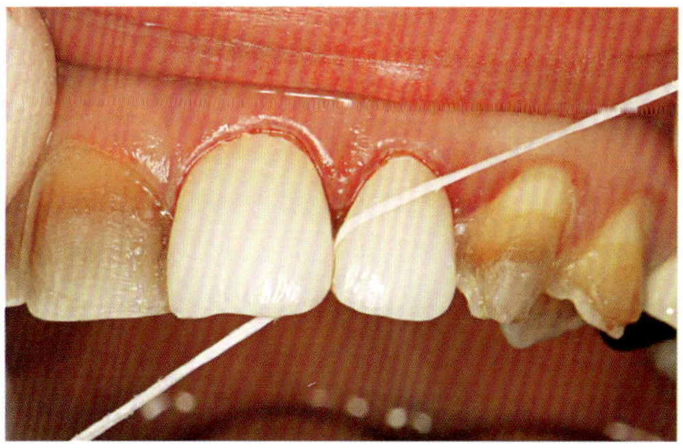

图 6-73　用牙线清理邻面

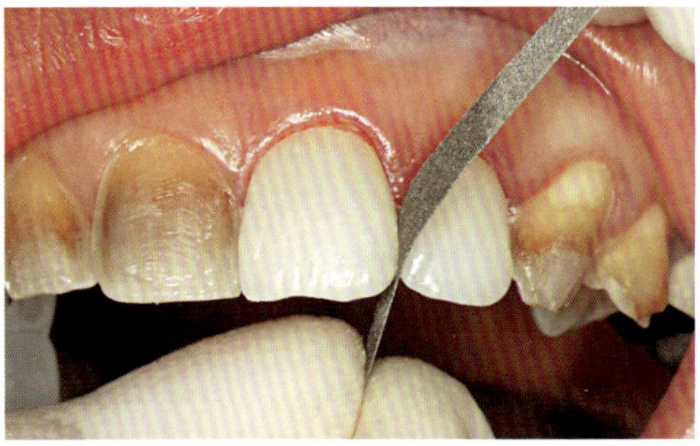

图 6-74　用金刚砂条抛光邻面

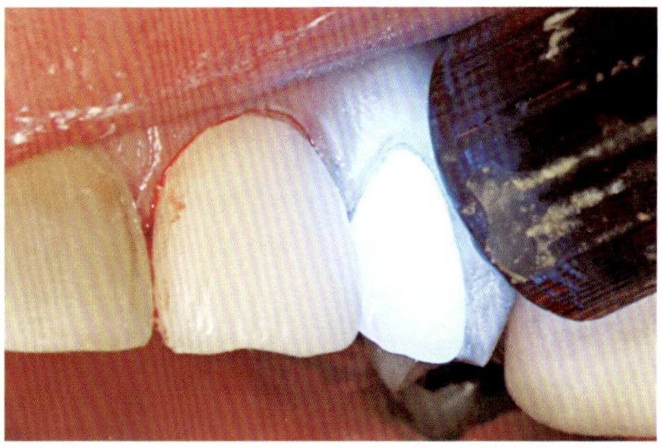

图 6-75　完全固化树脂粘结剂

6. 粘结后处理

完成瓷贴面粘结固定后，应再次检查有无多余粘结剂，调𬌗、抛光，并嘱病人定期复查【图 6-76～78】。

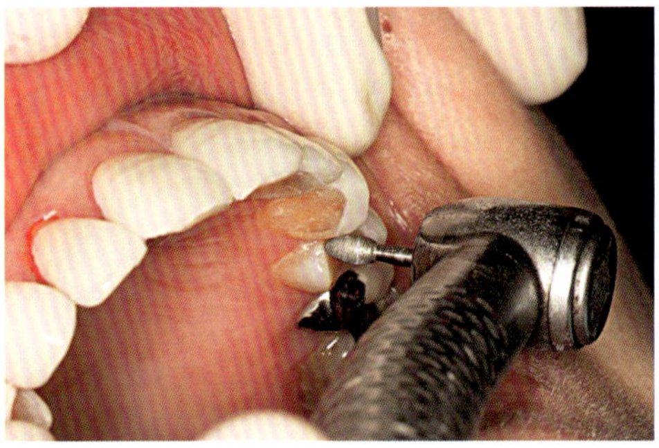

图 6-76　调𬌗

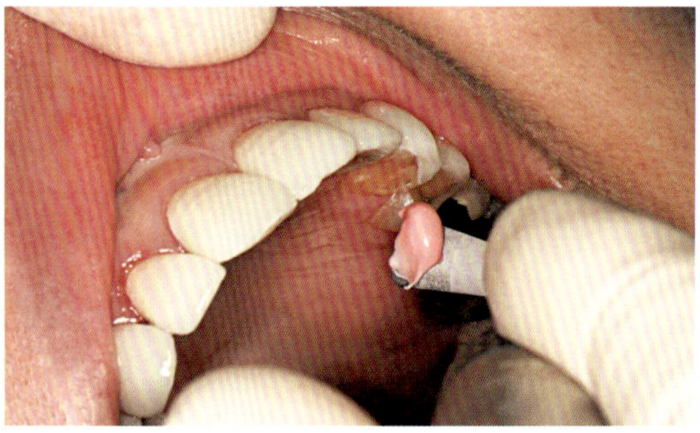

图 6-77　抛光

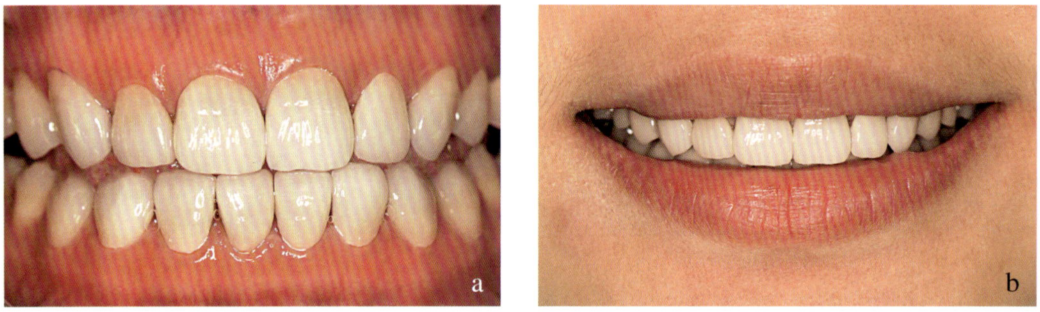

图 6-78　瓷贴面修复后

第七章

牙列缺损的固定局部义齿修复

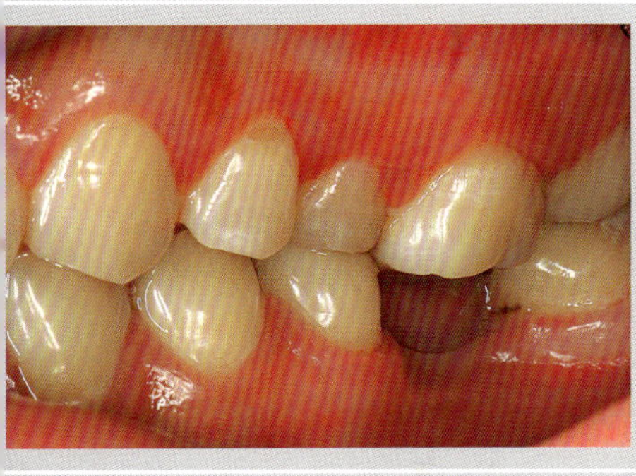
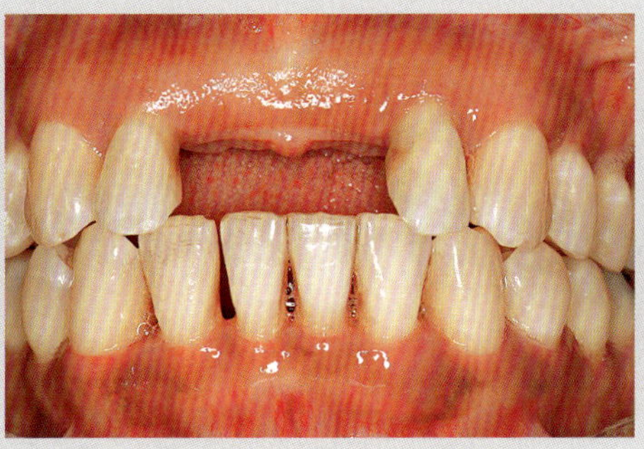
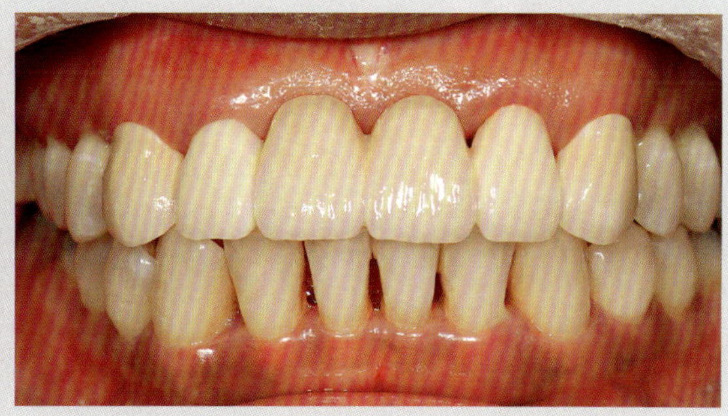

固定局部义齿又叫固定义齿、固定桥【图 7-1】。它是修复牙列中一个或几个缺失牙的修复体。靠粘固剂、粘结剂或固定装置与缺牙两侧预备好的基牙或种植体连接在一起，从而恢复缺失牙的解剖形态与生理功能。从义齿分类上它属于局部义齿一类，由于这种修复体患者不能自由摘戴，故简称为固定义齿，又由于它的结构很像工程上的桥梁结构【图 7-2】，也称固定桥。

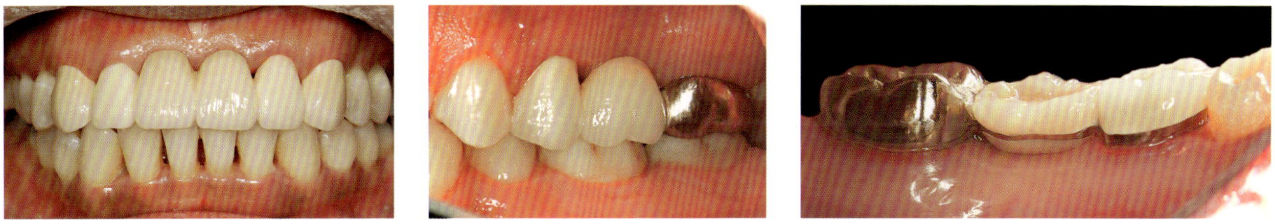

a 3|3全瓷桥唇面观　　b 上颌金属烤瓷桥颊面观　　c 下颌金属烤瓷桥舌侧观

图 7–1　固定义齿

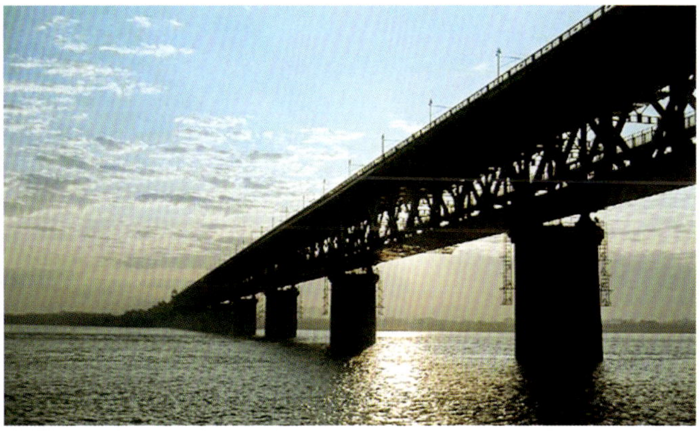

图 7–2　桥梁

与几十年前相比，保存牙医学进步了许多，原本许多拔牙适应证已可成功地进行牙体缺损修复，从而大大降低了牙列缺损的发生率，但仍有许多患者因龋病、牙周病、外伤、颌骨疾病、发育性疾病等原因造成患牙的不可保留或缺失而形成牙列缺损。牙列缺损是指牙列中部分牙齿的缺失。牙列中从缺一个牙到只剩一个牙均称牙列缺损【图 7-3，4】。

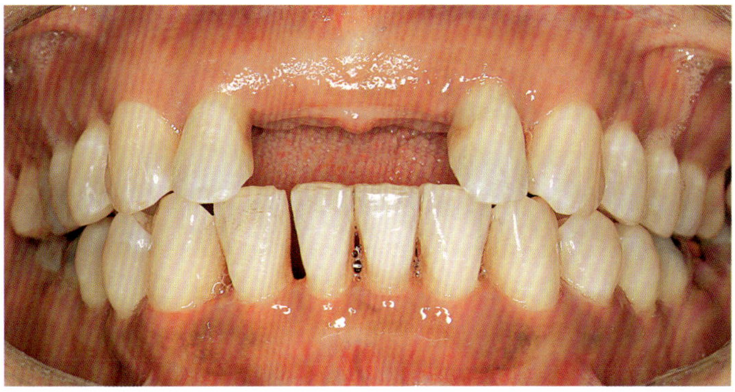

图 7–3　前牙缺失的牙列缺损

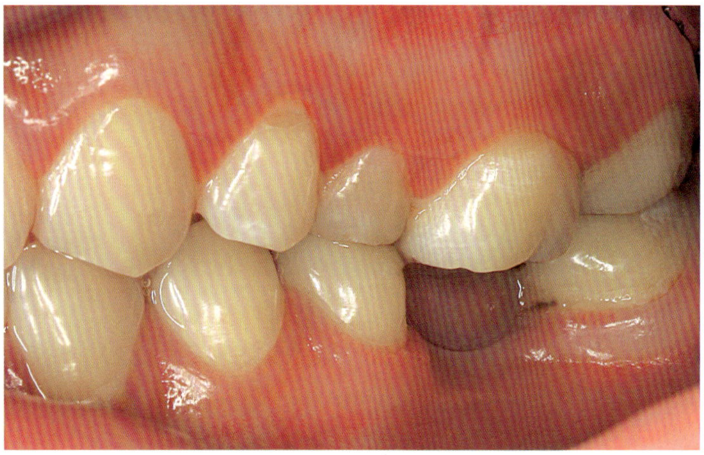

图 7-4　后牙缺失的牙列缺损

牙列缺损后不会引起疼痛，不会像肢体的缺损那样引起高度的生活困难，也不会像耳鼻缺损那样导致面容毁坏而引起严重的心理障碍。同是人体器官的缺损，社会学意义上的残疾从来就没把牙列缺损包括在内。人们的就医行为是有层序的，一般遵循着生存→无痛→健康→美这样一个顺序。对牙列缺损的就诊要求，与人的知识水平、生活水平有着密不可分的关系。牙列前部缺损因其影响美观，病人就医的愿望可能会较急切；而牙列后部缺损在缺牙数目少、时间短时并无明显不适。但𬌗学告诉我们，神经、肌肉、关节与咬合是一个有机的完整整体，任何一部分的异常都会带来其他部分的损害。牙列的完整性是维持牙列自身健康的首要前提，对于这样一个高强度、高频率的受力器官，牙列中有一颗牙缺失便意味着三维动力平衡被破坏，邻牙的倾斜、对𬌗牙的过长、牙周组织的破坏、𬌗紊乱、𬌗干扰的产生都是不可避免的【图 7-5】。牙列缺损的修复方法有固定义齿、可摘局部义齿、固定活动联合修复等方法。

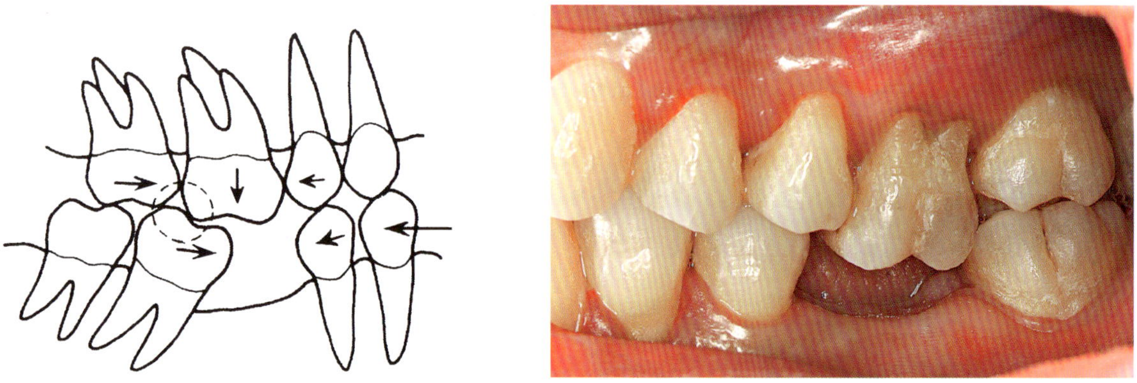

a 示意图　　b |6 缺失后对𬌗牙过萌

图 7-5　牙列缺损后的牙列变化

第一节 固定义齿的组成与类型

一、固定义齿的组成

固定桥由固位体、桥体、连接体三部分组成【图 7-6】。

由于固定桥是与基牙粘固在一起的,所以有人将基牙也算作固定义齿的一部分。这样，固定义齿便由四部分组成。义者，假也，基牙是天然牙、真牙，所以，固定桥由以上三部分组成也是符合逻辑的。

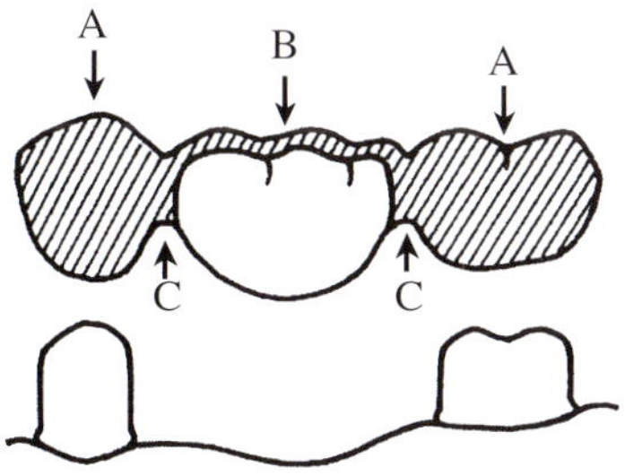

a 示意图（A：固位体 B：桥体 C：连接体）

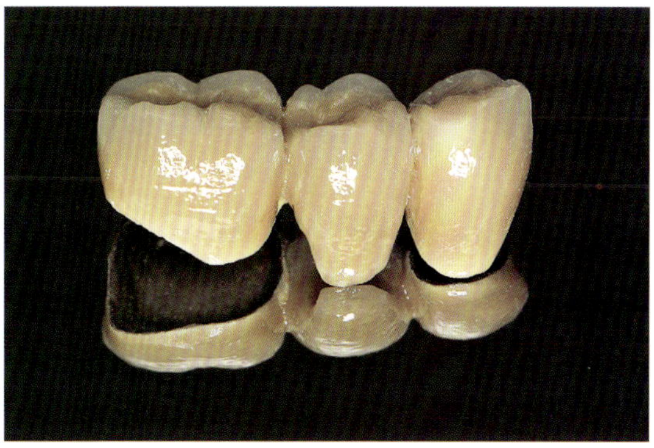

b 制作完成的固定桥

图 7-6　固定义齿的组成

（一）固位体

是固定桥粘固于基牙上的那部分构造，在口腔修复学的历史上，桩冠、嵌体、部分冠、全冠都曾作过固定桥的固位体，其中全冠类的固位体今天仍很常用。随着粘结技术的进步，传统意义上的固位体也发生了变化，粘结义齿的固位体均不同于以上的构造。

固定桥靠固位体与基牙连结在一起并将𬌗力通过固位体传给基牙，所以，固位体应有良好的固位力与抗力。

（二）桥体

是固定桥的人造牙部分，制作固定桥的目的便是作出桥体，以恢复缺失牙的形态与功能。

桥体并不是缺隙的三维填充，也非缺失牙简单的模仿，它的设计需要根据缺牙状态，综合生物学、机械学与美学原则，并充分考虑如何清洁、保护桥体下方的牙龈组织的基础上，为完成缺失牙的咀嚼功能而特殊设计的，让病人无任何不适的一个修复体。

（三）连接体

是桥体与固位体的连接部分。按其连接方式不同，分为固定连接与非固定连接。固定连接体：固位体与桥体之间通过制作完全连接成一个整体的连接方式。非固定连接体：固位体与桥体之间通过栓体、栓道相连的连结方式。

二、固定义齿的类型

固定义齿按其结构分为三种基本类型：双端固定桥、半固定桥、单端固定桥，它们也叫简单固定桥。以上任意两者或三种的组合又称为复合固定桥。用种植体作支持的又可称为种植体固定桥。用套筒冠作固位体的又可称作可摘固定桥。基牙非常规预备，依靠树脂粘结剂固位的称作粘结桥。

（一）双端固定桥

双端固定桥【图 7-7】又称完全固定桥，两端都有固位体，且固位体与桥体之间为固定连接，并借固位体固定在基牙上，基牙、固位体、桥体成为一个整体，𬌗力通过基牙传给牙周组织。

双端固定桥与其他结构的固定桥相比，能承受的𬌗力最大、病人感觉舒适，预后最佳，所以被临床上广泛应用。

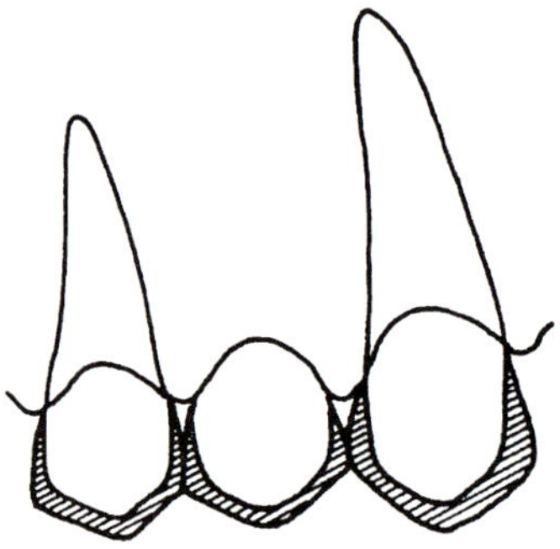

图 7–7　双端固定桥

（二）半固定桥

半固定桥【图 7-8】又称应力中断式固定桥，桥体两端都有固位体，其一端桥体与固位体之间为固定连接体，另一端为非固定相连，多用于牙间隔缺失作复合桥时中间基牙的远中部分；或当某基牙倾斜较大、若采用双端固定桥修复，难以取得共同就位道时，这时可将两个基牙的就位道分别设计，在一个固位体上设计的栓道与另一个基牙预备体的就位道一致，从而可避免牙体组织切割过多而露髓。

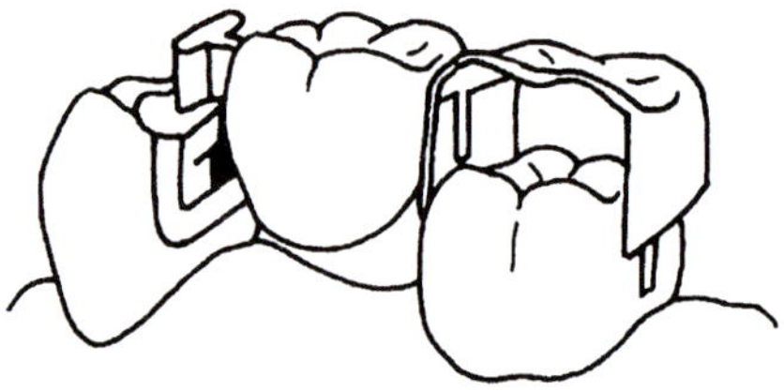

图 7–8　半固定桥

（三）单端固定桥

单端固定桥【图 7-9】又称悬臂梁单端桥，桥体只一端有固位体与其固定相连，桥体的另一端只与邻牙接触。单端固定桥粘固在一端基牙上。这种设计，增大了扭力矩、基牙极易倾斜、扭转而引起牙周组织创伤，故一般不能单独使用，尤其不可用于后牙，只在缺牙间隙小时慎用，或用于复合固定桥的个别小间隙。

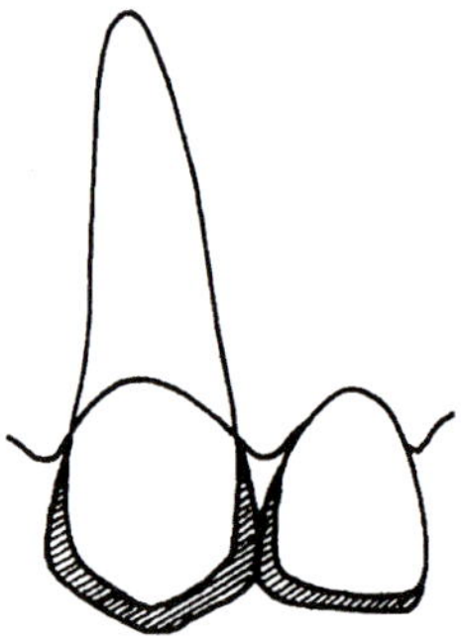

图 7–9　单端固定桥

(四)复合固定桥

复合固定桥【图 7-10】是将两种或以上的简单固定桥组合在一起而构成。当某个孤立基牙需要作前后缺隙的共同基牙时尤为常用，一般多为四个以上单位，有两个以上基牙，就位道比较困难时，其中一部分可设计为半固定桥。

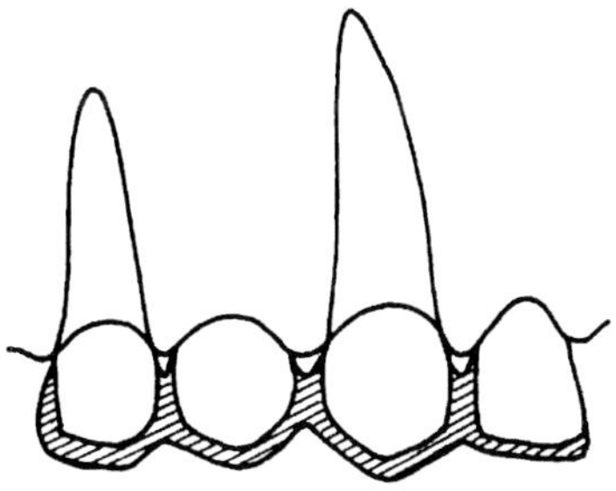

图 7-10　复合固定桥

第二节　诊断与治疗计划

对任何患者、任何疾病，要想作出一个合理的治疗计划，诊断是基础，牙列缺损也不例外。诊断过程要采集尽可能详细的病史，了解病人的要求与身体、心理状况，进行详尽的口内外检查，取研究模型并上𬌗架，拍牙片。修复牙体缺损前并非不需要这些，而是包含在适应证的选择里了；修复牙列缺损因涉及基牙选择、固位体选择、桥体选择等多因素内容，牵涉多个牙位，对𬌗及全身的影响更广泛，因而需要考虑得更多。

一、检查诊断

(一)病史

病人的病史中有许多有价值的东西，病史可以告诉我们全身的、局部的某些情况，可以帮助我们作治疗计划及判断预后。

全身疾病中有癫痫病患者，要考虑固位体的固位力需足够大，使用的材料不易碎裂，边缘要尽可能置于龈上等。有天疱疮患者，桥体龈端设计最好为卫生桥。

有虹膜睫状体炎患者，操作中尽量不要出血，牙体预备时不要露髓，以免血源性感染引起疾病发作。对过敏体质需要考虑修复材料是否引起过敏反应，对骨质疏松患者，要考虑适当减轻𬌗力，拔牙窝愈合的时间也较长，治疗时间要后延。使用麻醉药物，需了解其对低血糖、低血压、高血压、心脏病等疾患有无不良影响。

口腔科就诊史：了解与固定义齿有关的 TMJ 疾病史、口外治疗史、正畸治疗史、牙体牙髓及牙周病治疗史；自身有无不良习惯、夜磨牙病史。还要了解以往的修复治疗史，病人有无不良体验。

详细了解病史，还可使我们避免出现医疗意外与交叉感染。

(二)口腔检查

1. 口外检查

先检查颌面部外形与其他特征，与牙弓前部固定义齿修复有关的内容，重点有面部中线、鼻、人中的对称性，口唇的外形、笑线的高低、发音，再检查颞颌关节的有关内容：有无弹响，开口型、开口度如何等。

2. 口内检查

（1）一般状况：牙弓形态、牙列完整性、磨耗情况、软垢牙石情况及其他软硬组织有无明显异常。

（2）缺牙区情况：拔牙创愈合情况、剩余牙槽嵴的形态、高度，缺牙处三维间隙的大小形态。

（3）缺牙两侧余留牙的情况：有无龋、牙周袋，有无倾斜移位，有无牙根暴露、根分歧暴露，有无松动、牙髓活力如何，有无隐裂，磨耗状况，龈殆径大小等。

（4）殆关系情况：ICP稳定性、广泛殆接触如何，是否为中性殆关系，中线、覆殆覆盖情况，有无过长牙，VDO有无异常,非正中运动有无干扰等。

（5）其他牙情况：考虑预后，近期有无不可保留的牙，牙周、牙体情况如何。

（三）研究模型、上殆架

口内检查再详细也代替不了模型。从模型上可以多方位观察研究牙体、牙列、殆关系、就位道的情况，尤其从后向前、从舌侧观察能对诊断与治疗计划有很大帮助。

（四）X线检查

多数情况下，如牙列除缺失处以外基本健康，一个三单位的固定桥，基牙的根尖片检查就够了；但如牙列缺损情况较复杂，修复方式不能以简单的固定桥修复，又要考虑预后，可拍全口余留牙根尖片，如考虑ICP、VDO有问题，甚至需要关节片、头颅片作辅助诊断。

根尖片可以告诉我们：

1. 基牙、邻牙有无龋。
2. 牙长轴方向，决定就位道、殆力方向。
3. 髓腔大小，髓角的位置，影响牙体制备量。
4. 骨内根长度、根的数目、外形、长度、粗细、走行。
5. 根管的粗细，有无根充、根尖病变。
6. 牙周膜的宽度、骨硬板的宽窄与完整性。
7. 根间隔的宽度、牙间隔的宽度，影响修复体邻面的间隙。

在以上4项作完,详细分析了所获得的资料之后,应该可以作出一个比较确切的诊断。在牙列缺损的病名下，可有多种不同情况排列组合的区别，但口腔修复学目前还没有细化到能给出无尽的病名。

二、治疗计划

在完成检查、诊断之后，无论缺失的情况是简单还是复杂，对每个病人都应该作出一个治疗计划，针对该患者的病情，为了达到特定的修复效果，对于不同的技术、方法、材料的适应证如何作选择，需要作哪些准备工作，全部治疗过程的准备、实施以及完成的各个环节。如6缺失，为5-7固定桥的适应症，可作非贵金属金瓷桥，贵金属金瓷桥、全瓷桥等,7的固位体可包瓷，可不包瓷，也可颊面包瓷殆面不包瓷。这样便可产生多种排列组合的不同选择。

医生可作出多套治疗方案，最终应选择病人同意的治疗方案。

（一）适应证的选择

任何一种修复治疗方法都会让病人付出一定的代价。被切割掉的牙体组织不可能再生，所以，选择固定义齿修复一定要慎重。

牙列缺损并非绝对需要修复，而是在绝大多数情况下需要修复。多数情况下让修复方法尽可能简单化，是减少代价最可行的方法。在满足修复学原则的前提下，简单化意味着就诊次数少，牙体预备少，材料界面少，病人花费少。

选择固定修复适应证，一般应从以下几个方面考虑：

1. 缺牙的数目——桥体的长度

缺一个牙时，除了尖牙缺失（其处于牙列转角的位置）及第二磨牙的游离缺失，其余情况均可作固定修复。

一般情况下，固定修复可修复前牙区的切牙的1～4个牙，后牙区1～2个牙。

2. 缺牙的部位

一般来说，缺牙的任何部位均可，只要基牙条件允许。但是前边提到有两种情况，一为后牙游离缺失，虽缺一个牙也不能作固定修复，应考虑种植或可摘义齿修复，如果同侧$\underline{7}$、$\overline{7}$均缺失也可不修复；再者就是尖牙部位，它受的力位于基牙连线的外侧，扭力矩大。

3. 基牙的条件

固定桥以缺牙的邻牙作基牙，基牙应具备的条件是：

牙冠：外形正常，有足够的龈𬌗径、唇舌径与近远中径，组织健康或有牙体缺损但剩余牙体组织能满足抗力、固位型的要求。

牙根：长大，多根分叉大的最好，根冠比应>1。

牙髓：无病变或经过完善的根管治疗。

牙龈牙周组织建康、骨吸收<1/3根长，牙齿无松动。

位置正常：倾斜度<25°。

咬合关系：基本正常、对𬌗牙无过长，𬌗接触良好，正常的磨耗度。

剩余牙槽嵴：拔牙伤口愈合、骨稳定、牙槽嵴顶为咀嚼粘膜。

口腔卫生：龋坏率低、口腔卫生良好的患者，固定修复预后好，修复体边缘不易产生龋坏。

其他余留牙：其他余留牙健康、中短期内不需进行修复及拔除的情况下适宜作固定修复。

年龄：高龄不是禁忌证；年龄小者、要考虑牙萌出高度、𬌗稳定性、髓角高度。

（二）基牙的选择

在大致确定了该患者的牙列缺损为固定义齿的适应证后，需详细评估基牙的状况，以确定基牙的数目与选择。在咀嚼功能中，由于基牙除了要负担自身的𬌗力，还要负担缺牙区即桥体传导的𬌗力，即要承受固定桥所承受的所有的力，所以，基牙及其牙周组织又被称作固定桥的生理基础。这样，正确选择基牙，确定好基牙的数量，使这个生理基础能够满足生理咀嚼功能的要求，又不会对自身造成损害便成为一个固定桥能否成功的前提。那么，用什么样的原则来确定基牙的数目呢？

1. Ante 法则

1926 年，Ante IH 医生提出了后来被 Johnston 等人称作“Ante′s law”的论点：基牙牙周膜面积的总和应等于或大于缺失牙牙周膜面积的总和。根据此思路，Tylman,Jepsen, 魏治统等相继测量了各牙周膜面积以供选基牙时参考使用（表 7-1）。这些测量尽管因样本的差异得出了不同的测量值，但规律是完全相同的，如第一磨牙牙周膜面积最大，第二磨牙次之，上颌侧切牙面积较小，下颌中切牙面积最小等。为了进一步方便使用，Tylmen据此规律并参考殆力、牙位、牙体形态列出了选用基牙顺序表（表 7-2）。Jepsen等则将牙列中牙周膜面积最小的牙的数值作为基本单位，比较其他牙牙根面积与该数值的比值【图7-11】。从而使法则运用起来更方便。这样在多数情况下决定基牙数目是比较容易的。

表 7-1　各牙的牙周膜面积(mm^2)

颌	牙位	Tylman	Boyd	Jepsen	魏治统
上颌	8	194	205		
	7	272	417	431	290
	6	335	455	433	360
	5	140	217	220	177
	4	149	220	234	178
	3	204	267	273	217
	2	112	177	179	140
	1	139	204	204	148
下颌	1	103	162	154	122
	2	124	175	168	131
	3	159	272	268	187
	4	130	196	180	148
	5	135	204	207	140
	6	352	450	431	346
	7	282	400	426	282
	8	190	373		

表 7-2　Tylman 选择基牙顺序表

上颌牙位	顺序	下颌牙位	顺序
1	7	1	8
2	8	2	7
3	4	3	6
4	3	4	4
5	5	5	5
6	1	6	1
7	2	7	2
8	6	8	3

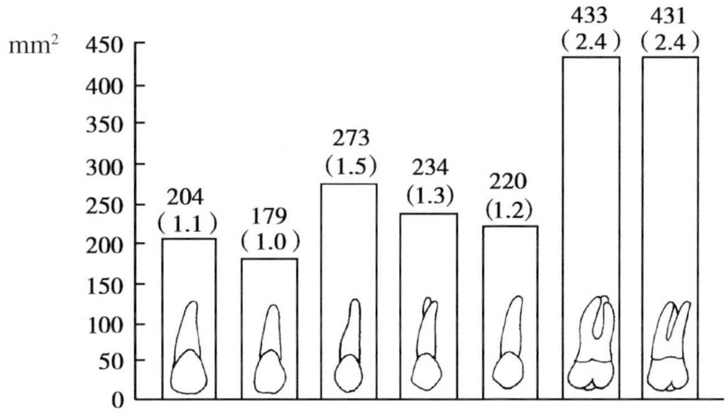

a 上颌

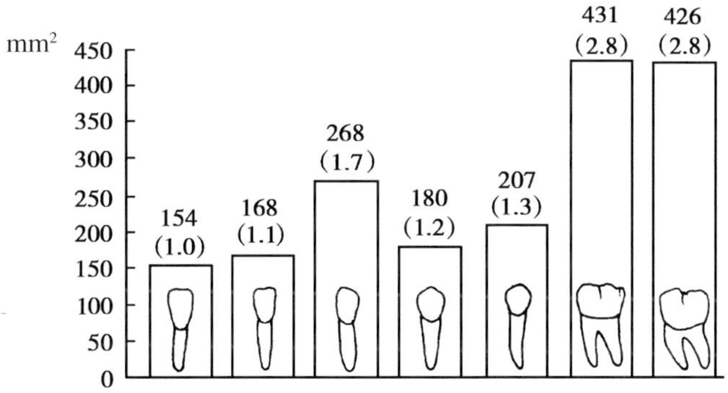

b 下颌

图 7–11　Jepsen 根面积比值图

如6缺失，比值为 2.4, 5+7的比值和为 1.2+2.4=3.6>2.4,符合 Ante 法则,可以用5、7作基牙,固定桥修复6缺失。

5缺失，比值为1.2，4+6的比值和为1.3+2.4=3.7>1.2,符合Ante法则,可以用4、6作基牙,固定桥修复5缺失。

4缺失比值为1.2，3+5的比值和为1.7+1.3=3.0>1.2,符合 Ante法则,可以用3、5为基牙固定桥修复4缺失。

2缺失,比值为 1.0, 1+3的比值和为 1.1 +1.5=2.6>1.0,符合 Ante 法则,可以用1、3作基牙,固定桥修复2缺失。

45缺失,比值和为 3+1.2=2.5, 3和6的比值和为 1.5+2.4=3.9>2.5,符合 Ante 法则,可以用3、 6作基牙,固定桥修复45缺失。

以此类推。但是，Ante 法则应该是在正常情况下的一个一般参考原则,而不能当作绝对的准则。在某些情况下需要修正,决定基牙选择的还有以下影响因素。

2. 冠根比

根在骨内,冠在骨外,殆面受力点距骨嵴顶的距离越大，力矩越大。理想的冠根比应为2:3~1:2,或最小1:1【图7-12】,才可保证良好的预后,但如果对殆为可摘局部义齿或总义齿,冠根比略大于1:1的基牙也可作固定义齿,如果对殆牙为真牙列,基牙牙周膜面积总和又等于而非大于缺失牙牙周膜面积总和,再加上冠根比不良，此时，应考虑增加基牙。

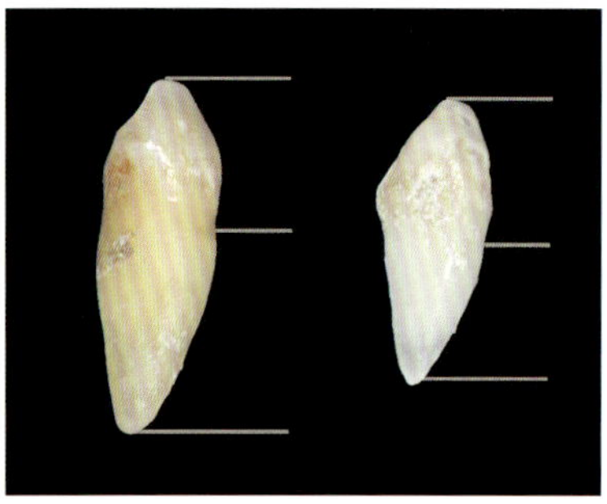
离体牙冠根比 左为2:3，右为1:1

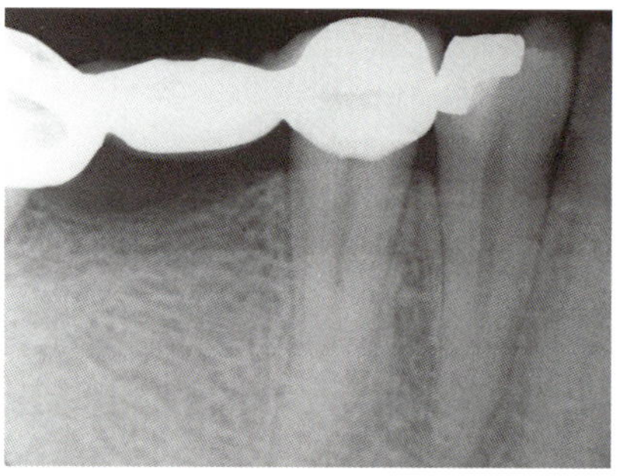
根尖片显示基牙冠根比约为1:2

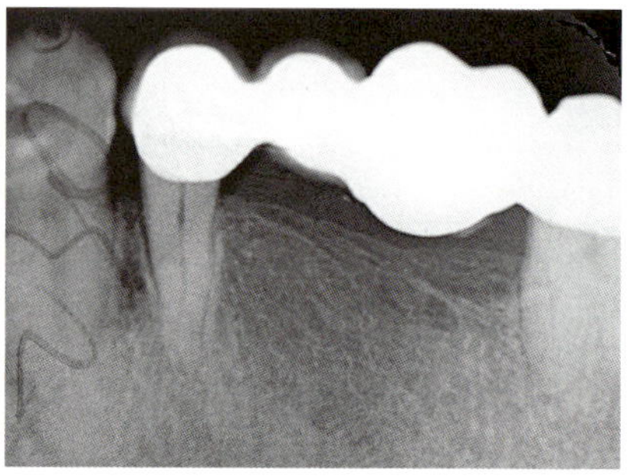
根尖片显示基牙冠根比约为1:1

图7-12　基牙冠根比

3. 根的外形与结构

根的外形与结构与该牙的支持力大小有关，长而粗大的根比长而细的根牙周膜面积大【图7-13】,抵抗各方力的能力大。多根牙根分歧发育良好、根间隔大的牙比根间隔小的牙,甚至融合根的牙支持力大许多【图7-14】。有的人6会发育成锥形根，也有8有良好的根分歧。所以，不一定6总是牙周膜面积比8大，这是法则需修正的一点，即根的外形与结构会影响牙周膜面积的大小，要参考X片。

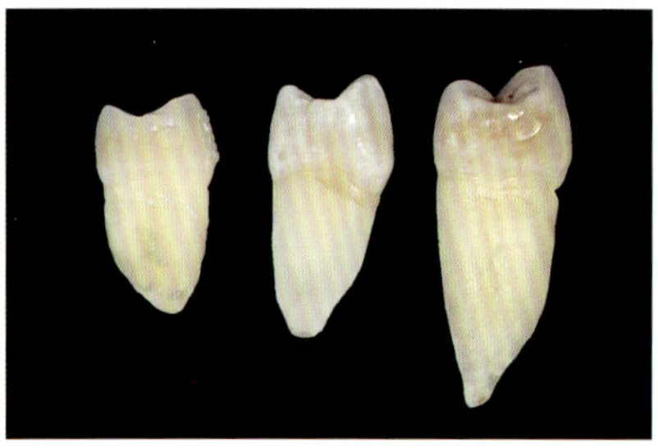
长度

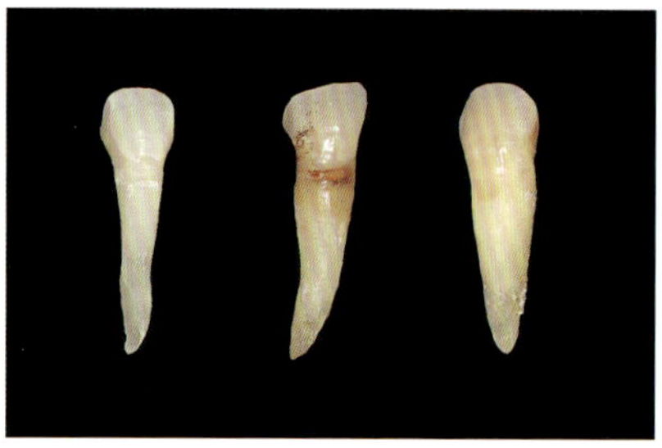
粗细

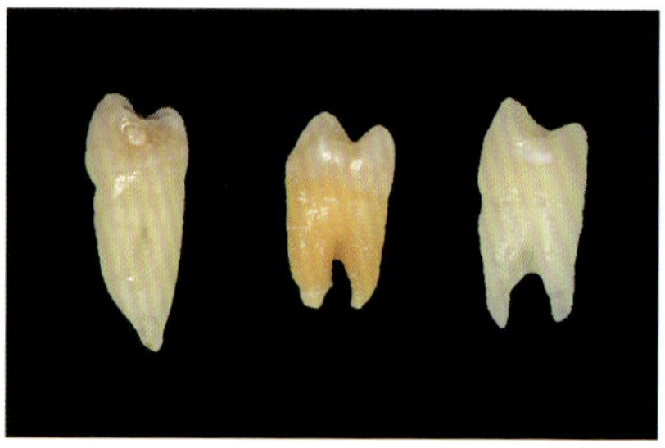
形态

图7-13　相同牙位不同长度、粗细、形态的牙根

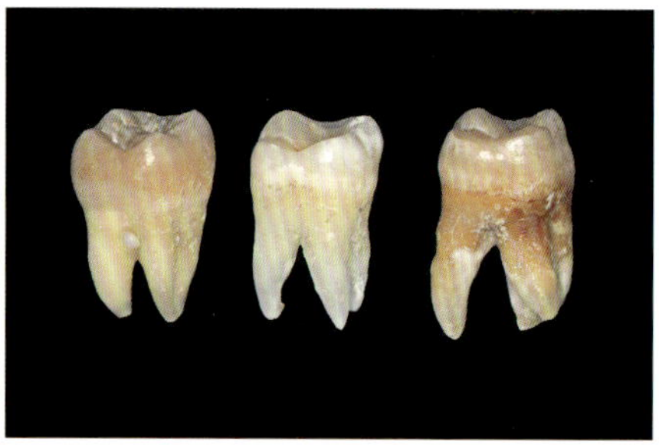

图7-14　相同牙位牙根聚合度不同

4. 基牙的倾斜与移位

桥体的长度取决于基牙间距，如果缺失两颗牙以后因牙齿的移位只剩下一颗牙的间隙，那么，缺失牙牙周膜面积的总和可以减去一颗牙的牙周膜面积，但多数情况下缺隙远中牙向近中倾斜。这便带来两个问题：共同就位道的方向与力的方向沿牙长轴传导都难以作到【图7-15】。牙齿倾斜后，𬌗力的方向并不会随着牙的倾斜而改变一个角度，这样，牙长轴与𬌗力方向会产生一个角度，该牙的牙周膜面积尽管没有减少，但能承受𬌗力的牙周膜会减少，所以Tylman 等规定超过25° 便不再适合作基牙。最好是通过正畸手段将倾斜基牙矫正，然后再作基牙。

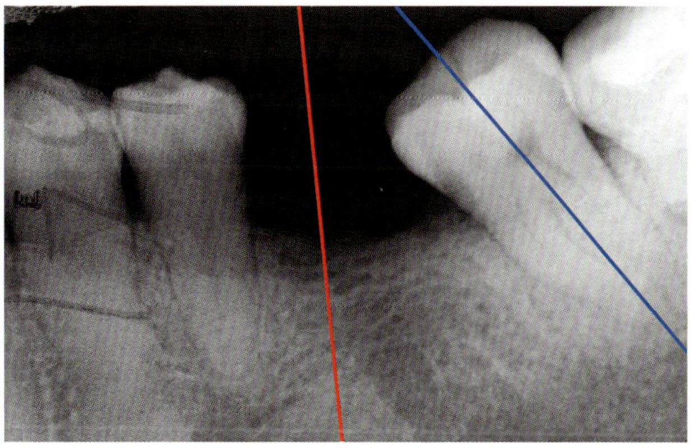

图 7-15　基牙倾斜后牙长轴与就位道的变化

5. 骨高度降低程度

牙列缺损患者以中老年人居多，即使没有牙周炎，也大多数会有一定程度的牙周组织萎缩、牙槽骨高度降低。怎么能指望一个器官使用了几十年后，仍保持原来的形态、大小、高度。所以，中老年人作固定修复时，Ante法则又一次要作修正。原四川医学院测量的牙槽骨吸收后余留牙周膜面积的百分比，较好地、定量地解决了这个问题，见表 7-3。

该结果表明：牙槽骨吸收 1/4 后，6 便丧失了将近 30% 的牙周膜面积，牙周潜力已不足以使基牙多承受 50% 的𬌗力。

表 7-3　牙槽骨吸收后余留牙周膜面积的百分比（mm^2）

吸收	上	颌						下	颌					
程度	7	6	5	4	3	2	1	1	2	3	4	5	6	7
总面积	100	100	100	100	100	100	100	100	100	100	100	100	100	100
吸收 1/4	73.44	74.1	63.8	64.9	61.8	62.2	62.8	64.2	65.2	63.6	63.9	61.9	72.2	69.50
吸收 1/2	33.10	38.8	35.5	36.0	33.4	34.4	35.1	37.5	36.8	33.0	36.9	34.1	39.4	36.54
吸收 3/4	10.34	13.8	14.6	16.2	12.2	13.7	13.5	14.6	14.2	11.4	16.2	13.4	15.0	12.76

（原四川医学院）

6. 牙弓弧度

多数人牙列中的后牙段基本都在一条线上【图 7-16】，牙弓的弧度可以忽略不计，但当前牙缺失的时候，有些情况下桥体位于基牙连线之外较远【图 7-17】，牙弓的弧度对基牙的影响便不可忽视。21|12 缺失，如仅用3|3作基牙，按照 Ante 法则，1.5+15<1.1+1.1+1.0+1.0, 3<4.2,不仅基牙的牙周膜面积不够；桥体位于两基牙连线之外,还会因杠杆作用对基牙造成倾斜扭力,解决的办法是在支点线的另一侧增加基牙来抵抗,所以应以43|34 为基牙【图 7-18】,3+2.6=5.6>4.2 也满足了 Ante 法则的要求。

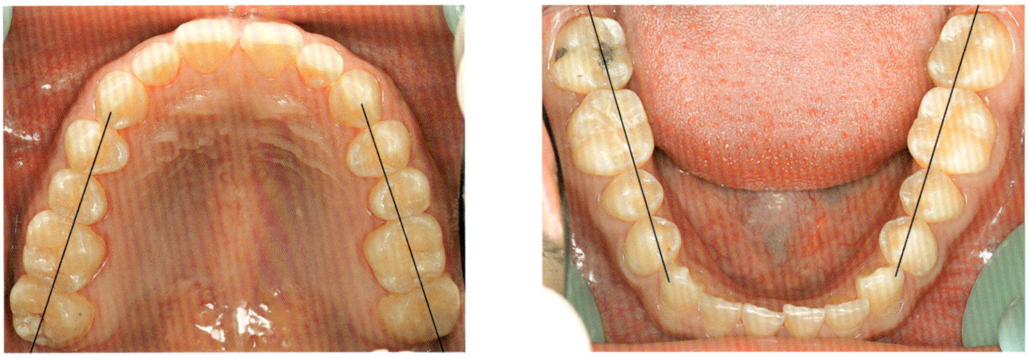

a 上颌　　b 下颌

图 7-16　后牙段牙列呈一直线

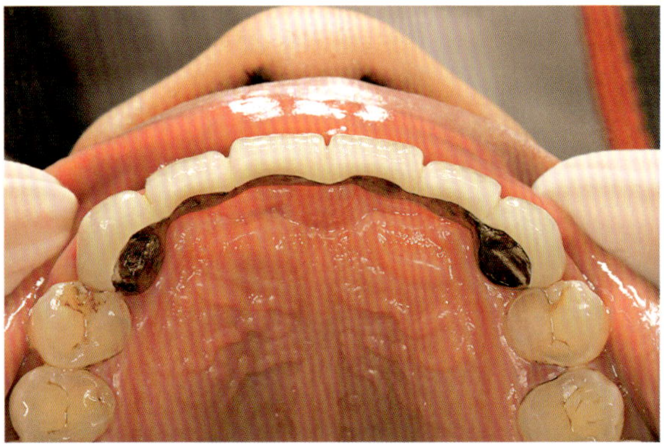

图 7-17　前牙缺失修复桥体位于基牙连线之外

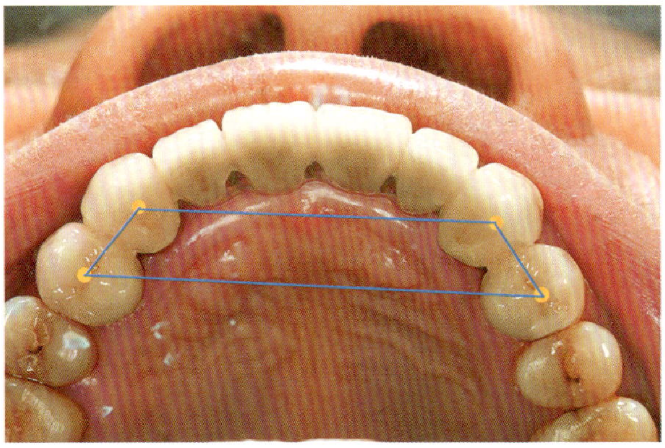

图 7-18　21|12 缺失，以 43|34 为基牙

$\overline{21|12}$缺失的时候,尽管1.7+1.7<1.0+1.1+1.1+1.0,即3.4<4.2,并且也有基牙位于两基牙连线外形成杠杆力的问题,但$\underline{21|12}$桥体受的是龈向与唇向力,而$\overline{21|12}$桥体受的是龈向与舌向力【图7-19】,对基牙的扭力大为减小,仅用$\overline{3|3}$作基牙也能长期维持基牙的健康。

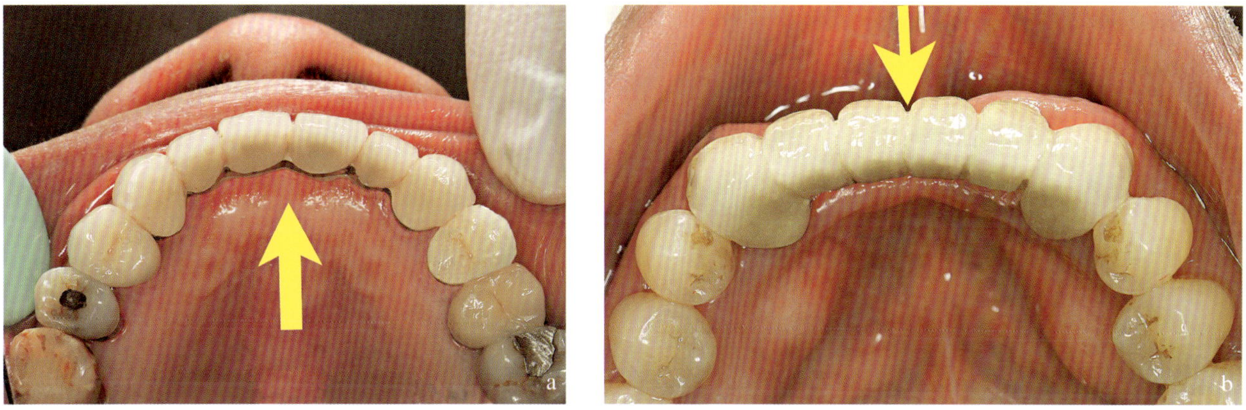

图7-19　$\underline{21|12}$桥体与$\overline{21|12}$桥体受力的方向对比

$\underline{3}$缺失时，一方面桥体在牙弓拐角处，也位于基牙连线的外侧，另一方面$\underline{2}$是上牙列中最弱的基牙，所以尽管1.3+1.0>1.5,但为了抵抗唇向扭力，应增加$\underline{1}$，用$\underline{124}$三颗牙作基牙【图7-20】，而$\overline{3}$缺失用$\overline{24}$作基牙即可。

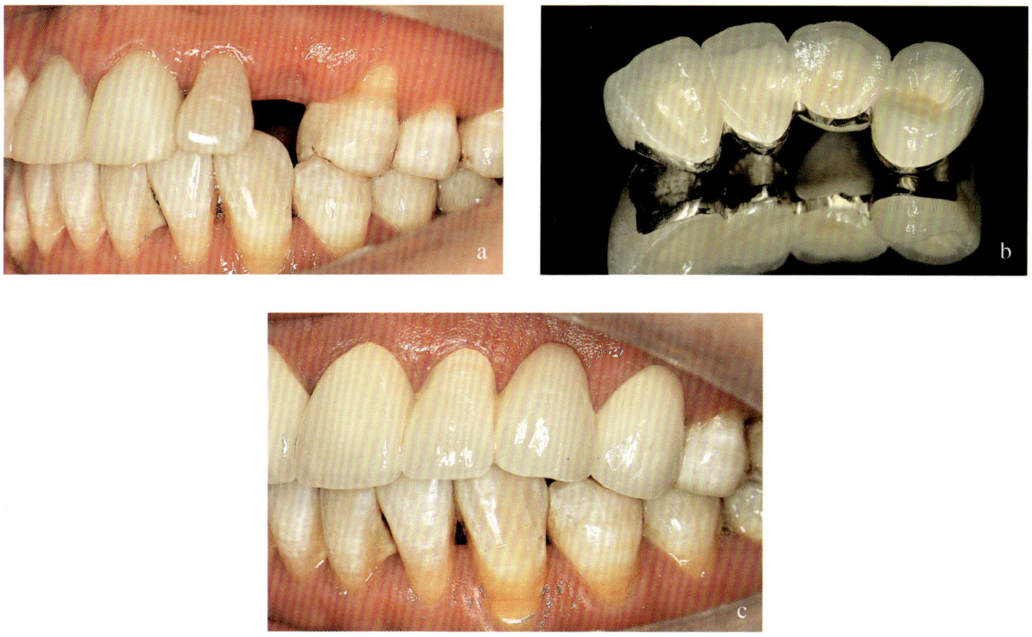

图7-20　用$\underline{124}$修复$\underline{3}$缺失

7. 中间基牙

牙列间隔缺损时,造成了中间基牙(Pier Abutment)。两个缺隙中间，孤立的余留牙成了不得不选择的基牙。如果46缺失,那么基牙应是357,如果24缺失,那么基牙应是135,等于双端固定桥又多了一个中间基牙,这时的固定桥与以往的双端固定桥会有所不同,由于桥较长、跨度大、弧度大，基牙又有前牙又有后牙时问题就突出了，在生理状态下，牙齿有一定的生理动度，切牙唇舌向为100μm左右，尖牙与后牙颊舌向为60～70μm，牙齿邻面的磨耗面可清楚地表明该牙的生理动度方向。如果固位体与桥体间均为固定连接，便会产生一个现象，由于不同基牙生理动度方向不同，彼此之间存在一个角度【图7-21】，那么当该桥在功能状态下某区段受力时,非受力段的基牙会受到与原生理动度不同方向、不同大小的扭力，这样久而久之，牙周能耐受的，则固位体与基牙间的粘固界面上会因为力的作用引起松动；牙周不能耐受的则出现骨吸收。另外，中间基牙的支点作用，会使一端受力下沉时，在另一端产生殆向脱位力【图7-22】。这种现象尤其在咬块状食物时明显。为此，需要在中间基牙的远中设计应力中断连接体。

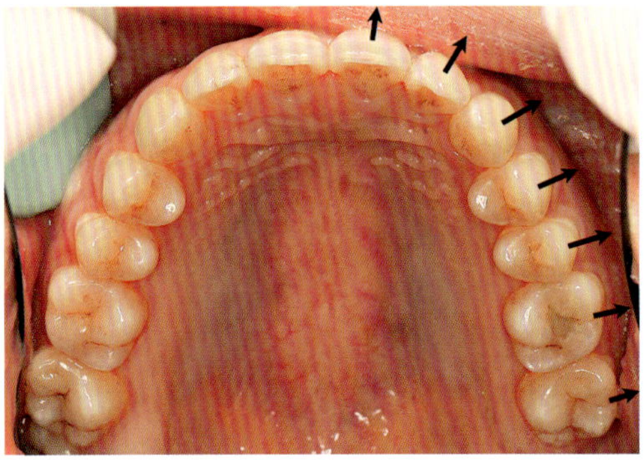

上颌牙

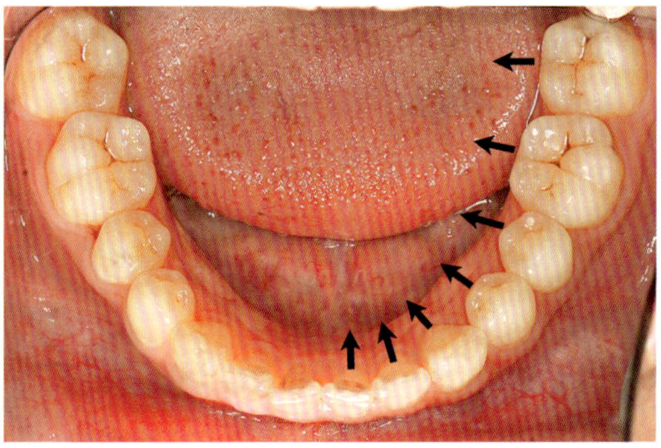

下颌牙

图7-21　不同基牙生理动度方向不同，彼此之间存在一个角度

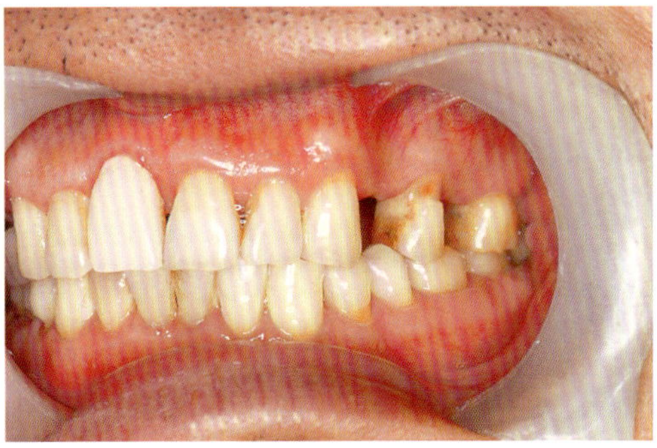

口内情况

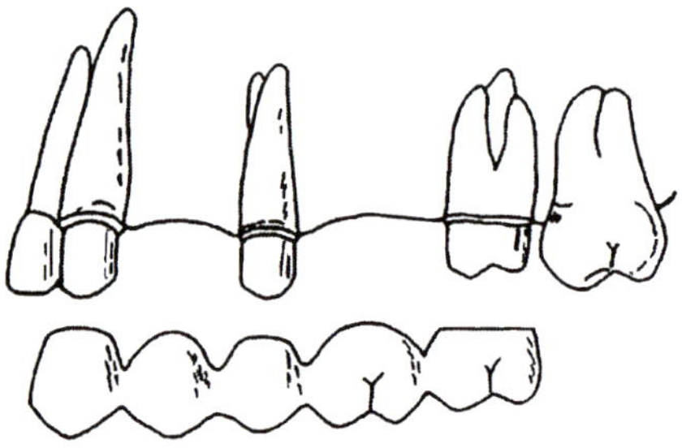

模式图

图7-22　中间基牙的支点作用

8. 增加基牙

在以上几种情况中，如邻近缺隙的基牙牙周膜面积总和小于缺失牙牙周膜面积总和；冠根比不良；根的外形与结构不良；牙有倾斜；牙槽骨高度有降低等许多情况下，需要增加基牙，增加的基牙即第二基牙的牙周膜面积应大于等于原基牙的牙周膜面积，并有良好的冠根比。如56缺失，4牙根短小，增

加3作基牙，347修复56缺失，便符合如上原则【图7-23】。但如456缺失，欲在近中侧增加2作基牙，则违背了如上原则【图7-24】。

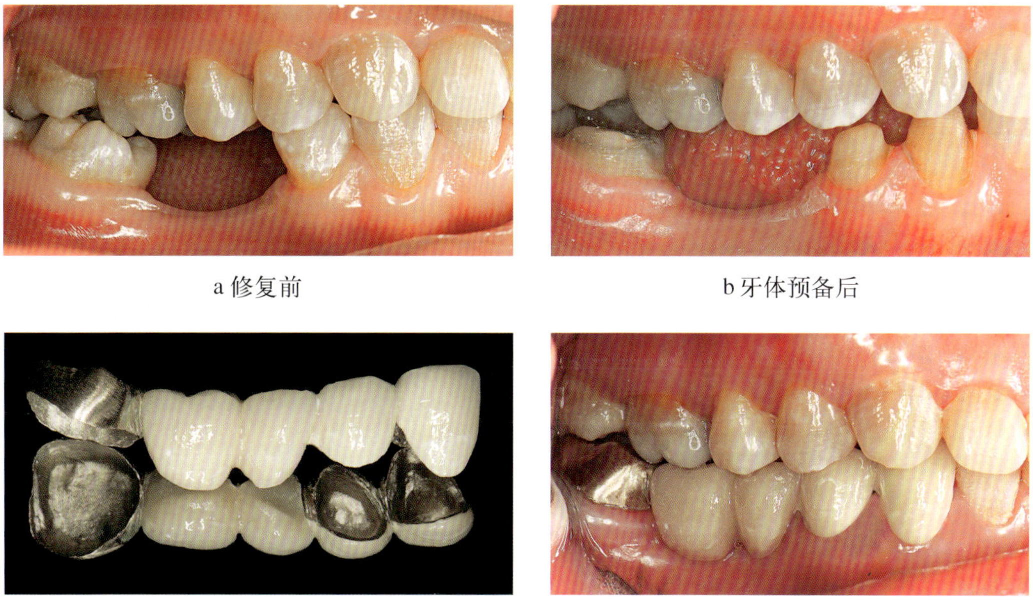

a 修复前　b 牙体预备后

c 固定桥　d 修复后

图7-23　347修复56缺失

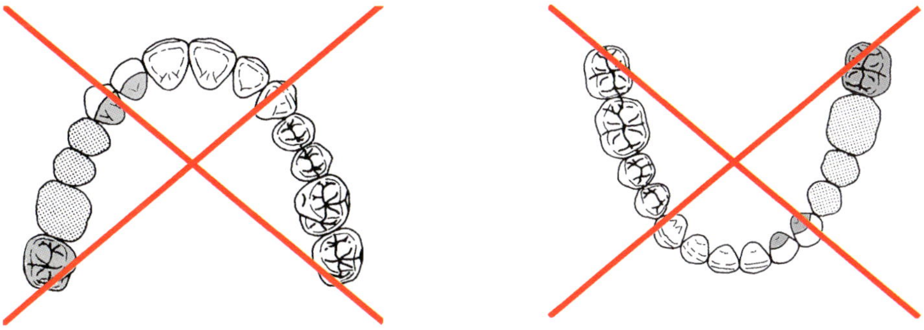

a　b

图7-24　456缺失，不能在近中侧增加2作基牙

（三）医患交流

医生在开始为患者作固定义齿之前，需要与患者详细交谈，内容应涉及以下几个方面：

1. 为什么要作固定义齿?这可能是病人的要求,也可能为医生的建议,病人是非专业人士,其要求可能是合乎实际情况的,也可能不是,医生应把检查的结果告诉病人,坦诚而通俗。

2. 能作固定义齿? 作哪种?固定义齿有不同类型,材料也有多种选择,为什么作这种不作那种?病人的理解是配合的前提,不要作不切合实际的承诺。

3. 患者同意某治疗方案，那么告诉病人治疗过程，修复体的优缺点、局限性、预后及治疗过程、所需磨牙的量、费用、时间等。充分的交流才能使治疗过程得以顺利进行。

第三节 固定义齿的设计

一、固位体的设计

要想使固定义齿可以良好地恢复咀嚼功能，固位体与基牙之间良好而持久的固位是必不可少的前提之一，为此，固位体应尽可能满足如下要求：

1. 有良好的固位形与抗力形，能够抵挡咀嚼过程中产生的不同大小、不同方向的力而不会松动、脱落、变形、破裂。
2. 各固位体间有良好的就位道，在就位时不会使基牙有任何倾斜、扭转或移位。
3. 不需要过度地磨除基牙的牙体组织，减少牙本质过敏、露髓、牙折的可能性。
4. 能够恢复基牙的解剖形态与外观，并满足生理功能与自洁要求，边缘密合，不刺激牙周组织。
5. 材料的机械强度高、经久耐用，热导率低不刺激牙髓，化学稳定性好，不易腐蚀变性。

（一）固位体的类型

传统的固位体有三种类型：冠内固位体、冠外固位体、根内固位体。

1. 冠内固位体

包括邻𬌗嵌体与高嵌体。要有与桥体相连接的邻面。这类固位体上世纪80年代以前常用，现已用的很少，因为它不仅外形线长，而且固位力差、抗力差。只适合缺牙间隙小，两基牙邻近间隙恰好有缺损、龋坏或充填体，只需稍加修整即可获得邻𬌗洞型者。

2. 冠外固位体

包括部分冠与全冠。部分冠多采用3/4冠，后牙偶用7/8冠或近中半冠。其牙体磨除量比全冠少，固位力比嵌体好，对牙体制备技术要求高，取得共同就位道比全冠要困难。全冠为临床上应用最广、固位力最强的修复体，包括金属全冠、金属烤瓷全冠、金属树脂全冠、全瓷冠。

3. 根内固位体即桩冠

自桩核冠产生后桩冠直接作固位体已很少了，二者的适应证相同:牙冠大部分缺损,牙髓已根治的。因为用桩冠，它的就位道只能沿根管方向，另一基牙预备体必需与该牙根管的就位道一致，容易切割牙体组织过多。而桩核冠的核在一定程度上可与桩成不同方向【图7-25】，因此，核较容易与另一基牙预备体获得共同就位道，更符合保存原则。

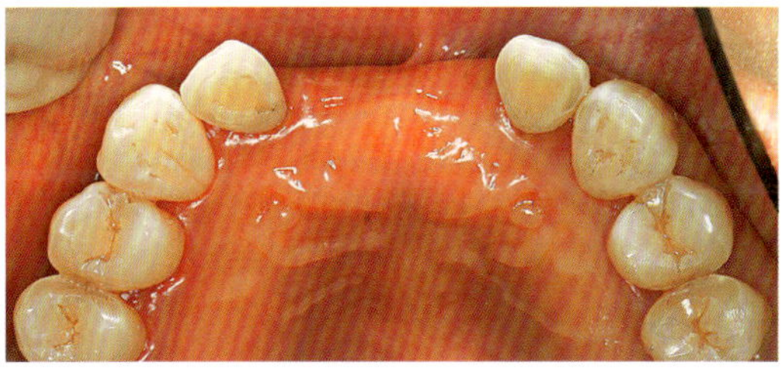

a 修复前聆面观

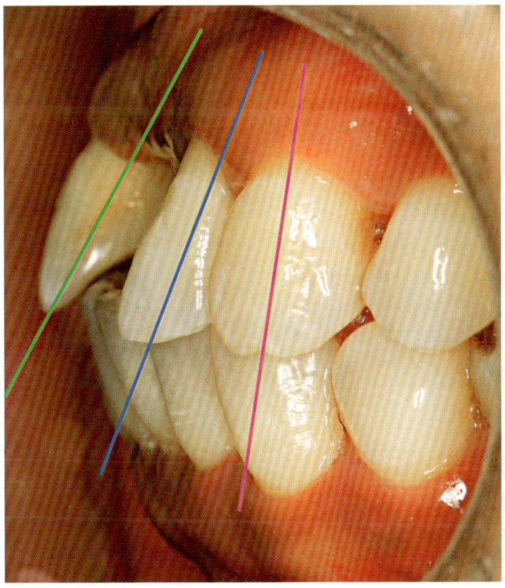

b 修复前基牙就位道的关系

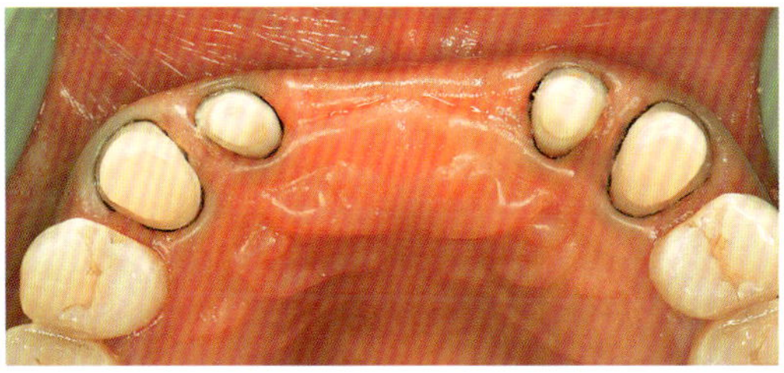

c 用玻璃纤维桩加树脂核对2|2改形获得共同就位道

图7-25 （树脂）核与另外基牙预备体获得共同就位道

（二）设计固位体的注意事项

1. 增强固位体的固位力

无论那一种固位体，为桥体与自身提供的固位力总要大于为自身作修复体时提供的固位力。固位体固位力的大小取决于基牙条件、固位体的类型与牙体预备的质量。基牙的条件不以医生的意志为转移，固位体的类型已如前述，全冠固位力大于部分冠大于嵌体。只有牙体预备是医生提高固位体固位力的有效途径。冠类修复体容易脱位的方向是颊舌向，而固定桥容易脱位的方向不仅有颊舌向、还有近远中向（受扭力矩的影响）。所以，固位轴壁的聚合度不仅在颊舌侧，在近远中侧都应尽量作到≤6°，以保证固位体有足够的固位力。如果基牙临床冠较短，为增加固位体的固位力，可设计2～4个轴沟【图7-26】。

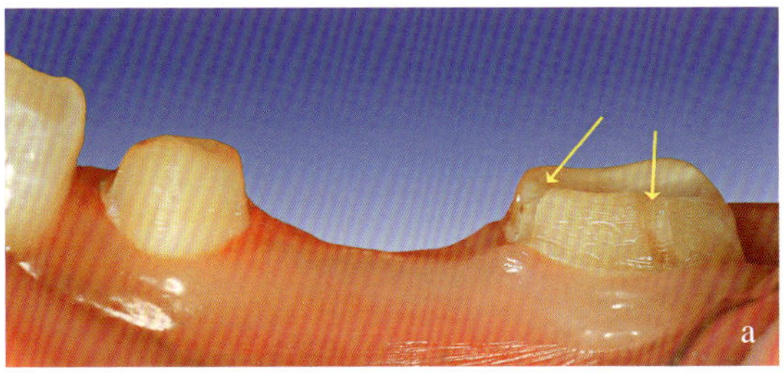

a 临床短冠上增加的轴沟

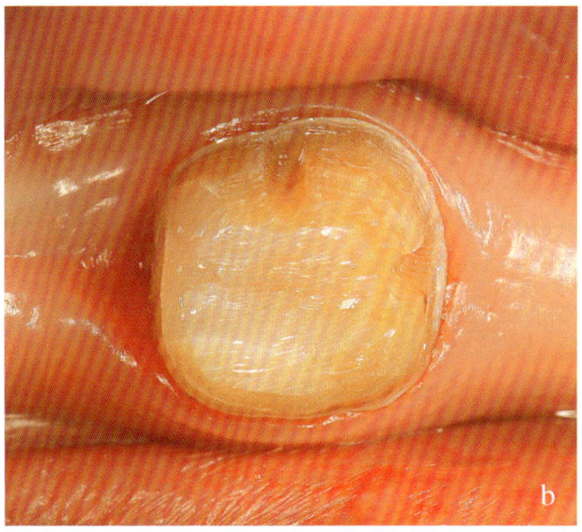

b 聆面观

图7-26 增加固位体的固位力

2. 双端固定桥两端固位体的固位力大小应接近

双端固位体可以均选用冠内固位体，也可均选用冠外固位体或根内固位体，但不能一端为冠内固位体，而另一端为冠外固位体，同为冠外固位体也最好不要一端为全冠、另一端为部分冠。因为，固位力差的一侧在反复的𬌗力循环作用下易先松动，但因另一侧固位力良好而固定义齿并不会脱落，甚至不被患者察觉，这样固位体松动的基牙极易发生龋坏，所以，应尽量使两侧固位体的固位力相近。

3. 对第二基牙固位体的要求

增加基牙时，第二基牙的固位体应比原基牙固位体的固位力大因为第二基牙的固位体比原基牙的固位体承受更大的脱位力。

二、桥体的设计

桥体是固定义齿修复缺失牙形态和功能的部分，正如前述，它不是缺隙的三维填充，也不是简单的缺牙模仿，桥体应尽可能满足如下要求：

① 恢复缺失牙的形态与功能。

② 自洁作用良好，戴入后易清洁。

③ 对下方粘膜无不良刺激。

④ 桥体长度、宽度、形态与基牙的固位体的条件相适应。

⑤ 材料的机械强度高，不变形，不折断。

⑥ 化学稳定性好，不易腐蚀变性。

⑦ 美观、舒适。

（一）桥体的类型

按桥体龈端外形可分为改良盖嵴式、球形、悬空式三种【图 7-27】。其他如鞍式、根型等【图 7-28】因不易清洁，下方粘膜易造成炎症而淘汰。按制作材料分：金属桥体、非金属桥体、金属非金属桥体【图 7-29】。

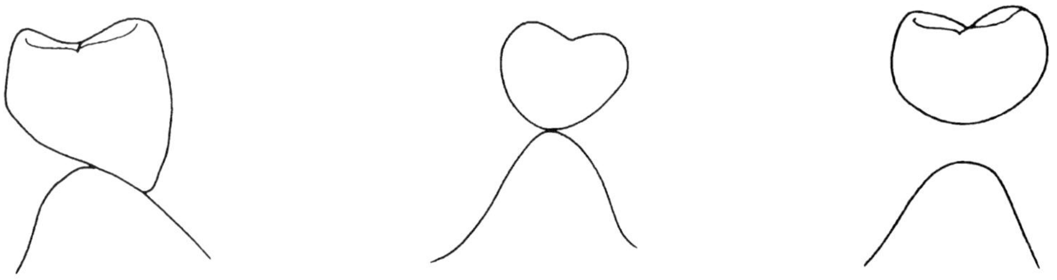

a 改良盖嵴式　　b 球形　　c 悬空式

图 7-27　桥体龈端外形

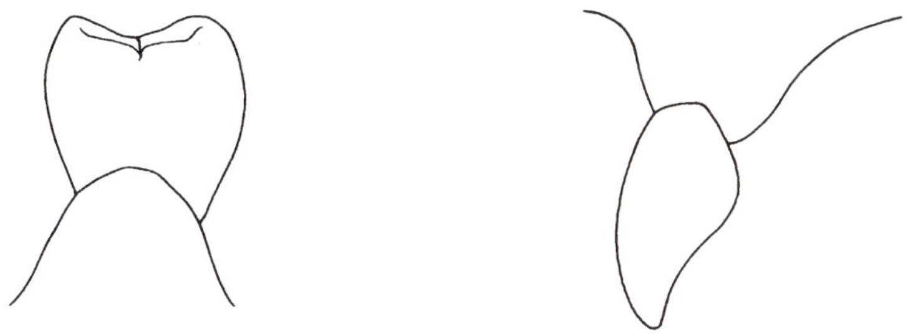

图 7-28　桥体龈端外形

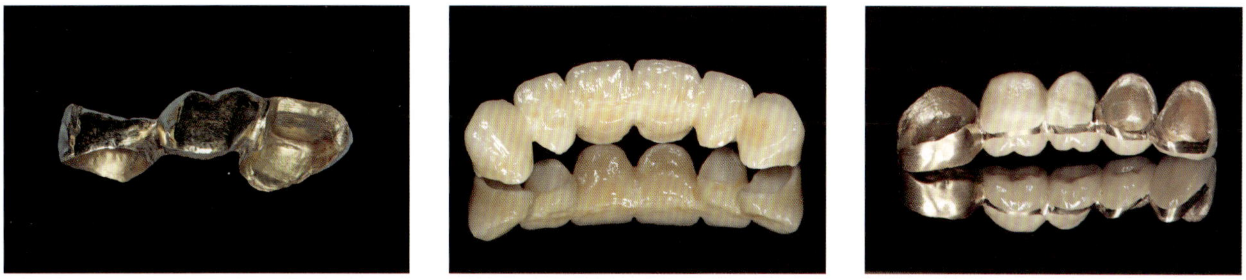

图 7-29　桥体材料分型

（二）设计桥体的注意事项

任何桥体都置身于牙缺失后所遗留的三维空间内。𬌗面受对𬌗的限制；龈端是剩余牙槽嵴的粘膜；近远中有基牙的邻面；唇颊舌侧是唇颊舌肌与粘膜。为满足以上七方面的要求，在设计桥体时应从桥体的𬌗面、龈端外形、唇颊舌侧外形和桥体的抗弯能力四个方面考虑。

1. 正确恢复缺失牙的𬌗面外形

不考虑对𬌗牙、邻牙、同名牙的𬌗面外形，只按照教科书标准牙体解剖的𬌗面外形来设计、制作桥体的𬌗面是错误的作法之一。

仅按照对𬌗牙的𬌗面形态、能接触的部位来建立𬌗接触而不考虑桥体所受𬌗力的大小，𬌗运循环中有无干扰，食物如何排溢，是错误的作法之二。

每一个病人就诊时，因其年龄、咀嚼习惯不同，其𬌗面都属于一定的磨耗等级，并形成自己的特定形态，这可从邻牙、对侧同名牙的𬌗面形态得出参考。有沟窝尖嵴的𬌗面是刚萌出不久的牙齿的特征，而不是标准的理想的、必须的形态。如果我们不考虑病人自身的𬌗面特点，只根据医生的喜好去追求“理想”的𬌗面形态，不仅会降低𬌗接触面积，还会造成较大的侧向力，反而不利于基牙健康，这一点与全冠类的修复是相同的。另一方面桥体的𬌗面并不应该等同于全冠的𬌗面，因为桥体下方没有牙根，边界条件发生了变化。全冠的下方有牙根和健康的牙周组织，这时几乎不必考虑支持力的问题，而固定桥必须先考虑支持能力再设计桥体所恢复的𬌗力大小才符合逻辑，也就是首先不给基牙造成创伤，然后再作到尽可能满足功能要求。

在本章的第二节选择基牙的八条意见中，并没有涉及桥体𬌗面与此有何关联，国内外学者一般都认为，在生理状态下咀嚼食物时仅使用了牙齿一半以内的𬌗力，尚有 1/2 牙周耐力即潜力未被使用。Ante 法则即建立于这样的前提之上。应该说，大多数，甚至绝大多数情况下这些理论是正确的，修复是成功的，使人们似乎可以忽视桥体殆面面积与所受殆力的关系。但是，牙周潜力不应该是一个固定不变的值，牙周组织不会永远储存有与任何情况下的殆力大小都相当的潜力，牙周耐力或最大殆力值是不变的，而殆力值在咀嚼不同食物时会发生变化，食物的性质千差万别，当人们在咀嚼时不可能为避免固定桥失败永远小心谨慎地不让殆力超过1/2牙周耐力，超过了怎么办？该问题使基牙选择理论暴露出缺陷，本体感受器可以控制殆力的学说并不能解释固定桥修复后产生引起骨吸收、根裂【图7-30】的原因，本体感受器的调控恐怕只能在一定范围内起作用，不能完全依赖它。如4、5、6缺失时，绝不能用3、7作基牙修复缺失，其本体感受器虽健在，但又如何能避免创伤呢？所以，既应该严格遵守基牙选择理论选择基牙，还应该根据基牙的支持能力与功能要求设计固定桥修复后桥体所应承受的殆力大小，才有可能避免给基牙造成创伤。

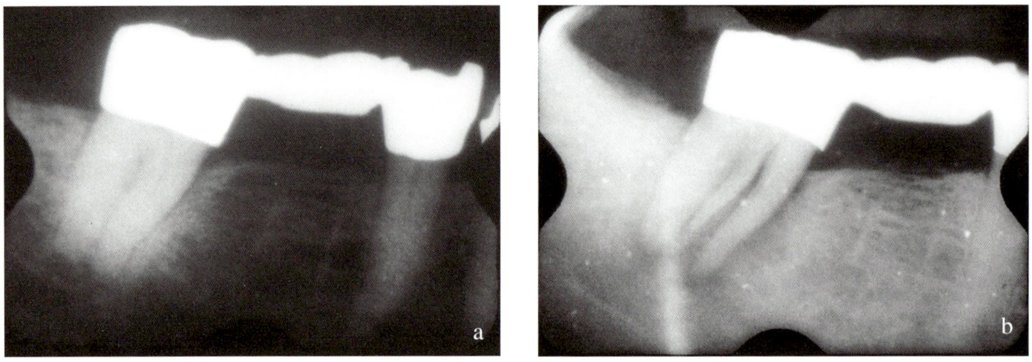

图7-30 固定桥修复后基牙根裂（来自UCSF教学资料）

引用力学中的安全系数（n）概念。安全系数是在桥梁设计时必须考虑的。在此的含义应理解为：固定桥只要咀嚼各种食物时所需的殆力不超过全部基牙的牙周耐受力（最大殆力）即不动用全部牙周潜力，那就是安全的。这样，最大殆力可由极限应力 σ_u 代表。不同大小的殆力由许用应力[σ]代表，按照力学原理，安全系数应该是一个>1的数，$n=\frac{\sigma_u}{[\sigma]}=1$ 则意味着动用了全部牙周潜力，<1则超负荷即有造成殆创伤的危险。

以$\overline{6}$缺失为例，以周书敏测定的正常殆力为假设最大殆力 σ_u（男女平均），将殆力分为1/3 σ_u、1/2 σ_u、2/3 σ_u、3/4 σ_u 几个量级的许用应力，将殆力分为集中载荷与分布载荷两种受力条件，计算安全系数。结果表明$\overline{5-7}$固定桥受集中载荷时很安全，但受分布载荷时，刚达到2/3 σ_u，安全系数即<1，见表7-4。

表7-4 不同大小殆力时$\overline{5-7}$固定桥的安全系数(n)

			$\overline{5}$	桥体	$\overline{7}$	合计	n
最大殆力 σ_u			36.85	0	43.76	80.61	
$\overline{6}$缺失修复后[σ]	集中载荷	1/3 σ_u	0	15	0	15	5.37
		1/2 σ_u	0	22	0	22	3.66
		2/3 σ_u	0	30	0	30	2.69
		σ_u	0	44.93	0	44.93	1.79
	分布载荷	1/3 σ_u	12	15	15	42	1.92
		1/2 σ_u	18	22	22	62	1.30
		2/3 σ_u	25	30	29	84	0.96
		3/4 σ_u	28	34	33	95	0.85

咀嚼松脆柔软的食物时需要的力小则安全系数n大，>2 、>3 、>4都有可能，咀嚼坚硬不易碎的食物时需要的𬌗力大，安全系数小，有可能<1。在功能状态下，产生集中载荷的机会是很少的，多数情况下为桥体与固位体同时受力即为分布载荷。集中载荷只见于放入口中一个颗粒食物时，时间短、次数少，真牙列时由一颗牙负担，固定桥时无论作用点在哪儿，均由两侧基牙共同承担，安全系数很高，集中载荷永远会以对𬌗真牙一颗牙所能承受的最大𬌗力为限。由表7-4可以看出这种载荷并不危险。分布载荷常见于绝大多数嚼碎与研磨时的咀嚼过程中，时间长、次数多，三个牙𬌗面上的力由两个基牙的牙周组织负担，安全系数下降，𬌗力为2/3 σ_u时，有造成𬌗创伤的危险，只有不动用不超过全部牙周潜力，即让n ≥ 1，在力学中，这叫做满足强度条件，才是安全的。由表7-4可以看出，在分布载荷所用应力达1/2最大𬌗力时，$\overline{5\text{-}7}$桥是安全的，n=1.30，这与Ante法则是相同的，如何才能作到让[σ]=2/3 σ_u，甚至3/4 σ_u时，n ≥ 1呢？减轻桥体𬌗力是最直接最简便的方法。由表7-5可以看出[σ]=2/3 σ_u时，桥体上减少11%的𬌗力即可作到n=1。这应该是很容易作到的。但许用应力为3/4 σ_u时要想保证安全，需减少42%的𬌗力，会有些困难。

表7-5　满足$\overline{5\text{-}7}$固定桥强度条件时的𬌗力分布要求

	牙位				合计	n
	$\overline{5}$	桥体	%[σ]	$\overline{7}$		
σ_u (kg)	36.85	0.00		43.76	80.61	
[σ]=2/3 σ_u	25	≤ 26.61	89	29	≤ 80.61	≥ 1
[σ]=3/4 σ_u	28	≤ 19.61	58	33	≤ 80.61	≥ 1

不与对𬌗牙建立𬌗接触的作法是不可取的，对𬌗牙会过萌，而导致𬌗紊乱。只有通过减径来减轻𬌗力。

减径不能减轻集中载荷的𬌗力，但能减少分布载荷的𬌗力。假定桥体的𬌗面面积为1cm^2，为简化计算，不考虑三维形态、食团设为均质体，如对某食团某次咬合需30kg的力，分布在1cm^{2}的𬌗面上，当桥体面积减径成为0.8cm^{2}时，只能还有24 kg的力。𬌗面面积减小了，所受𬌗力也随之减轻，但很显然，要增加咀嚼次数，延长总咀嚼时间。

在分布载荷时如何才能减轻桥体的𬌗力呢？主张虽很多，但原则只有三条：确实能减轻𬌗力；不影响对𬌗牙的三维动力平衡，减径后不会出现咬腮咬舌。应该是减桥体功能尖的外斜面区域，如在2/3 σ_u水平建立强度条件，该区域减一半的𬌗接触即可得到满足；但如患者咀嚼肌发达，喜食硬食，有夜磨牙症，很难保证不达到3/4最大𬌗力，此时可将该区域全部减掉，并需辅以以下作法：加大连接体舌侧外展隙，等于从近远中减径，加深颊、舌沟和加深副沟降低牙尖斜度，等于从𬌗面中减少面积，并减少侧向力。

𬌗接触的形式千差万别，每个病人不同牙位还需根据对𬌗情况具体分析。

2. 正确恢复桥体龈端的外形

桥体的龈端是桥体与缺牙区剩余牙槽嵴粘膜相接触或与其面对的部分。相接触的称为接触式桥体，相面对而不接触的称为悬空式桥体【图7-31】。悬空式桥体因其影响美观，不能应用于前牙区与前磨牙区，应用于磨牙区也影响舒适感，仅可用于剩余牙槽嵴吸收较严重且外形恢复不良或有系带异常附着等个别情况。接触式桥体，为临床上最常用的桥体形式，龈端与粘膜如何接触，只有两个要求：不压迫、能清洁。

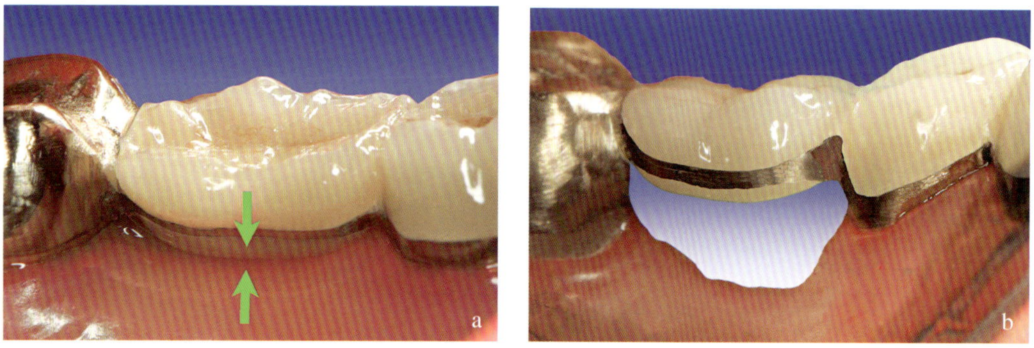

图 7-31　接触式桥体（a）与悬空式桥体（b）

桥体龈端的外形有多种设计，根形最像真牙，但不能清洁而被淘汰。鞍形颊舌侧外形最好，舌感觉最舒适，但不能清洁,拆除鞍式桥体后，下方粘膜均为红肿糜烂状态【图 7-32，33】，因此，也同样不能应用。

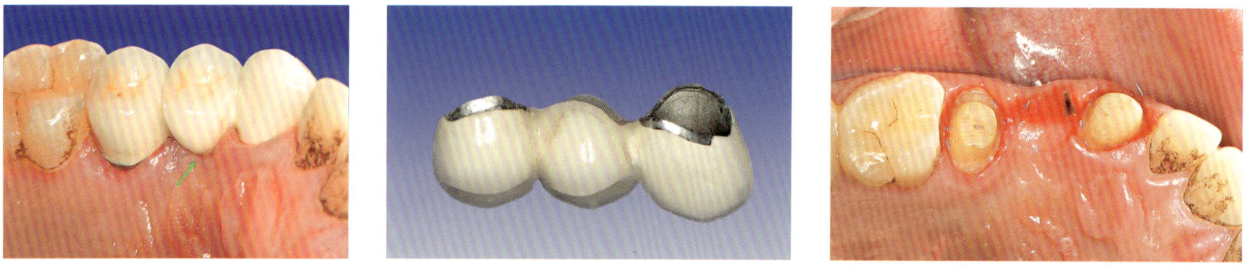

固定桥戴用后半年　　脱落的固定桥　　粘膜红肿糜烂

图 7-32　鞍形桥体（病例 1）

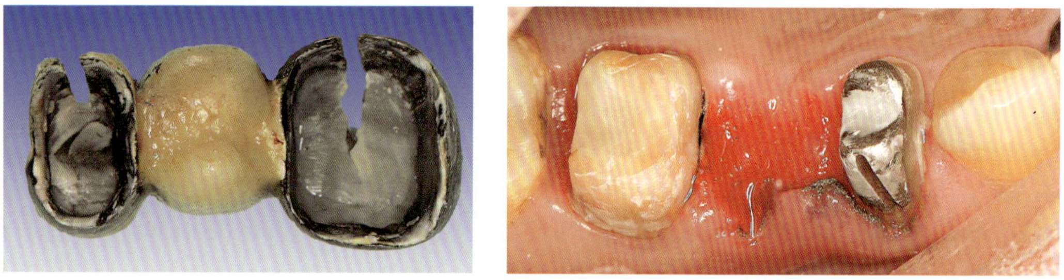

拆除后的固定桥　　拆除后牙槽嵴粘膜红肿溃烂

图 7-33　鞍式桥体（病例 2）

能够保持清洁的只有改良盖嵴式与球形两种【图 7-27】。球形的龈端不如改良盖嵴式易于恢复唇颊侧外形，所以多用于后牙，当剩余牙槽嵴较宽、外形不圆滑时，用球形较方便，易于恢复舌侧外形，在后牙区两者均可用，可视情况而定，但前牙区多用改良盖嵴式。

球的直径可大可小，根据剩余牙槽嵴的宽度、原缺失牙颊舌径宽度而定，龈端与粘膜呈球面接触，近远中向、颊舌向均为凸面，十分易于清洁。

改良盖嵴式舌侧不越过剩余牙槽嵴颊舌向中分线，龈端与剩余牙槽嵴的唇颊侧呈近似 T 型接触【图 7-34，35】，近远中向、颊舌向均为凸形，易于清洁。

龈端的清洁不靠牙刷，需用牙线从桥体的近中或远中龈外展隙进入，近远中向运动【图 7-36】,清洁桥体的龈端与粘膜。

龈端与粘膜接触不能有压力，压力会使粘膜变形，时间长了则引起骨吸收或其它病理性改变。

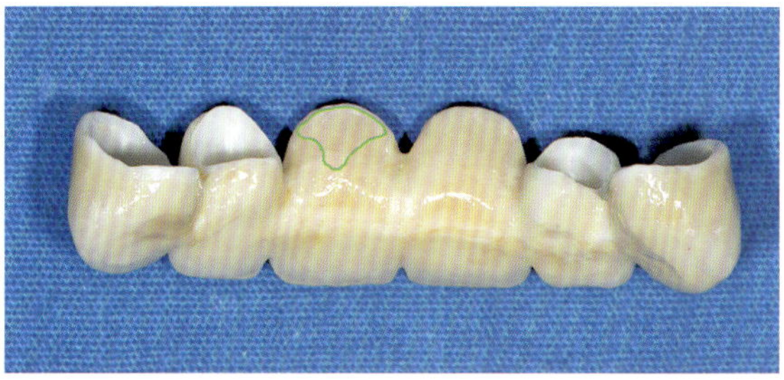

图 7-34　改良盖嵴式桥体龈端呈凸形，与牙槽嵴粘膜呈 T 形接触（绿色）

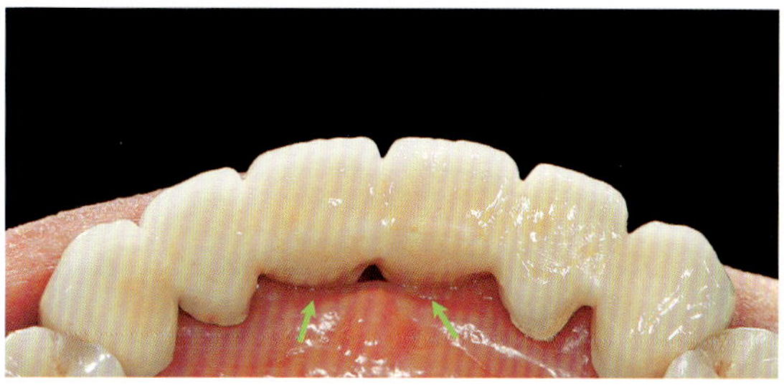

图 7-35　改良盖嵴式桥体龈端与粘膜的接触

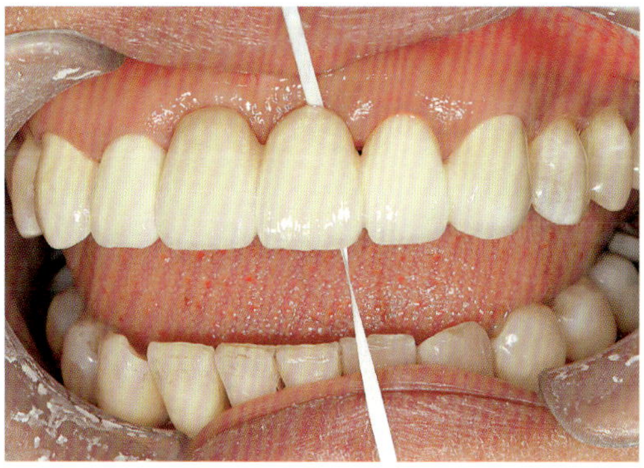

图 7-36　用牙线清洁桥体龈端与粘膜

3. 正确恢复桥体唇舌侧外形

恢复缺失牙的形态，尽量作到与同名牙、邻牙对称协调。前牙桥体的龈𬌗径一定要与同名牙等长，如因剩余牙槽嵴吸收较多而桥体龈𬌗径长时，可牺牲颈部的突度，内收，让颈部的龈缘线平齐同名牙【图 7-37】。龈外展隙、切外展隙、唇外展隙、颈缘线外形与外形高点的位置可用来辅助桥体外形的设计、牙长轴方向等。舌侧的外型在满足龈端外形的前提下，使外形高点突度与邻牙接近即可。

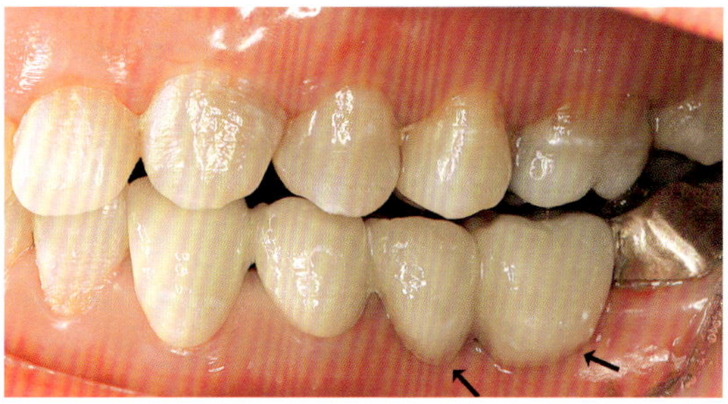

图 7-37　剩余牙槽嵴吸收较多时，内收桥体颈部

4. 正确设计桥体金属梁的截面外形，增强抗弯能力

桥梁受力都会发生弯曲,固定桥也不例外,目前的固定桥绝大多数为金瓷、金塑或金属构造，抵抗殆力产生抗弯能力的为金属部分。影响桥体弯曲变形的因素有：

合金材料的强度：用于作固定桥的牙用合金材料的强度是足够的，如Ni-Cr合金、Au-Pt合金等。

殆力的大小：殆力是导致桥体弯曲变形的主要原因,殆力越大要求桥体抗弯能力越强。

桥体的厚度、宽度与长度，在同等条件下，桥体弯曲变形的量与桥体厚度的立方成反比，与宽度成反比，与桥体长度的立方成正比【图7-38】。在有限的空间内，桥体金属梁的截面外形受很多限制，如龈殆径、瓷层厚度的要求等。但起码应保证桥体在2/3最大殆力时不变形，美观应让位于这个前提。在不影响咬合的另一个前提下按照材料力学理论,应选择合理的梁截面外形,不同的外形产生不同的抗弯截面模量，其值越大，抗弯能力越强，但另一方面，梁横截面的面积越大，消耗的材料越多，在应用贵金属时这是个值得考虑的问题。因此，桥体金属梁的合理截面应该是采用尽可能小的截面面积A,得到尽可能大的抗弯截面模量。可以用比值W/A来衡量截面的合理程度,这个比值越大就越经济合理。工字梁之所以被广泛地应用就因为它的W/A的比值是同值抗弯截面模量,矩形梁的2.64倍,圆形梁的3.75倍【图7-39】，受解剖外形,瓷金结合的限制,可作相应的调整。

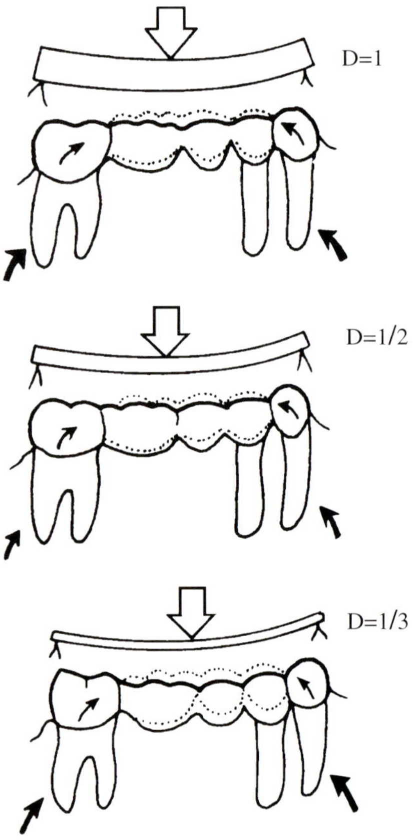

图7-38　桥体弯曲变形的量与桥体厚度的立方成反比，与宽度成反比，与桥体长度的立方成正比

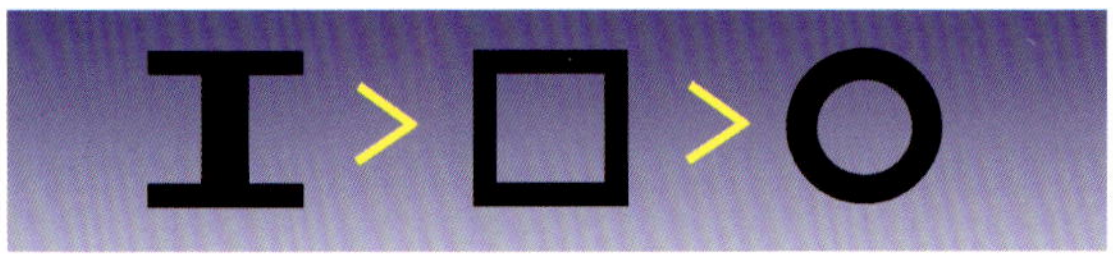

图7-39　同面积、不同外形截面的W/A值比较

三、连接体的设计

连接体是连接桥体与固位体的部分。因其连接方式的不同而分为固定连接体、活动连接体。

(一)固定连接体

固定连接体是将固位体与桥体完全连接成一个不活动的整体。简单固定桥中除了半固定桥的活动连接端使用活动连结体外，其他都需用固定连结体。根据固定桥的制作工艺不同，分为整体铸造连接体和焊接连接体。整体铸造连接体即在制作固位体与桥体蜡型时就将两者的蜡型相连接，进行整体铸造，使固位体与桥体连接成一个整体，焊接连接体将固位体与桥体的金属部分分别制成后，通过焊接把固位体与桥体连接成一个整体。

(二)活动连接体

活动连接体是将固位体与桥体通过栓道式连接体相连接，用于半固定桥的活动连接端与复合固定桥时中间基牙的远中，栓道式连接体由栓体和栓道组合而成，多为预成件或预成蜡型，根据殆龈径与颊舌径选择相应的型号，制作时将栓体放置于桥体上，栓道位于固位体上，栓道的就位道方向与另一端固位体的就位道方向完全一致，戴入时栓体嵌入栓道内。

连接体的设计，受唇舌径与龈殆径的限制，4个外展隙极易使连接体处形成固定桥最薄弱环节。在前牙唯一可增大连接面积的是舌外展隙处【图7-40】，在后牙有舌外展隙与不影响咬合时的殆外展隙处【图7-41】。

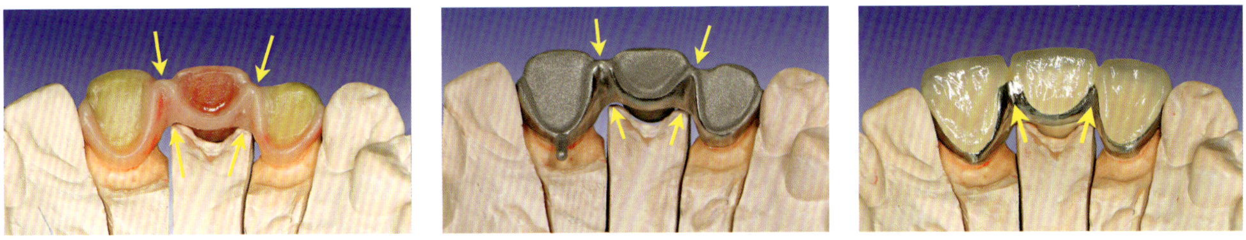

a 蜡型　　b 基底桥架　　c 烤瓷桥完成舌面观

图7-40　前牙舌外展隙处增大连接面积

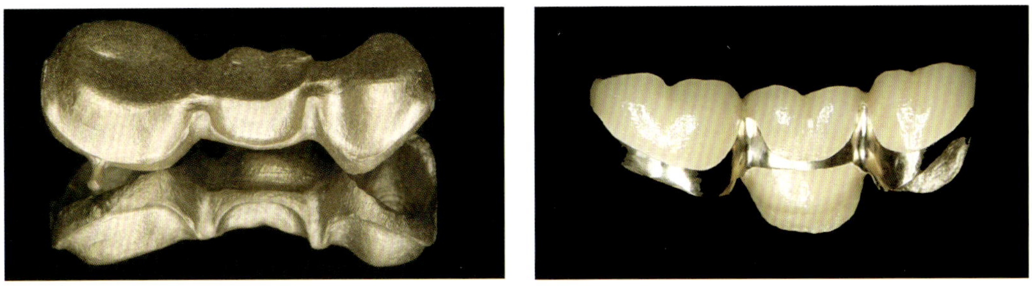

a 基底桥架　　b 烤瓷桥完成舌面观

图7-41　后牙舌外展隙处增大连接面积

第四节 治疗步骤与术后问题的处理

在检查诊断后,病人完成了牙体牙周治疗等准备工作后便可开始进行固定桥的修复。目前常用的固定桥有金属烤瓷桥、金属烤塑桥、金属桥、全瓷桥4种。全瓷桥适用于三单位小间隙、𬌗力不大、美观要求高的情况下;金属桥适用于龈𬌗径小𬌗力大美观要求不高的情况下;金属烤瓷桥和金属烤塑桥适用于除此以外的其它多数情况。选择材料时还有两个注意事项:对𬌗牙的磨耗与颈缘灰线问题【图7-42】。每个人的牙质不同,耐磨性能有很大差异,一般能根据年龄、牙齿的磨耗情况、进食习惯、牙体制备时对牙齿硬度程度的感觉,作出判断。修复体咬合接触面材料的选择应尽量与病人牙体组织的耐磨性相一致,选择的材料不耐磨,固定桥磨耗过快;选择的材料太耐磨,将对𬌗牙磨耗过多。几种材料按照从不耐磨到最耐磨的顺序为:树脂→ 金合金→ Ni-Cr 合金→ 瓷。金属长期应用后腐蚀不可避免,都会在颈部牙龈上产生着色,尤以Ni-Cr 合金为甚,所以前牙应尽量不用Ni-Cr 合金或辅以肩台瓷制作边缘以减少对美观的影响。

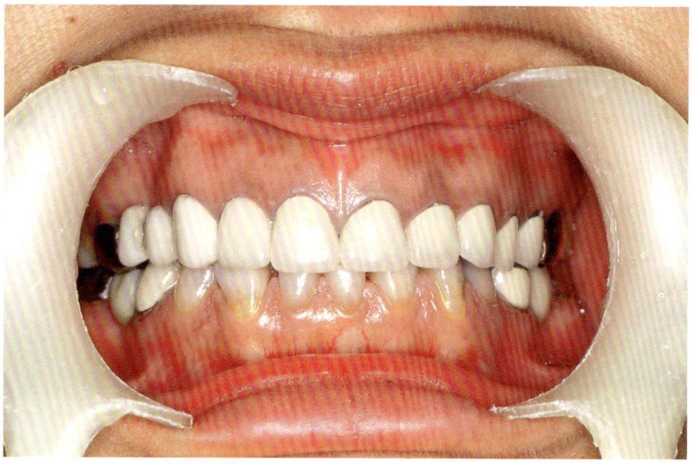

图7-42 固定桥材料引起颈缘灰线

一、治疗步骤(以金属烤瓷桥为例)

1. 基牙的制备

固定桥是两个或多个基牙,单个基牙制备的方法和要求与作金属烤瓷冠时基本相同,一个单冠,可简称为唇舌近远中4壁一个就位道,而一个双端桥则起码为8壁一个就位道【图7-43】,明显增加了就位难度,如为双基牙则有可能为12壁,16壁一个就位道,切不可为使就位道容易获得,而加大预备体聚合度,它既易露髓又易引起抗力下降。如经验不足,可取模型口外观察,口内观察应注意让口镜尽可能远放并平行移动,从颊舌侧观察近远中面是否平行【图7-44】,从𬌗面观察颊舌面是否平行【图7-45】,预备时修整时注意钻针方向。

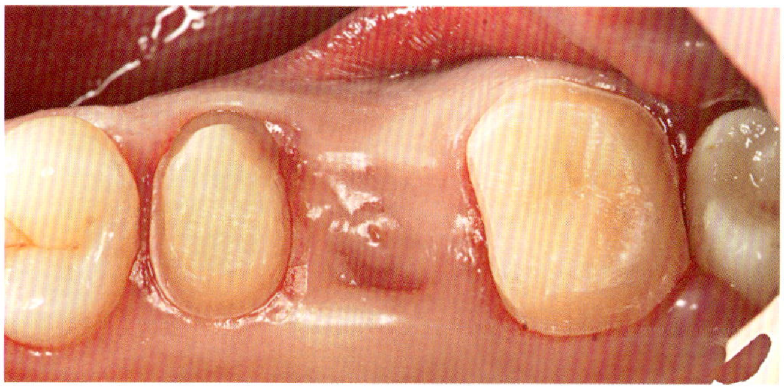

图 7-43　固定桥就位道由 8 壁组成

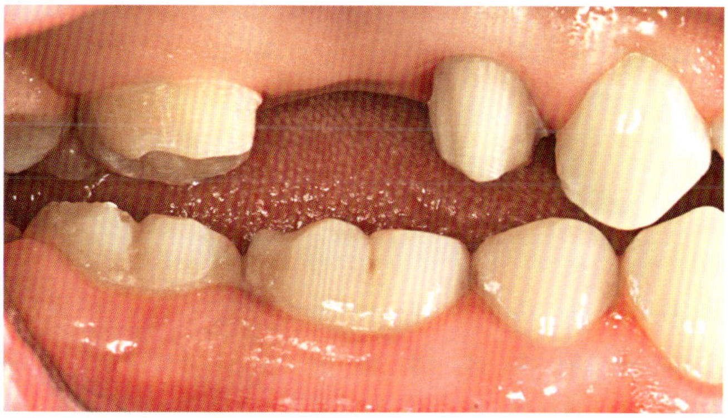

图 7-44　观察近远中面平行度

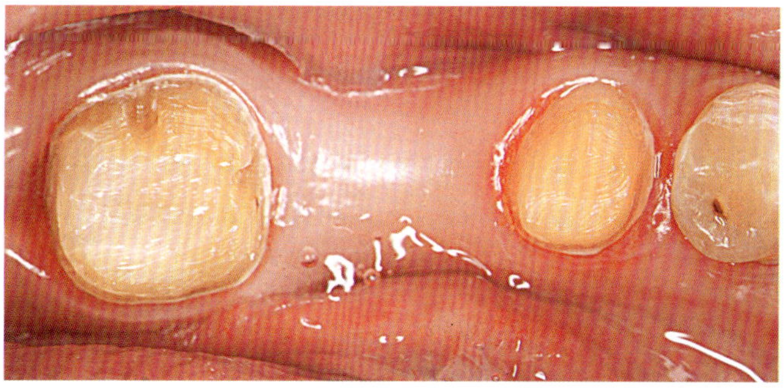

图 7-45　从𬌗面观察前后牙轴壁平行度

2. 印模、模型的制取与殆记录

基本同作冠时的方法，但单冠预备后多数情况下不影响模型的对位，在固定桥制作中殆记录则很重要，常见的如6缺失57预备后，必须有殆记录才能确立正确的殆关系。殆记录的材料包括红膏、石膏、自凝树脂、硅胶等，殆记录应为硬组织间的记录即殆面与对殆殆面间的记录【图7-46】，而不要取牙槽嵴与对殆牙殆面的记录。其后可采用面弓转移、上殆架的手段使技工制作更准确【图7-47】。

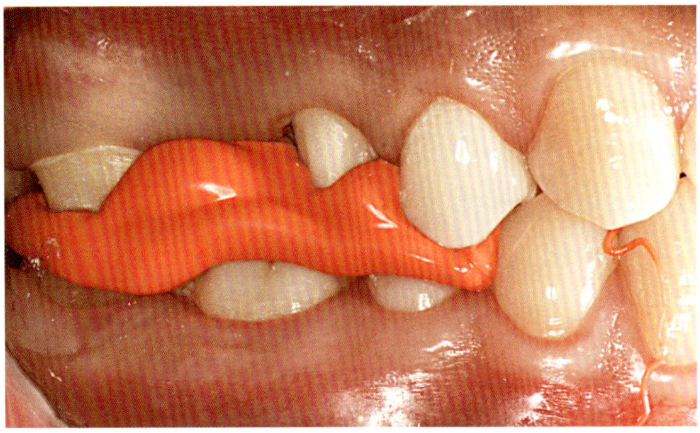

图7-46　用硅橡胶取殆记录

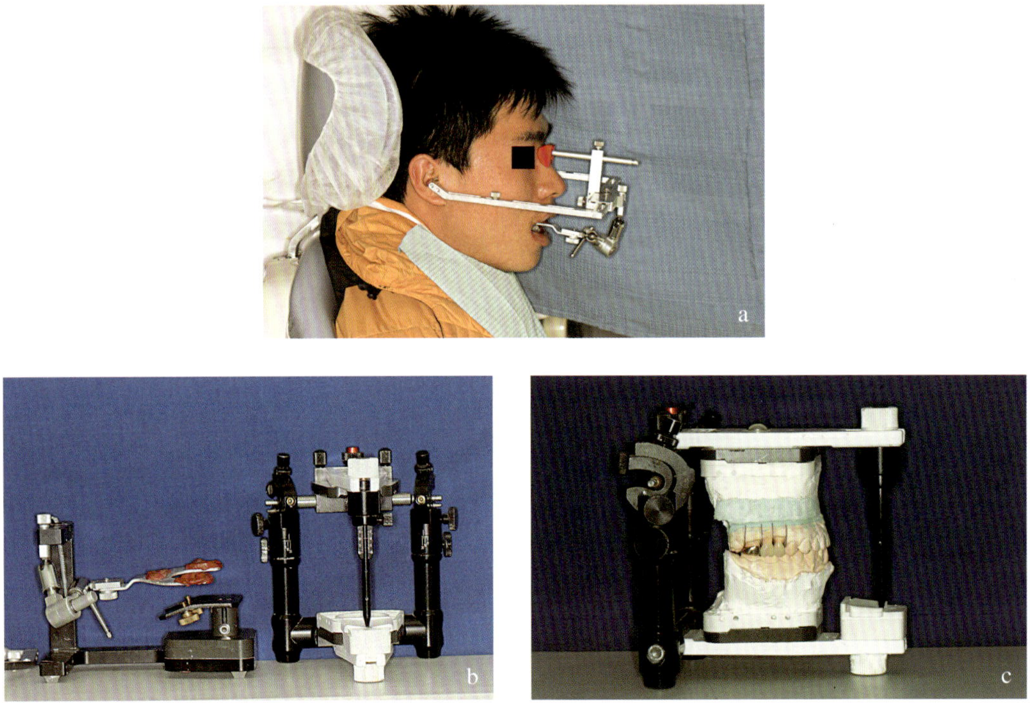

图7-47　面弓转移、上殆架

3. 暂时桥的制作（详细步骤参见第四章）

直接法之一【图7-48～51】是取预备前的印模以记录病人原基牙形态并刮除桥体部分的印模材，预备后将暂时桥材料调拌后注入印模后再次将印模完全放入口内就位，此时待材料基本凝固并具有弹性时将其整体（包括印模）取出，此时即可形成暂时桥。待暂时桥在印模内完全凝固后取出并对暂时桥进行边缘和外形修整，调改咬合，抛光后即可。

直接法之二是用蜡烤软后在口内或在研究模型上直接形成桥体雏形【图7-52，53】，也可用旧义齿的人工牙直接形成桥体雏形【图7-54】，然后将热塑性材料在70℃热水中烤软，待其变为透明、软化后将其塑形到适当、足够大小并放于预备区，要求其在颊舌向覆盖预备区的所有牙面并超越牙龈少许，在近远中向要求其能够覆盖预备区前后各一个牙以维持其就位后的稳定【图7-55】。待其冷却凝固后即可形成预备区的印模【图7-56】。然后依前法将双丙烯基复合树脂临时材料注入该阴模内并让其就位，待其基本凝固并具有弹性时将其整体取出，随后依照前法进行修整处理并试戴完成【图7-57】。此方法中，热塑性材料也可用藻酸盐印模材、硅橡胶初印等弹性印模材代替。

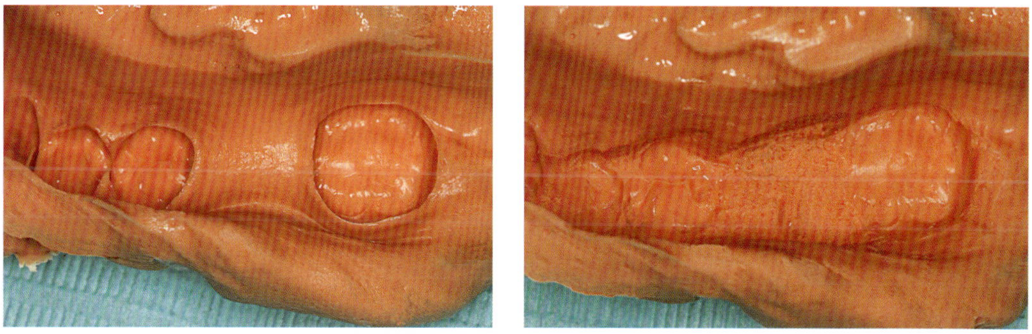

a 成型阴模　　b 刮除桥体部分

图7-48　印模材桥体部分

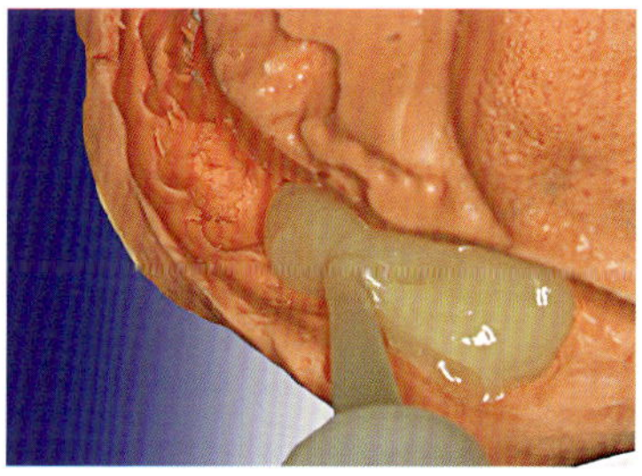

图7-49　暂时材料注入阴模中

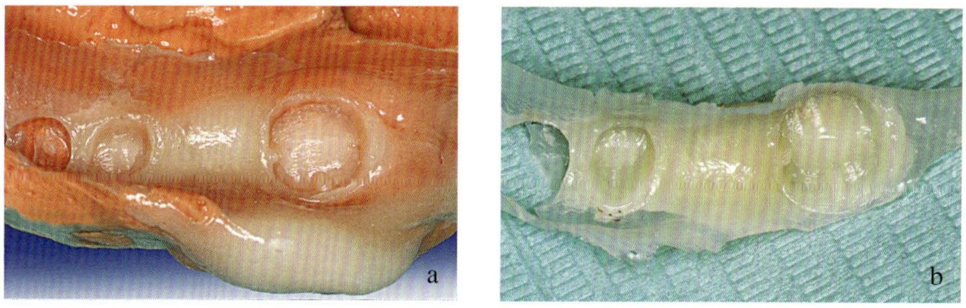

图7-50　凝固后形成暂时桥雏形

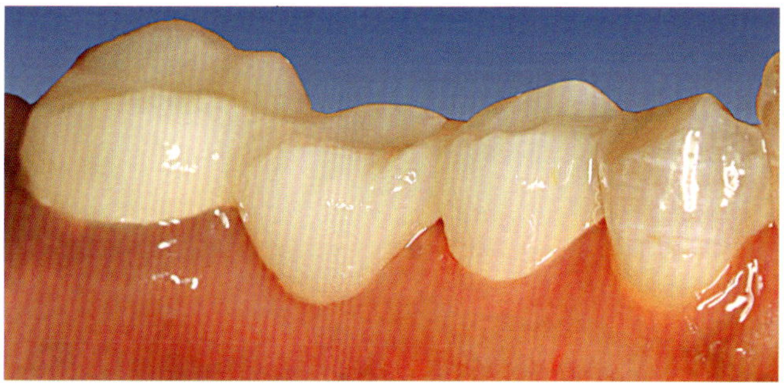

图7-51　打磨、修整并试戴完成的暂时桥

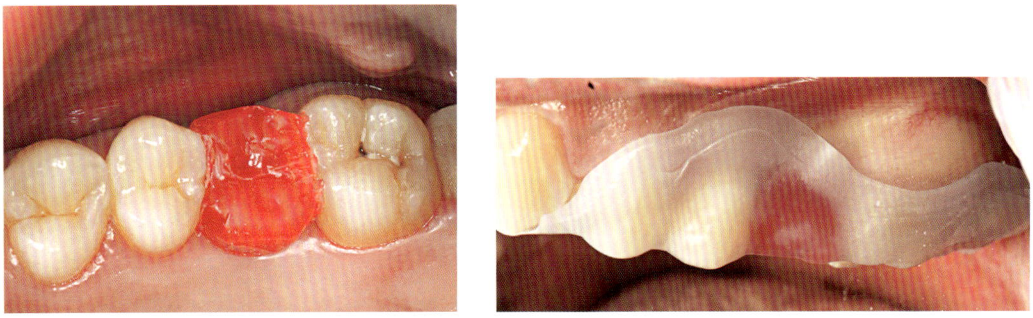

a 形成蜡型桥体　　b 口内制备成型阴模

图 7-52　口内用蜡形成桥体雏形并制备成型阴模

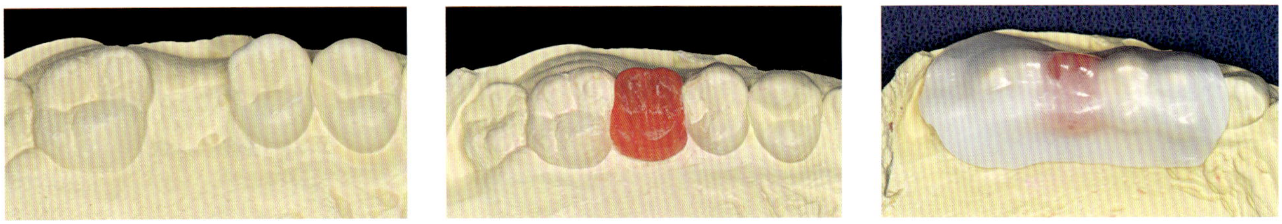

a 研究模型　　b 形成蜡型桥体　　c 模型上制备成型阴模

图 7-53　研究模型上用蜡形成桥体雏形并制备成型阴模

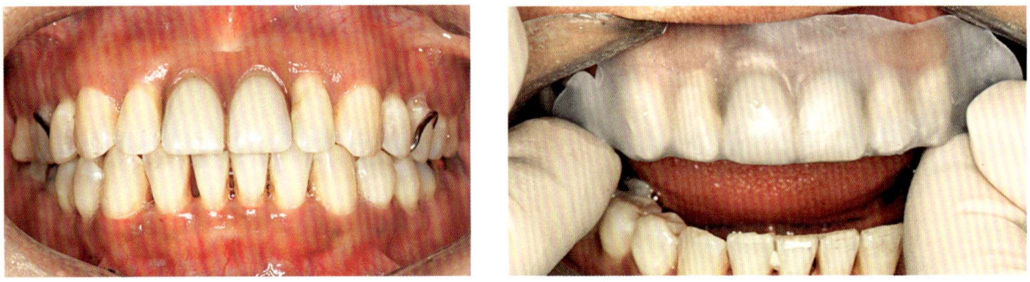

a 旧义齿　　b 在热塑性材料软化透明时进行塑形

图 7-54　用旧义齿的人工牙直接制备成型阴模

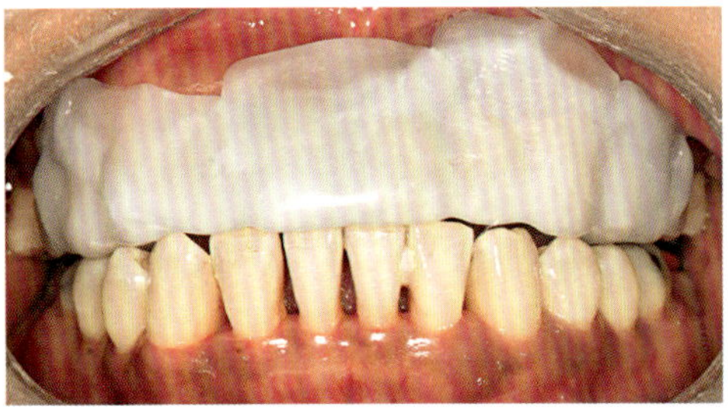

图 7-55　用热塑性材料塑形形成合适大小的成型阴模

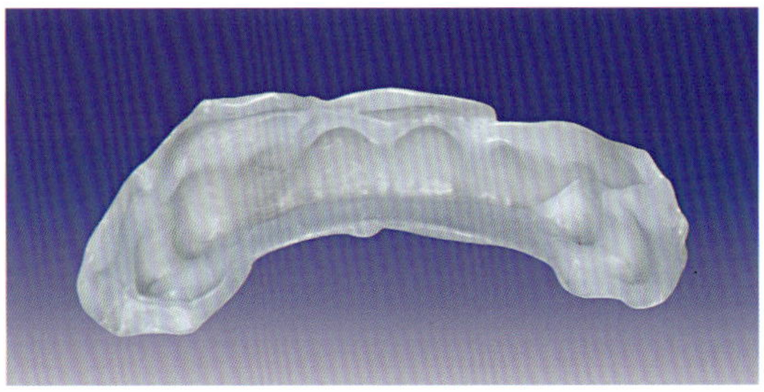

图 7-56　完成后的成型阴模

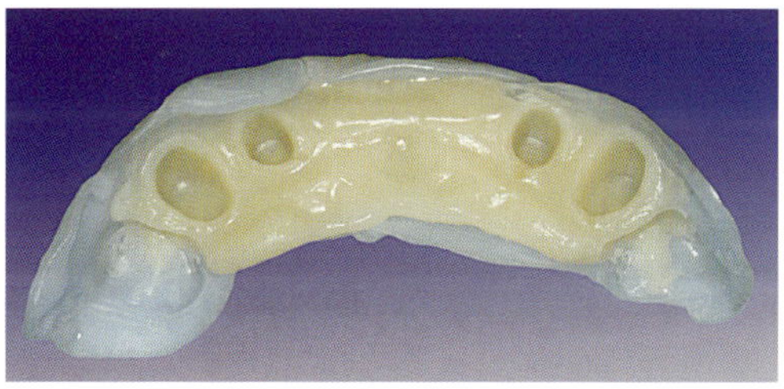

a 从口内完整取出成型阴模和临时桥雏形

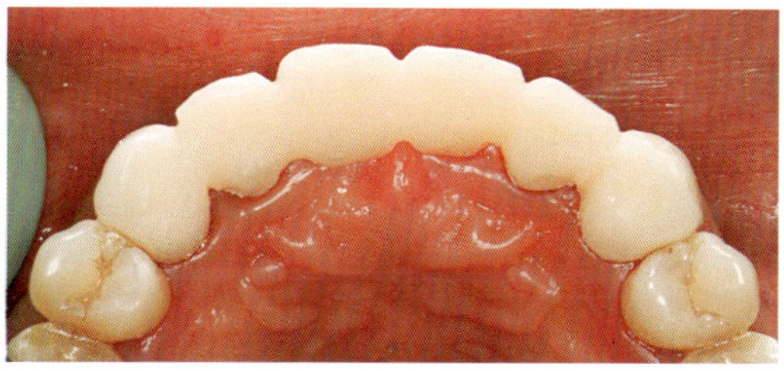

b 完成口内试戴的𬌗面观

图 7-57　完成的暂时桥

间接法之一是牙体预备前先制取研究模型，接着在模型上按照牙体预备的要求进行预备【图7-58】，然后直接用蜡或利用成品树脂牙面在模型上完成暂时桥蜡型【图 7-59】，并在技工室完成热凝塑料暂时桥【图 7-60】。

间接法之二是预备后取印模灌模型，然后在模型上涂分离剂并制作暂时桥蜡型，按照直接法描述的方式在模型上制取成型阴模。然后将蜡完全去除。接着调和暂时桥临时材料，在工作时间内注满成型阴模并在模型上就位并形成暂时桥。

暂时桥试戴完成、抛光后，可用暂时性粘固剂粘固【图 7-61】。

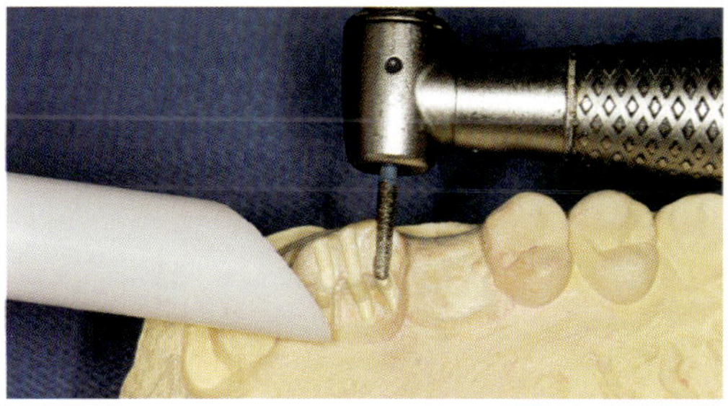

a 牙体预备

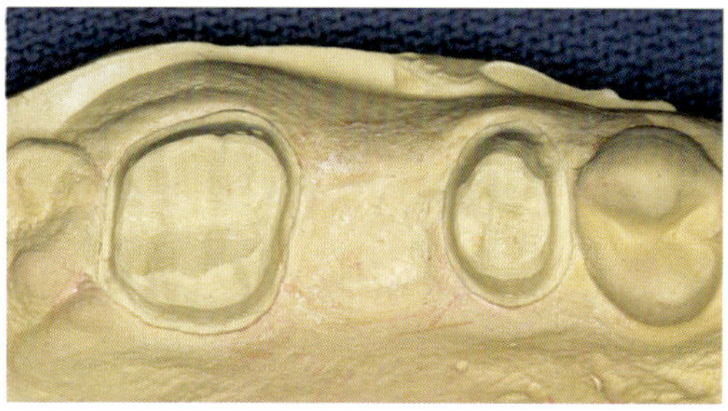

b 预备完成

图 7-58　研究模型上进行牙体预备

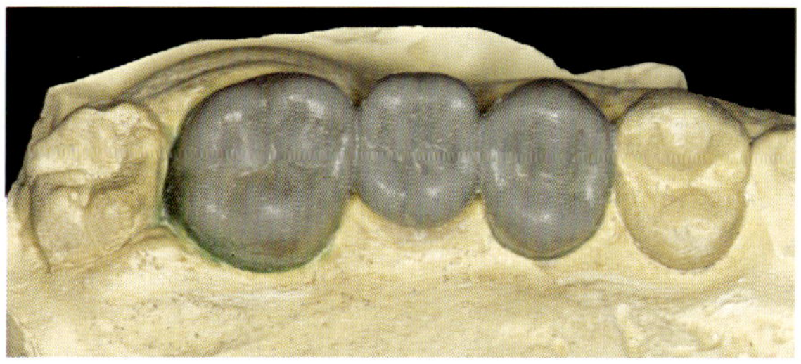

图 7-59　间接法制作暂时桥蜡形，准备装胶

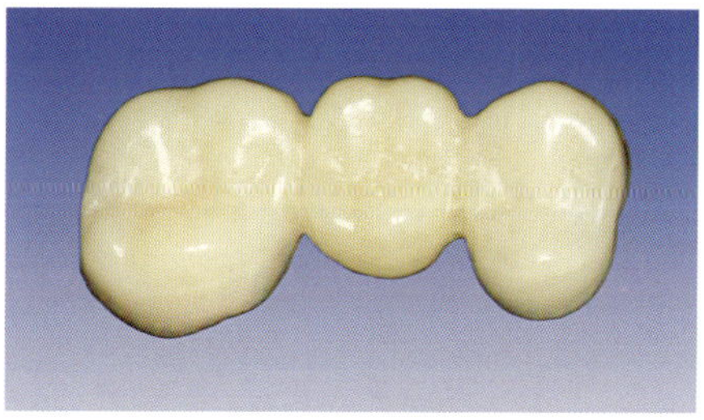

图 7-60　热凝塑料暂时桥

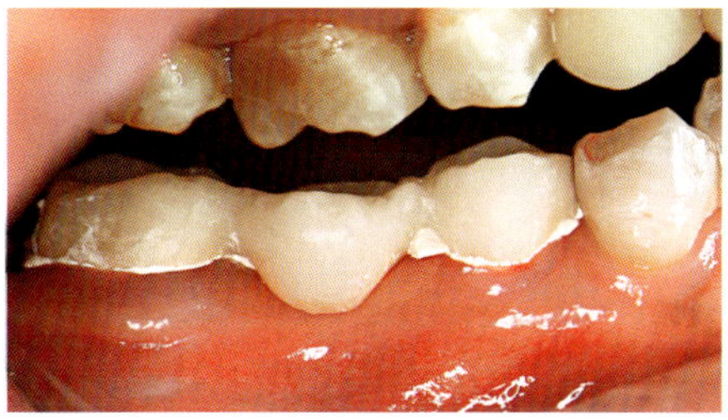

a 用暂时性粘固剂粘固

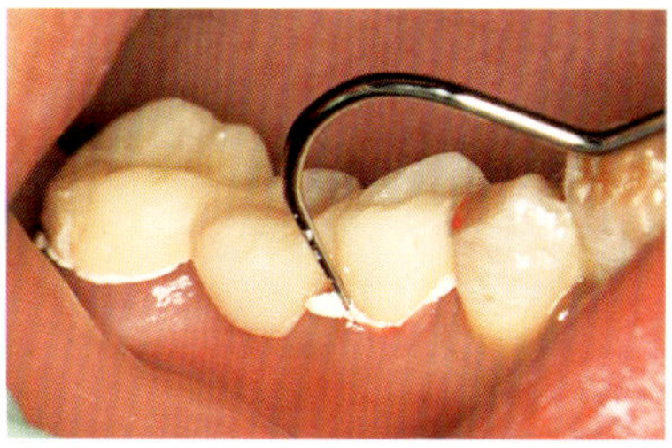

b 用探针清除多余的粘固剂

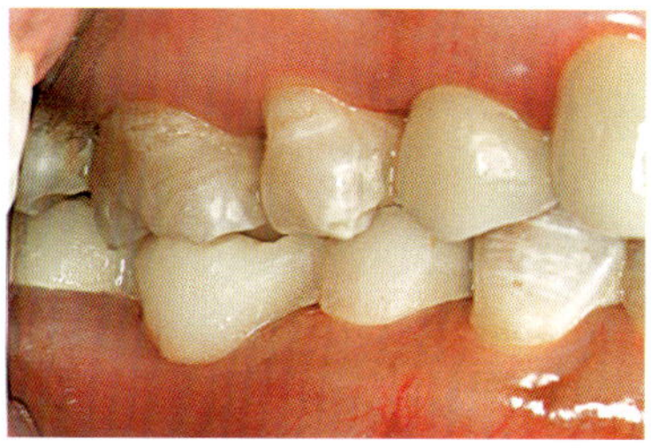

c 口内咬合情况

图 7-61　暂时性粘固剂粘固暂时桥

4. 固定桥的试戴

核对就位道并非完全有把握时，可试戴桥架，检查就位是否顺利，固位是否好，边缘是否密合等【图 7-62】，完全合适后，比色、送技工室烤瓷，下次再戴。如对就位道完全有把握时，可一次完成，即取印模后比色，下次直接戴。

试戴的内容基本同冠类修复体，不同处是桥体外形、龈端外形应合乎要求。检查桥体龈端与粘膜的关系：应该在修复体完全就位后检查。临床检查所见为桥体龈端和粘膜接触无间隙，粘膜本身颜色正常，无受压变白的现象。如果有粘膜受压的情况【图 7-63】，可以用义齿压痛定位糊查出桥体龈端上的施压部位【图 7-64】，逐次调磨至合适【图 7-65】。修改完成后，上釉、抛光，根据牙髓情况选择相应的水门汀粘固。活髓牙要考虑消毒剂、水门汀对牙髓的刺激。不要涂酒精，要用干棉球擦拭，选择刺激小的水门汀粘固。

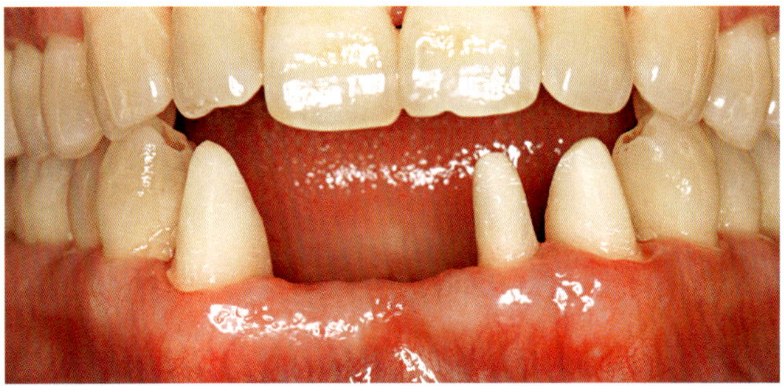

a 固定桥基牙预备体

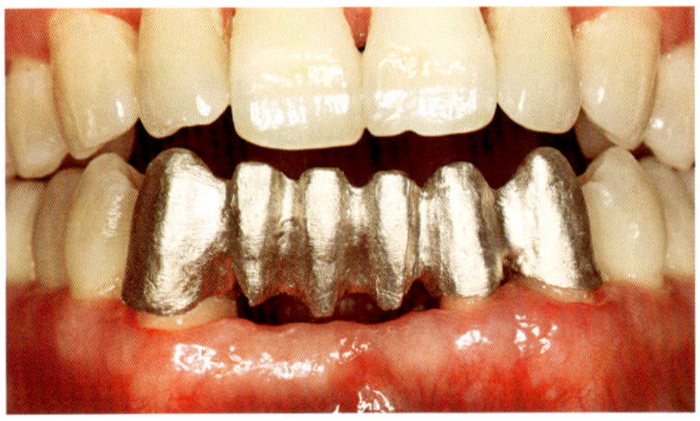

b 固定桥未完全就位

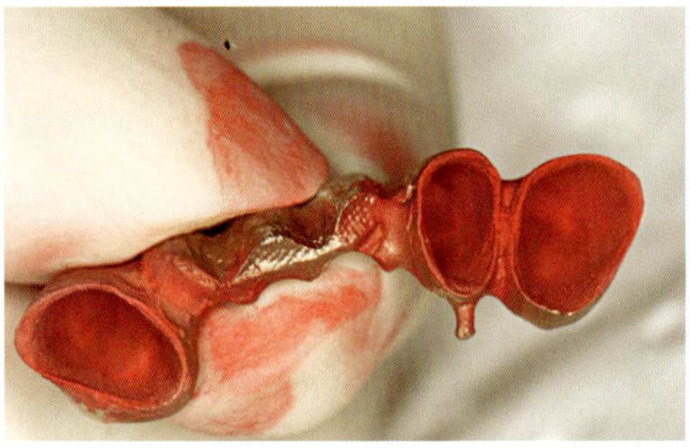

c 用试戴喷剂喷组织面

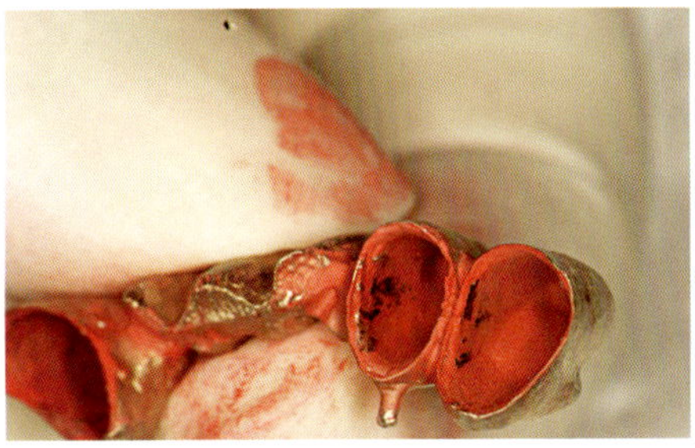

d 显示障碍点

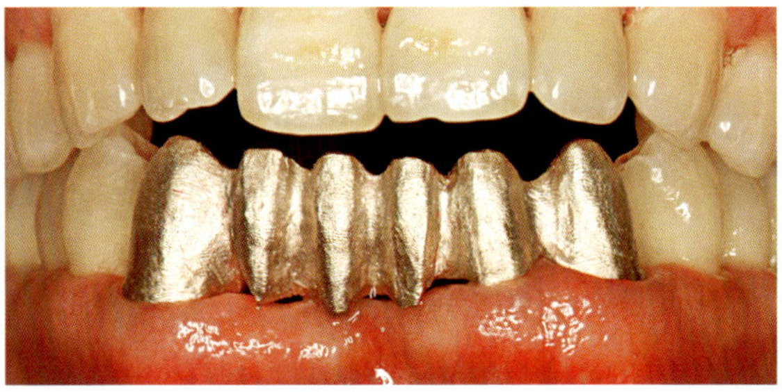

e 磨除或缓冲障碍点后使其完全就位

图 7-62　固定桥基底桥架试戴

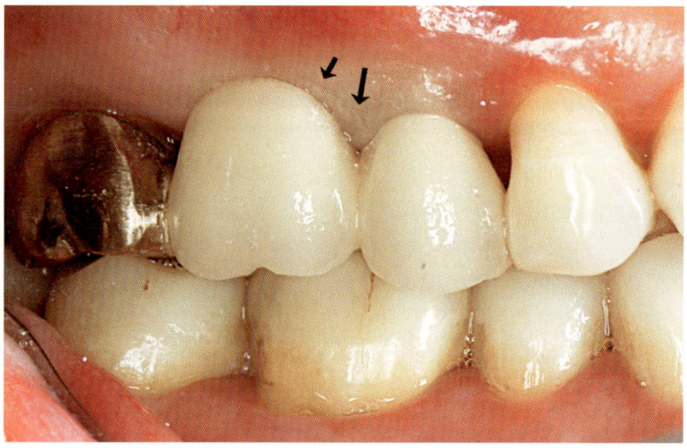

图 7-63　桥体就位后压迫粘膜变白

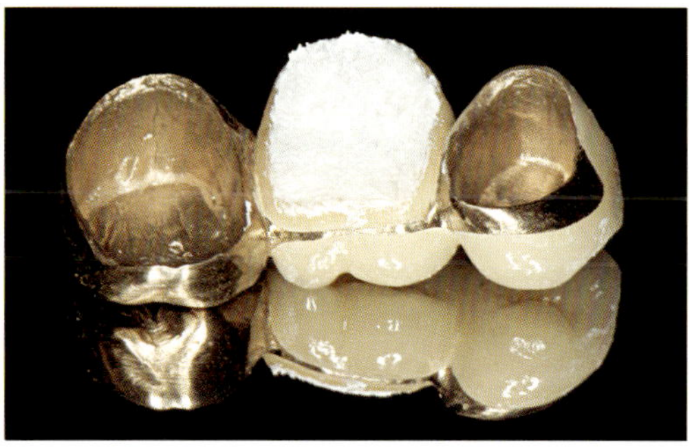

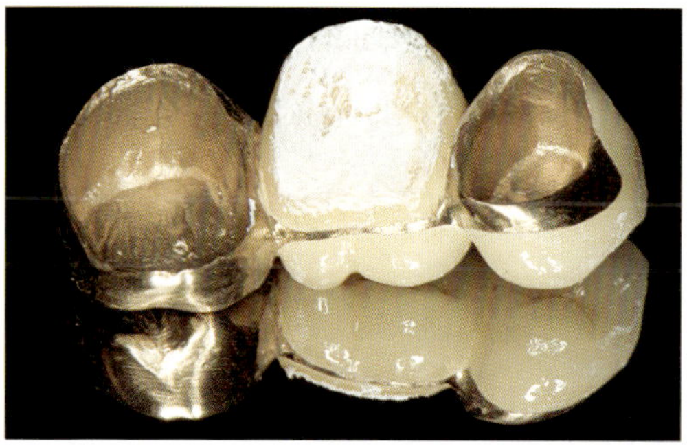

a 桥体龈端均匀涂布定位糊　　b 显示压迫处

图 7-64　用义齿压痛定位糊查出桥体龈端需缓冲的部位

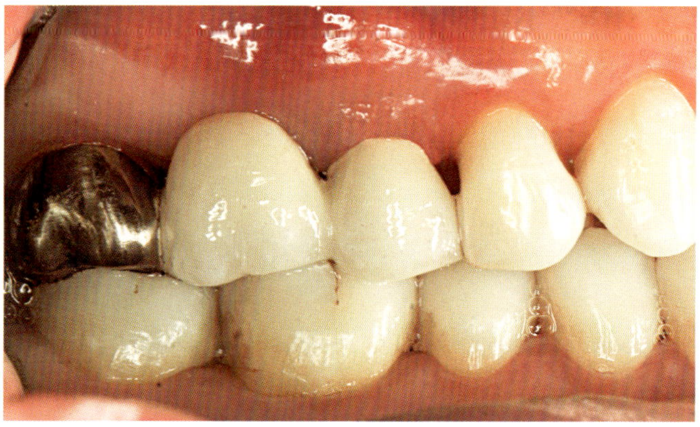

图 7-65　桥体调改合适后粘膜颜色正常

二、固定桥可能出现的问题及处理方法

（一）基牙可能出现的问题

1. 基牙的疼痛

活髓牙在麻醉状态下预备，而后有暂时冠桥的保护，粘固时采用了保护措施与刺激性小的水门汀，但仍有疼痛，则可能距髓腔较近了，引起了牙髓充血，表现为冷热刺激疼。可嘱病人注意保护，不进食过冷过热的食物，观察。如过一段时间症状逐渐减轻直至消失，表明充血消失，恢复正常。如症状加重，并出现了自发痛、阵发痛与放散痛，表明已转为急性牙髓炎，这时可从金属上打孔、开髓进行治疗；烤瓷上开孔易至瓷裂、崩脱，多需拆除后治疗。由于调𬌗不完善所引起的疼痛多为咬合时疼痛，可仔细检查咬合，发现是早接触点、干扰点后调改，疼痛应即消失。

2. 基牙根面龋蚀

戴用后，如口腔卫生不良，根面龋坏，要检查龋蚀的深度、范围、是否露髓，未波及修复体边缘的龋坏可酌情充填治疗；波及边缘，范围较大、深度较深时，已不宜充填治疗；因它形成一受力危险截面而易致牙折，应拆除修复体，治疗后重新修复。

（二）牙龈及剩余牙槽嵴处可能出现的问题

1. 牙龈红肿

固位体边缘不密合，有残余水门汀都可引起牙龈红肿。尤其是应仔细检查邻面边缘处有无悬突，有无残余水门汀。悬突如为金属则可试行修整，但如为烤瓷则不宜修整。绝大多数情况下需拆除重作。

2. 食物嵌塞

多因龈外展隙、桥体龈端处理不当所致，一般不能修改，需拆除重作。

（三）固定桥可能出现的问题

1. 松动（或脱落）

固位体固位不良，水门汀溶解，基牙折断、固位体破损是引起固定桥松动的原因。前二个原因多出现在双端桥固位力差的一端，并有可能伴有一系列问题，均需拆除重作。

2. 损坏

有𬌗面过薄而磨穿、崩瓷、树脂脱落、连接体折断、桥体变形等现象。对崩瓷近年来有树脂类修复方法，但长期效果不佳，均需重作。

第八章

固定修复中的印模技术

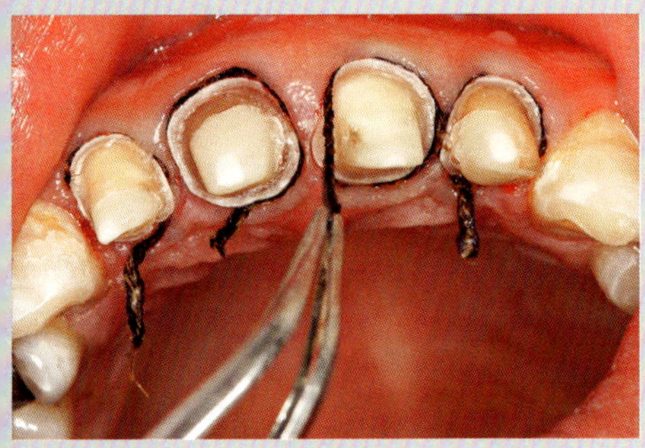
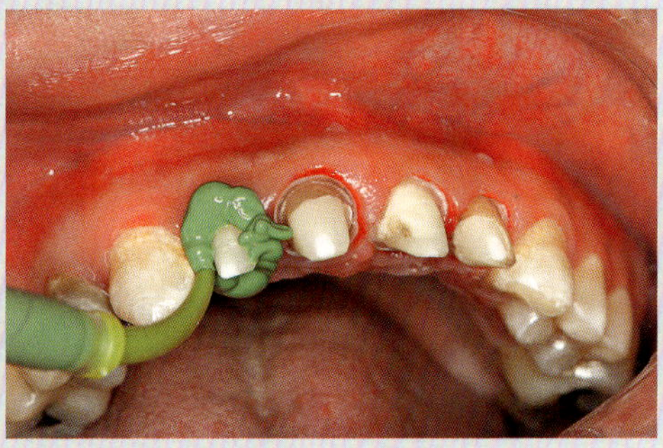
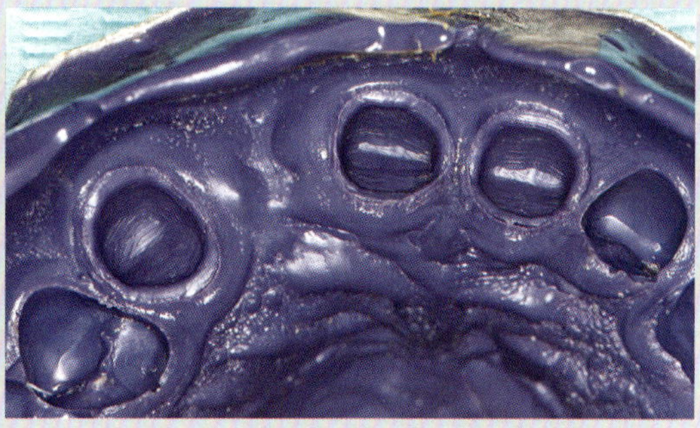

印模是预备体的阴型，医师修复缺损的全部设计意图与治疗思想要通过印模、殆记录、设计单、医嘱、视觉资料等传递给技师。这便出现了以下几种可能的结果：

①全部内容100%得到了正确的传递；

②部分内容得到了正确地传递，另一部分内容被遗漏，不清楚，不完整；

③部分内容得到了正确的传递，另一部分内容被错误传递。

在后两种中可能常犯的错误有：

a. 殆面形态不完整；

b. 预备体轴面形态不完整；

c. 肩台形态不完整，边缘不清楚；

d. 印模变形，殆关系改变。

一、固定修复印模的特点

1.（基）牙制备面积大，外形复杂，无倒凹

可摘局部义齿的基牙制备面积小，殆支托窝、导平面仅占整个牙面的几分之一。而固定修复时，殆面、轴面都要制备，全冠类要制备牙面的100%面积。制备面积大，则将来修复体与预备体的接触面积大，就位的风险几率提高。在较大制备面上的任意一点如影响就位，因固定修复体的非弹性特点，则修复体整体不能就位。

嵌体、高嵌体、部分冠外形复杂，边缘线长，点线角众多，对印模的流动性要求高。长壁、短壁、竖壁、斜壁、轴角、线角、点角、轴沟等细微的地方必须能完整地取出来。

无倒凹，可以使我们多注重材料的精度，而把弹性放第二位（十全十美的印模材料是没有的）。

2. 精度要求高

在全口义齿、可摘局部义齿与固定修复的三大类印模中，精度要求最高的是固定修复的印模，一个印模的精度需要两方面的保障：一方面要能取出最细微的构造，材料的流动性要好；另一方面凝固后取出口外不变形，材料凝固后的尺寸稳定性要好。固定修复时，印模与预备体三维尺度的误差应在微米级才符合要求。

3. 预备体有边缘要求

全口义齿与可摘局部义齿的印模有边缘要求，那是基托边缘，接触的是粘膜，固定修复印模有边缘要求，是指预备体的边缘要取清楚。它是固定修复体的边缘终止处，是微漏、继发龋的好发部位，处理不当还有可能刺激牙龈引发牙周病。预备体轴面、殆面的边缘都无需特殊处理，需要特殊处理的是颈部边缘。

二、印模前的牙龈处理（简称排龈）

（一）排龈的原因

当固定修复体因各种原因需要设计龈沟内（龈下）边缘时，未来修复体此处的边缘就与殆面、轴面的边缘有了区别：不仅要与硬组织（预备体）接触，还要与软组织（牙龈）接触。预备体边缘位于龈沟

内时，与位于龈上其他任何部位都不同：唾液、血液、碎屑特别容易积存；龈沟液不停的分泌；失去原牙轴壁支撑的游离龈塌陷在肩台上【图 8-1】。从而造成了取印模的困难，成为最不易取清楚取完整的部位。弹性印模材不可能自行将肩台上的存留物驱走，液体、碎屑可以冲洗，可以吹干，但游离龈则只有通过排龈才可暂时将其推开，充分暴露预备体边缘后以利取模。

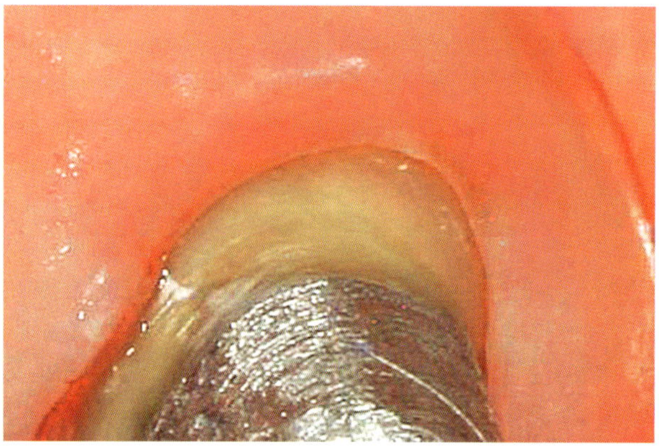

图 8-1　失去支持的游离龈塌陷在肩台上

（二）对牙龈状态的要求

不是什么样的牙龈都可作排龈处理，这实际包含了固定修复的适应证中对牙龈状态的要求。

1. 在开始固定修复前，牙龈组织应该是健康的，不红不肿，呈浅粉色，富有弹性，包绕在牙颈部，龈沟深度约 1～2mm，探诊不出血【图 8-2】。正常的牙龈组织与人体其它部位的软组织一样，在力学上表现为粘弹性性质，其弹性变化还与时间系数有关，施加一定的力给牙龈，并保持一定的时间后，在力的作用下产生的弹性变形并不能马上恢复，至恢复原状需要一定的时间，我们便可利用这段时间取模【图 8-3】。但是，红肿的牙龈是不具备这样的粘弹性性质的。

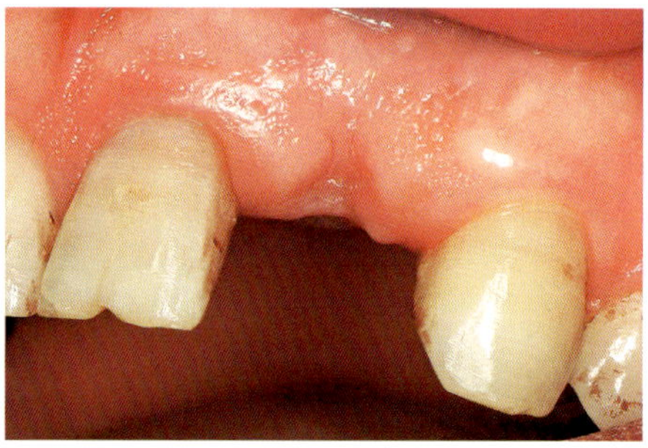

图 8-2a　健康的牙龈组织

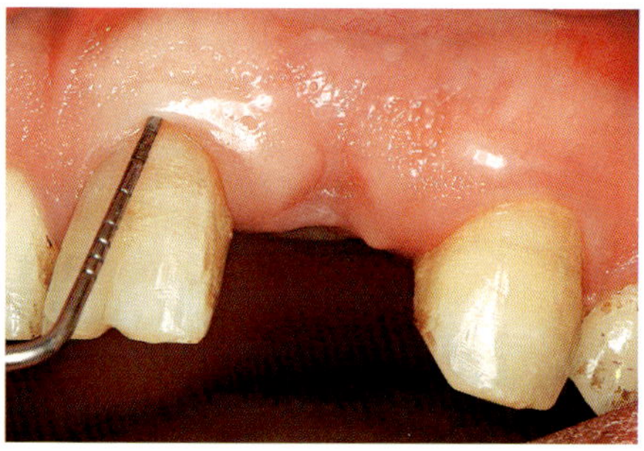

图 8-2b　探诊

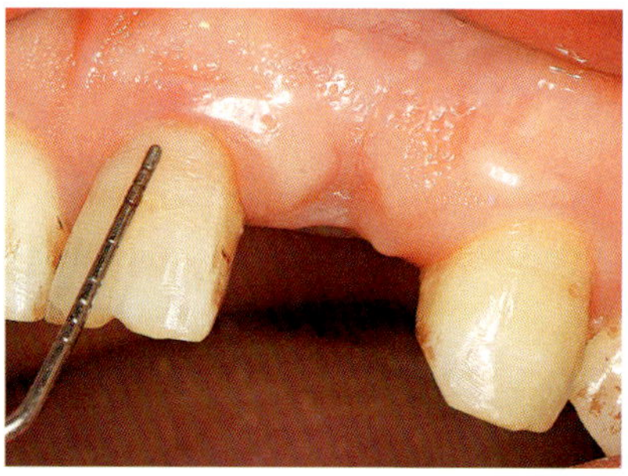

图 8-2c　探诊不出血

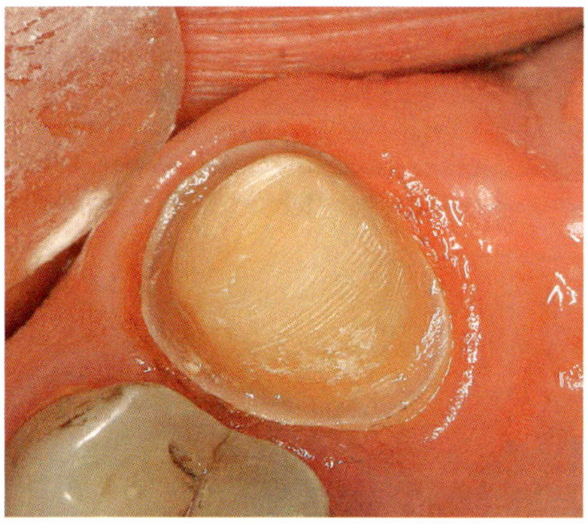

图 8-3a　排龈术后即刻

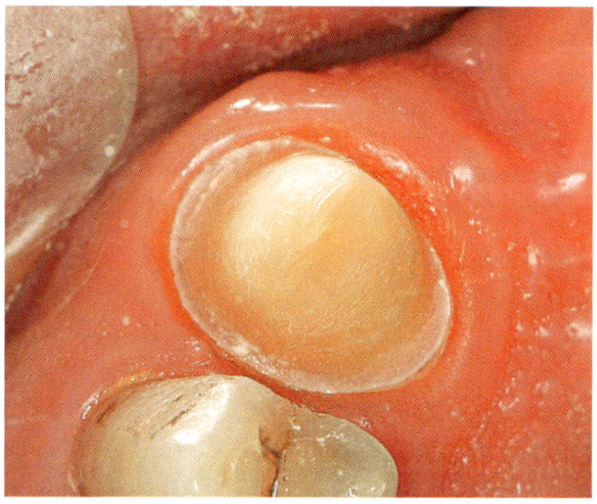

图 8-3b　排龈术后 10 分钟

2. 有牙石作了洁治最好恢复 4～6 周才可排龈；做了牙周手术如翻瓣、冠延长术后，骨的改建，附着龈的改建，生物学宽度的改建都稳定后，游离龈才会稳定，而这需要 12～16 周的时间。

（三）排龈的方法

1. 铜圈法

铜圈法是一种古老而有效的取印模方法与排龈方法。在预备体数量较少时应用尤为方便。几十年前有成品铜圈卖，适用于死髓牙。方法是选择一个比预备体边缘最大周径略大，但又比该牙龈缘周径略小的铜圈，高度要比预备体高1/3左右，依照唇舌近远中游离龈的外形走向，用剪刀修剪合适后磨钝边缘。将一小块红膏烤软至呈流动状态时放入铜圈内，用拇指与中指握持铜圈套在预备体上，用食指封住殆向开口处，保持一定压力使铜圈就位骑在龈沟内的牙龈上，使红膏充满预备体与铜圈间的间隙。牙龈变白后，保持不动，可滴水加速红膏冷却。红膏冷却后，变硬的红膏与预备体轴面的摩擦力可保持铜圈在位【图 8-4】。如仅用于排龈，5 分钟后取下，肩台暴露清楚，则取模；如同时用于取模，可选一较大托盘，将铜圈包括进去，取藻酸盐印模，取出后将铜圈在印模内正确定位后灌模型。

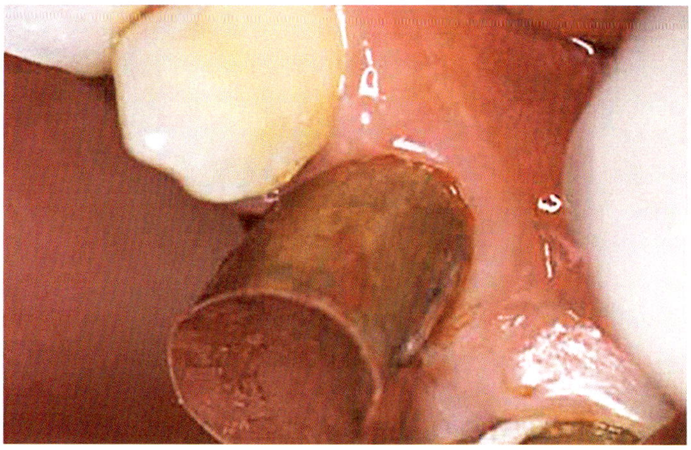

图 8-4　利用铜圈红膏排龈

2. 排龈线法

排龈线法是现在最常用的方法，有多个预备体时使用尤显其便捷性。不少公司有不同粗细的排龈线产品【图 8-5】，并有配套排龈器【图 8-6】。

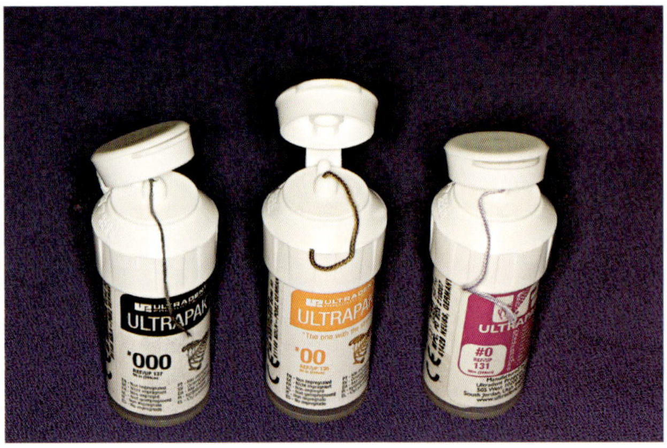

图 8-5　不同粗细的排龈线

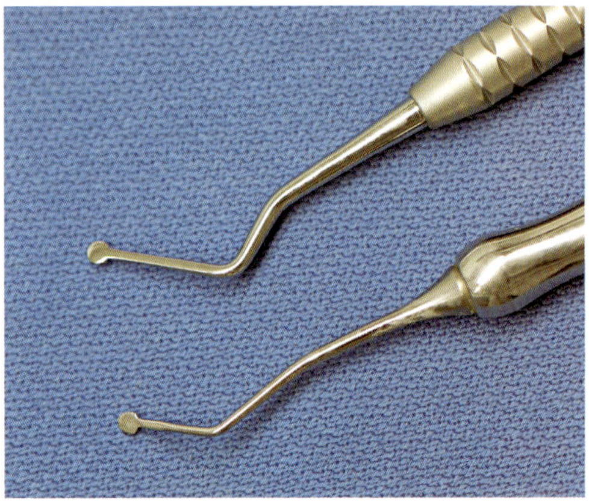

图 8-6　排龈器

排龈线与铜圈红膏的作用一样，都是用占位压迫的办法使牙龈变形。排龈线是棉线，出厂时已浸有药物，常用的有 1‰的肾上腺素或明矾，可以帮助收缩毛细血管，减少龈沟液的渗出。

方法是：

（1）根据龈沟的深浅与游离龈的松紧选择粗细合适的龈线。深、松则选择粗线，浅、紧则选择细线。

（2）根据牙的周径大小决定长短。为操作快速方便，应选择稍长些，4～5cm，可用左手帮助拉紧；为节约可剪短些，但起码应比周径长 5mm 以上，以方便夹持【图 8-7】。

（3）将排龈线套在预备体上，推至龈缘处，掌握好支点，用排龈器将线轻轻贴肩台下轴壁推入龈沟内，遇阻力即止【图 8-8】。龈线太粗则换细线，龈线太细则换粗线。

（4）最好从近中邻面处开始，向舌侧、向远中回到唇颊面，注意掌握好排龈器的角度，向前进方向小于 90°，否则已放进去的龈线将会由龈沟脱出。在近中略重叠，留 5mm 线头在外，剪断多余部分【图 8-9~15】。

（5）全过程保持干燥。

（6）除留的线头外，其他部分都在龈沟内，在外面看不到，游离龈与部分附着龈因缺血而变白【图 8-16~18】。

（7）5~10分钟后，轻轻夹住线头绕牙一圈，将线提出【图 8-19】。观察排龈效果：预备体边缘、肩台暴露清楚，游离龈与牙面离开，不出血，便可取印模了【图 8-20】。

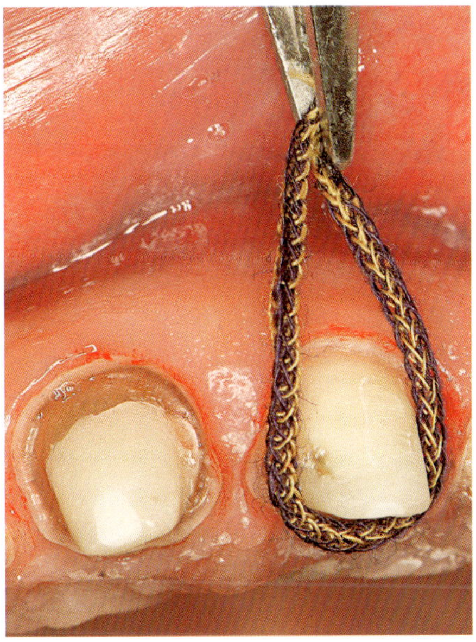

图 8-7　排龈线长度应该大于基牙周径

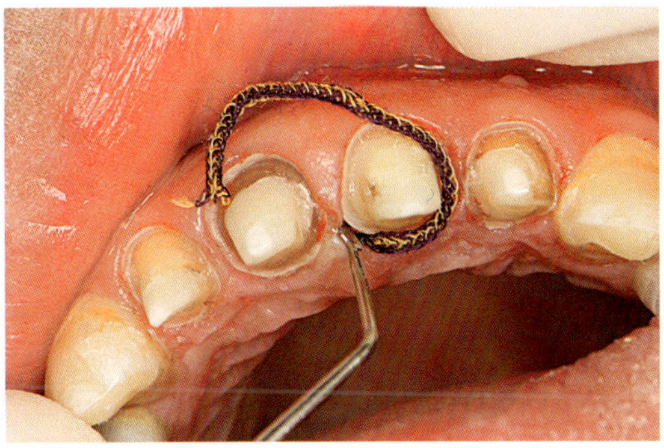

图 8-8　排龈时由近中邻面处开始，排龈器贴轴壁将线压入龈沟

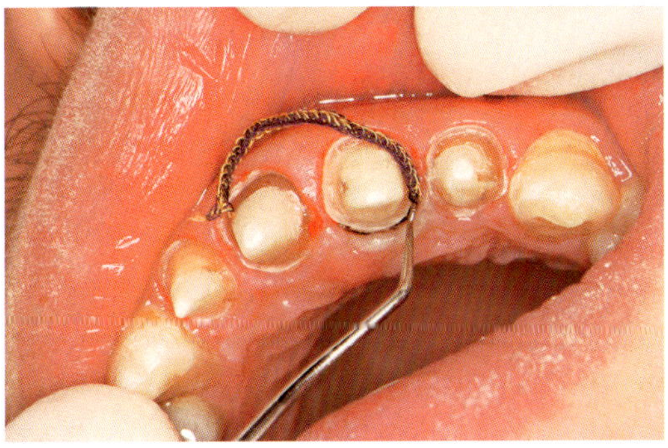

图 8-9　接着是舌侧

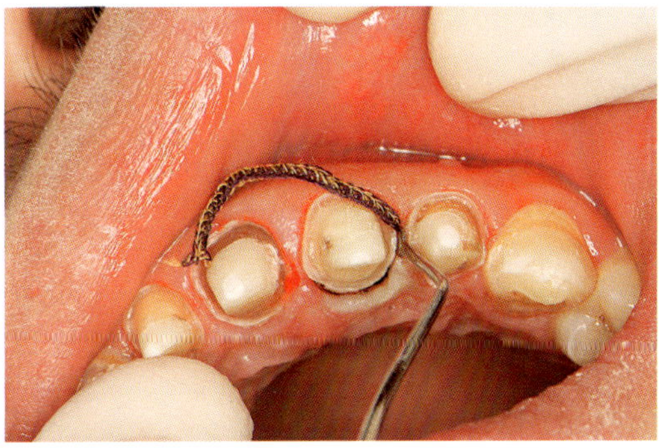

图 8-10　然后是远中

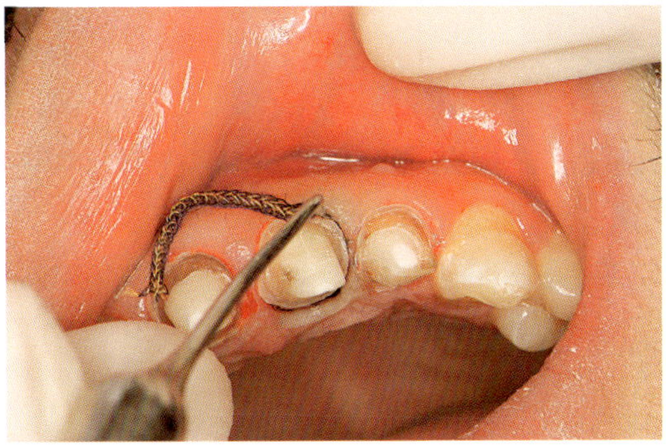

图 8-11　回到唇颊侧

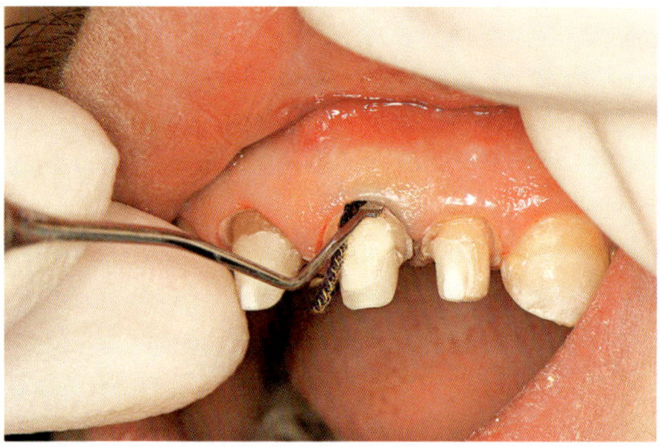

图 8-12　排龈器头与前进方向夹角应小于 90°

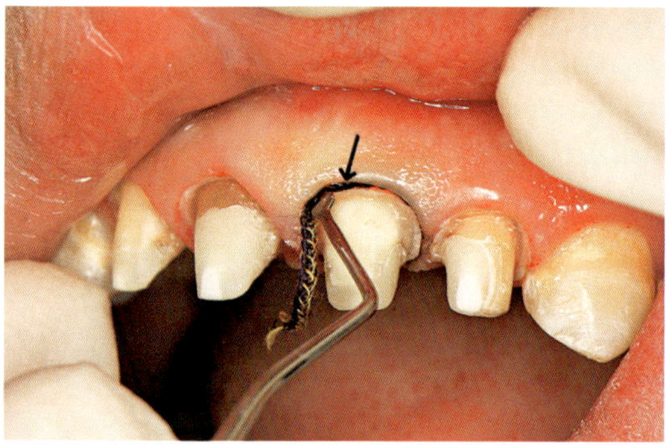

图 8-13　夹角大于 90°，龈线易由龈沟脱出

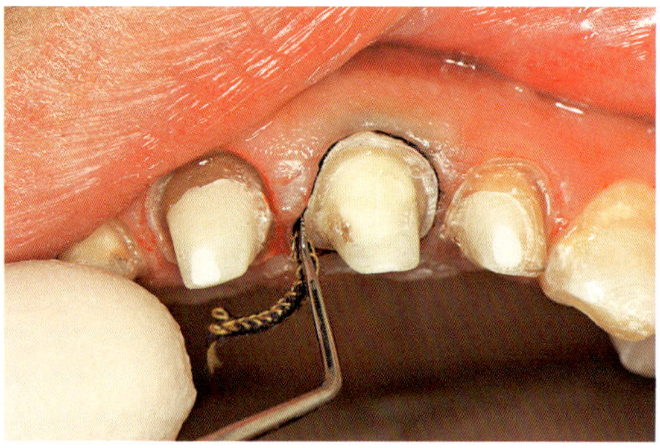

图 8-14　龈线在近中重叠

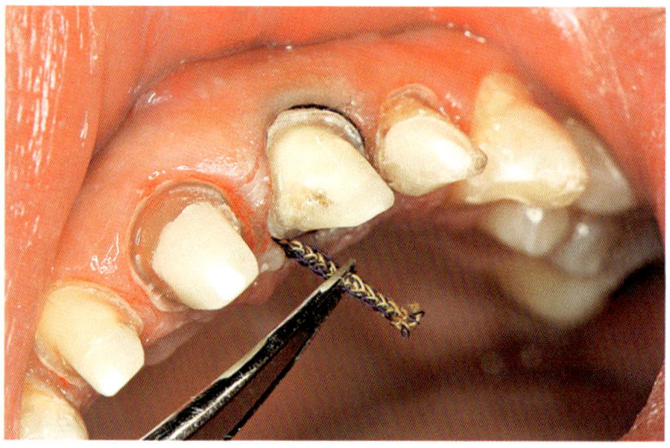

图 8-15　剪除多余龈线

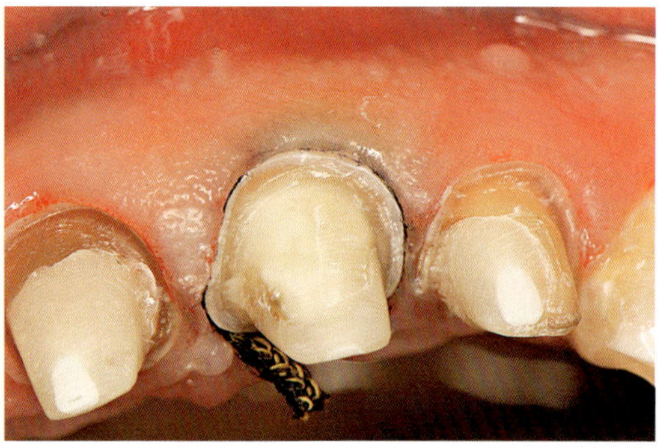

图 8-16　排龈中游离龈与部分附着龈因缺血而变白

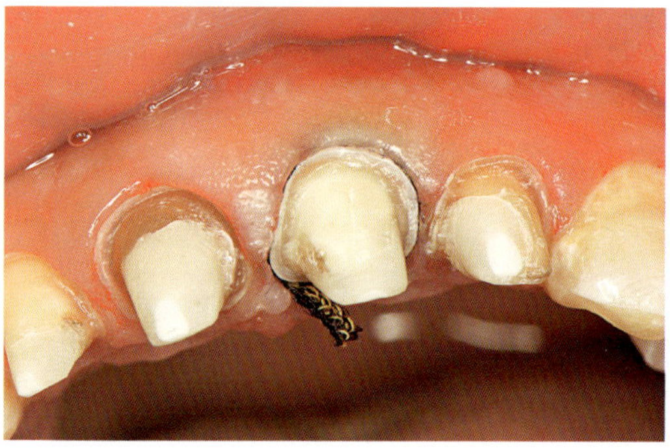

图 8-17　单颗牙排龈操作完成

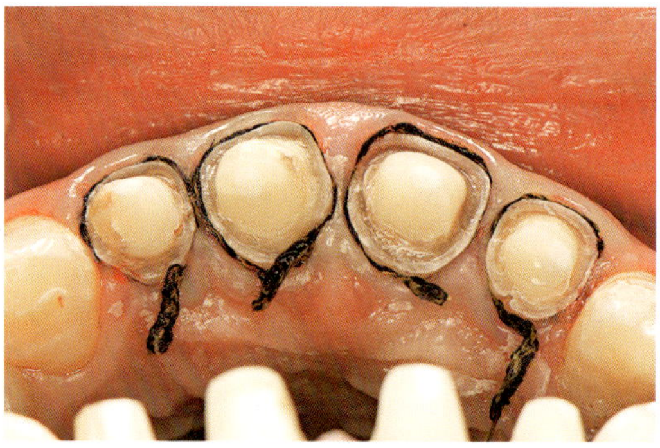

图 8-18　全部患牙排龈操作完成

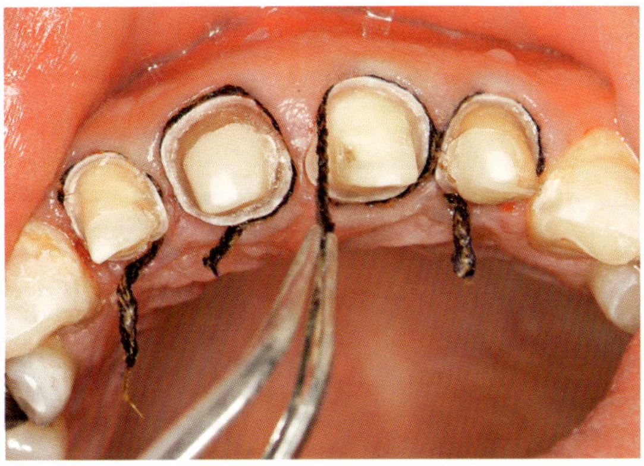

图 8-19a　夹住线头沿排龈相反方向取出排龈线

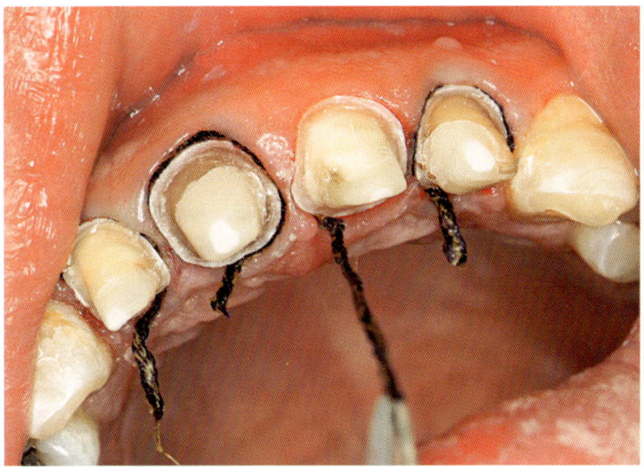

图 8-19b　完全取出排龈线

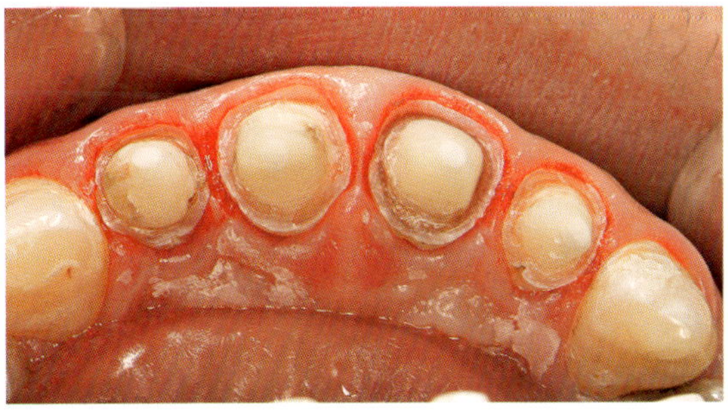

图 8-20a　排龈后效果（病例 1）

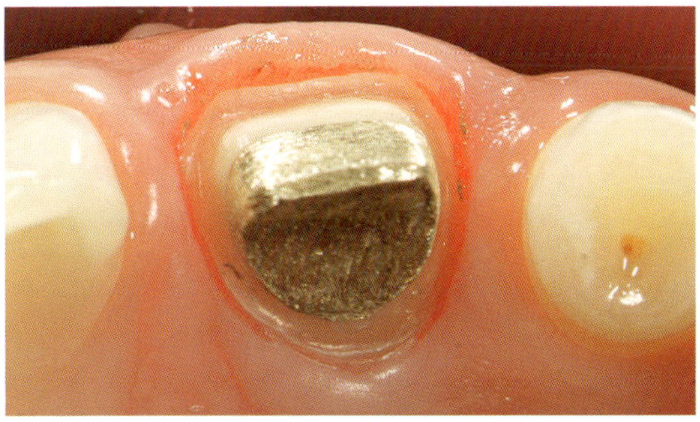

图 8-20b　排龈后效果（病例 2）

3. 电刀法【图 8-21】

电刀根据其工作原理又被称作高频电刀。用超过 1000000Hz 的高频电流在局部造成可以控制的组织崩解与挥发，从而达到分离切割组织的目的，因无细胞液的渗出，愈合后不留瘢痕。

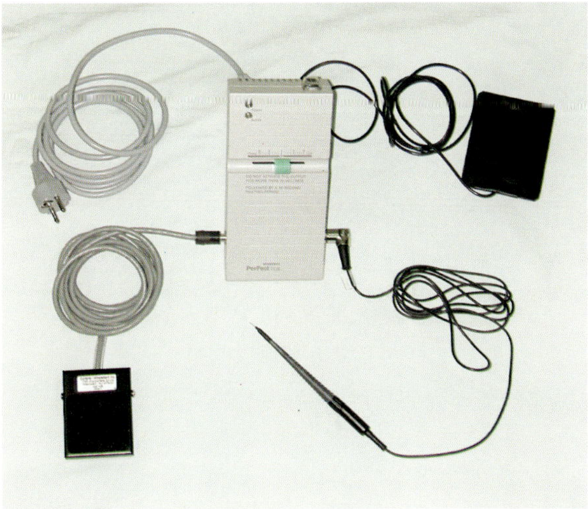

图 8-21　电刀

在以下三种情况时用来代替排龈线法：

（1）牙龈有炎症，因多种原因来不及等待牙龈恢复正常，炎症状态下的游离龈丧失了粘弹性时。

（2）局部有肉芽形成，或缺损局部位于龈下，需要切除部分组织【图 8-22】。电刀可以切掉肉芽组织或龈组织而不出血或可立即止血。

（3）牙龈有出血，可能为炎症原因也可能为其他原因【图 8-23】。

在这三种情况下，电刀可以切掉一部分牙龈或仅仅切掉龈沟内上皮，止血、修整牙龈外形，使预备体肩台充分暴露，从而可以方便的取模。被切割掉的部分会在 5~7 天内自行愈合。

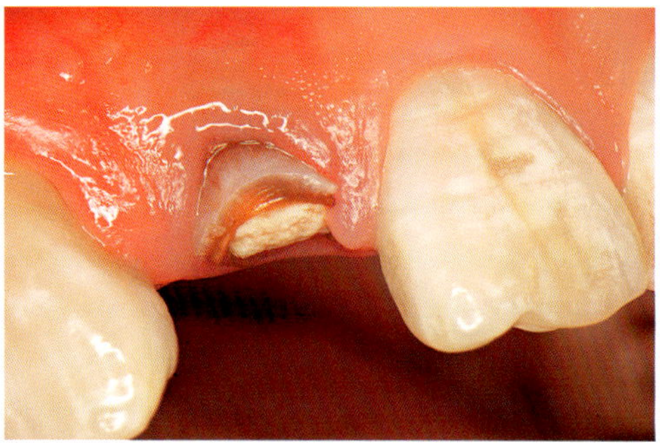

a 唇面观

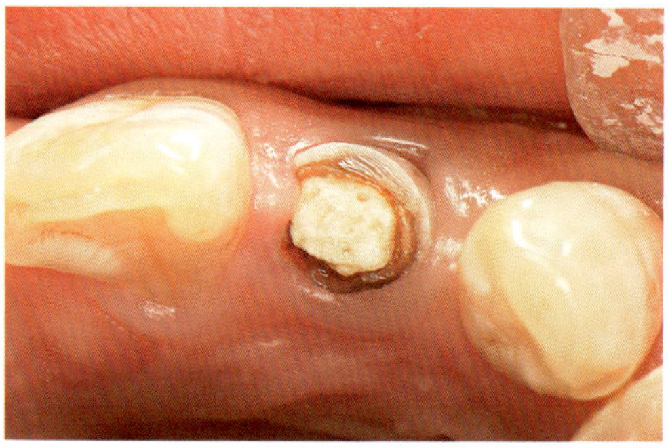

b 切端观

图 8-22　牙龈覆盖缺损牙面

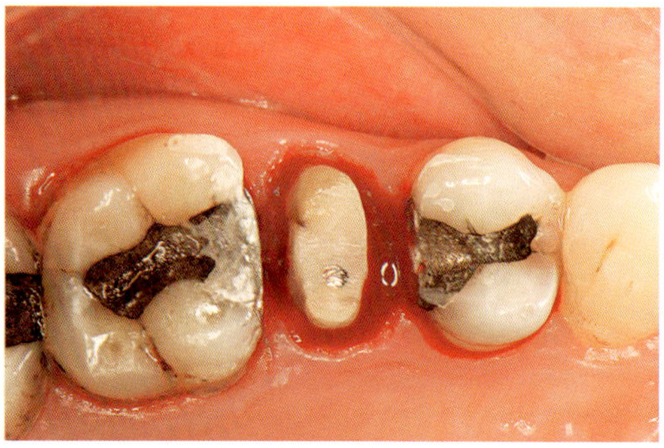

图 8-23　电刀法适应证：牙龈有出血

方法是：

（1）局部表面麻醉或不麻醉【图 8-24】。

（2）选择电刀头，检查线路、开关、接地，踩脚闸看手柄指示灯亮否【图 8-25，26】。

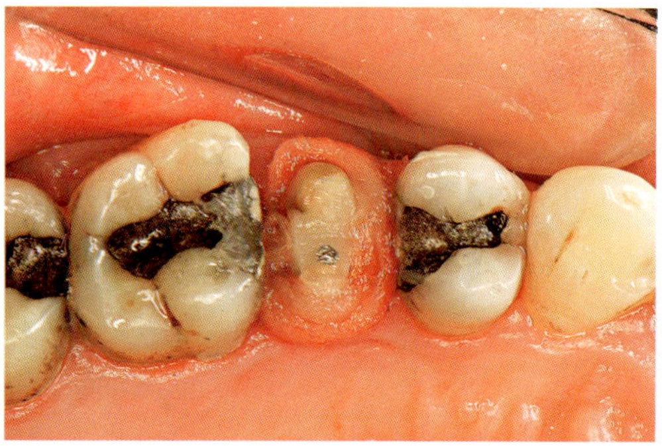

图 8-24　术前表面麻醉

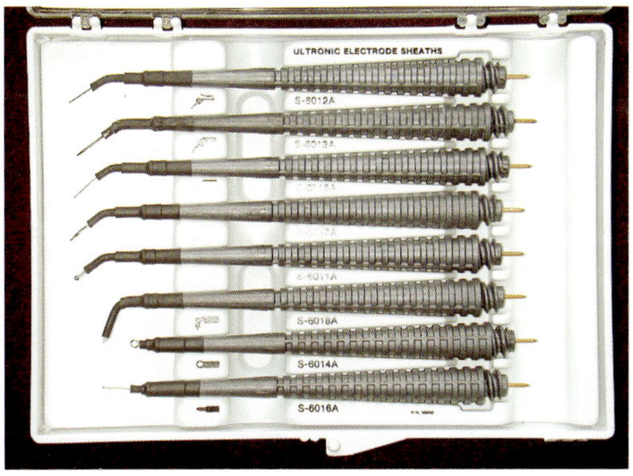

图 8-25　选择合适的电刀头

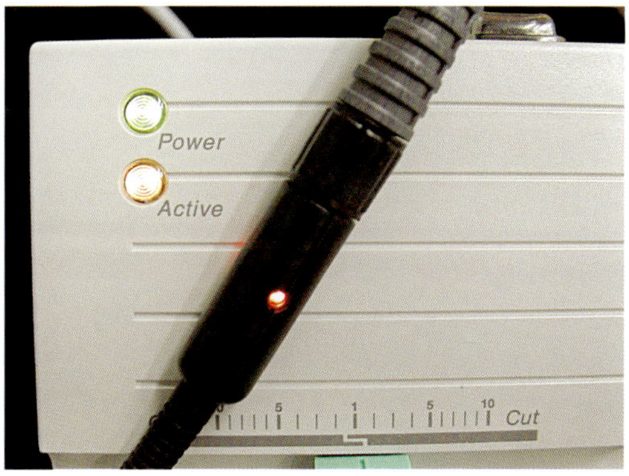

图 8-26　试踩脚闸以确定电路通畅

(3) 功率从小到大递增，千万不要从大到小递减，采用最小功率原则，能切动即可，以减少损伤【图 8-27】。

(4) 将牙龈分成唇、舌、近中、远中四区【图 8-28】，间断切割，如第一针切割唇侧，第二针则应切舌侧，中间间隔5秒以上，部位、时间上要间隔开。每次切割不要加压，迅速灵活地使针头与牙龈接触，迅即离开。要避免长时间接触，过度产热会造成较大面积的组织坏死。

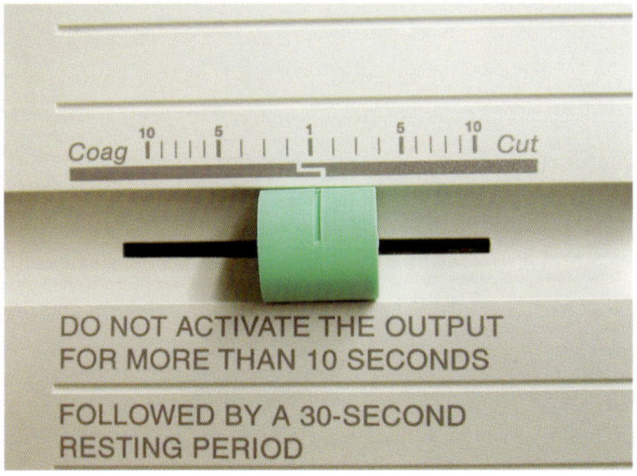

图 8-27　功率大小调节开关

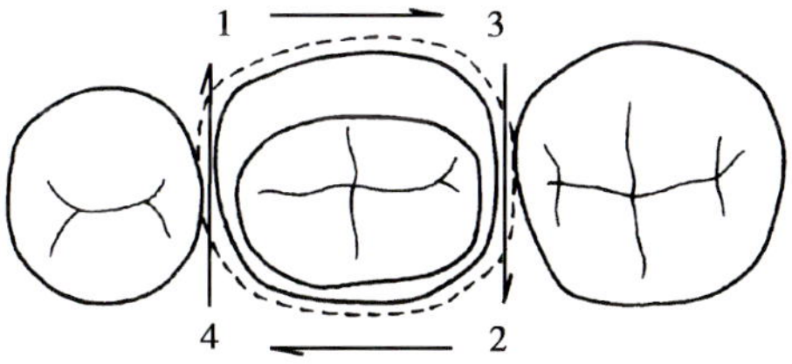

图 8-28　切割时将牙龈分为四个区

(5) 不切割时，可以风吹、水冲来冷却，但切割时不能有水或唾液积存。

(6) 电刀头不能接触活髓牙预备体、银汞充填体或邻牙金属修复体【图 8-29~31】。

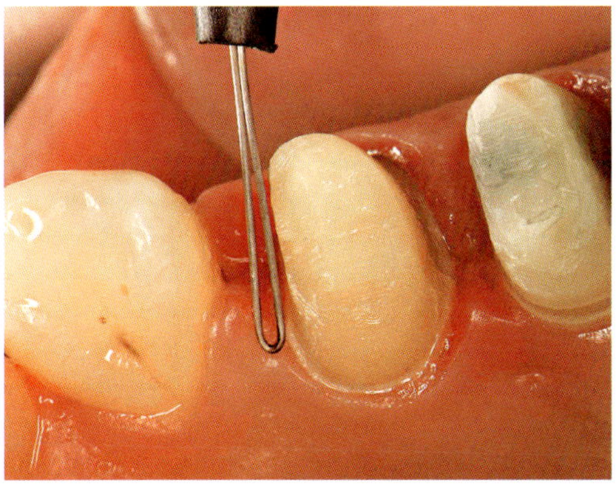

图 8-29　电刀头不能接触活髓牙预备体

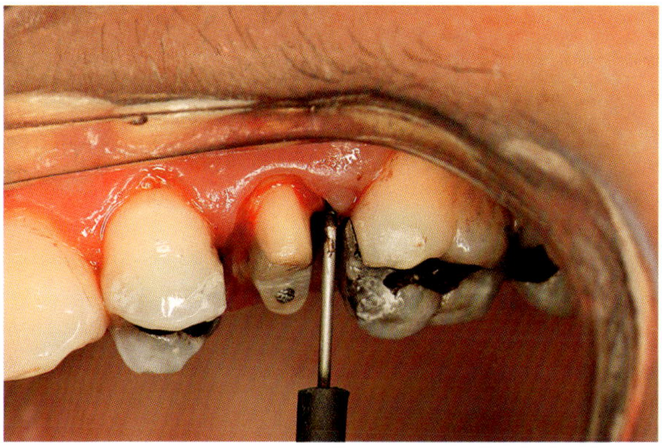

图 8-30　电刀头不能接邻牙触银汞充填体

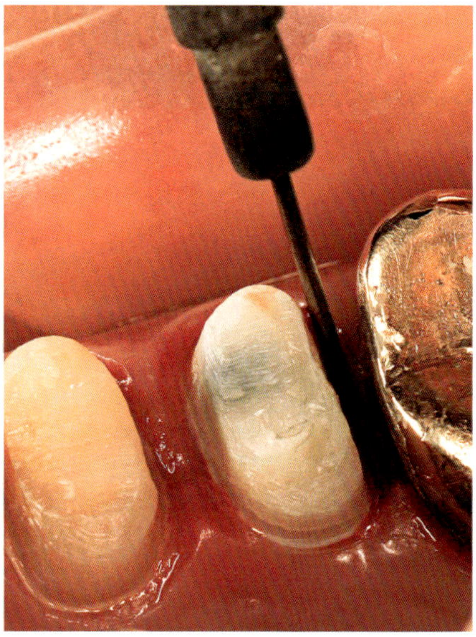

图 8-31　电刀头不能接触邻牙金属修复体

（7）掌握好支点，控制好移动时针头位置，不要伤及结合上皮。

（8）切割量掌握最少量原则，能把肩台暴露清楚即可【图 8-32】。然后便可以取模了。

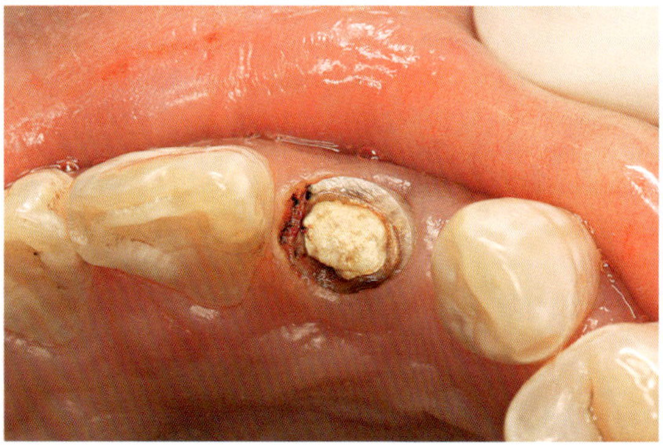

图 8-32a　电刀处理牙龈后(病例 1)

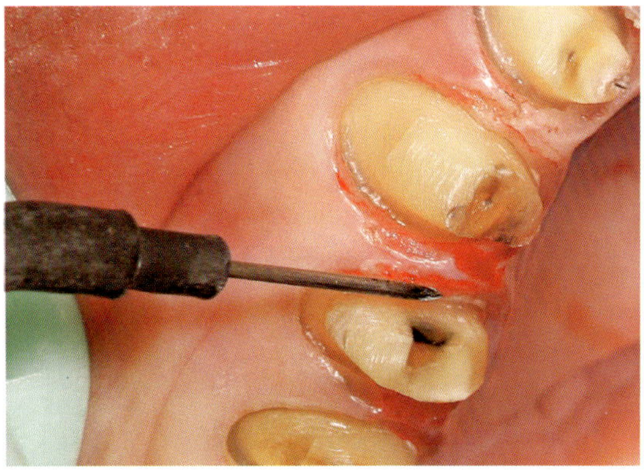

图 8-32b　电刀处理牙龈后(病例 2)

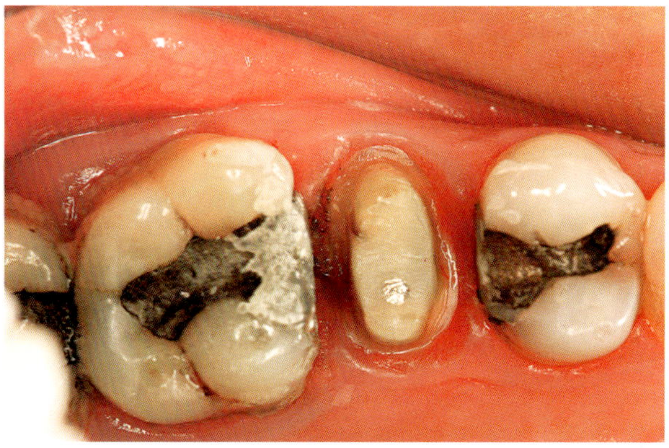

图 8-32c　电刀处理牙龈后(病例 3)

4. 其他方法

以上的几种方法应用历史悠久，排龈效果明显，但有两个共同的缺点：比较费时间；有损伤牙龈与结合上皮的可能性。后者是因为铜圈、排龈器、电刀针头都进入了龈沟内，支点稍一不稳、操作稍有不慎即有可能造成伤害。为此，近年来有人研究了不同材料制成的排龈膏、排龈胶。其中有一种发泡排龈胶使用较方便。

材料成分是加成型硅橡胶，基质与催化剂混合后2分钟内完成发泡，5分钟后凝固，体积增大60%，用特制棉卷或硅橡胶初印材阻挡龈沟开口处并加压，被注入龈沟内的排龈胶靠自身所产生的体积膨胀便会将牙龈向外推；保持5～8分钟后，牙龈所产生的粘弹性变形便给取印模提供了条件。

使用排龈胶时所用器械与取硅橡胶终印模所用器械相同，不必重复购买印模调和枪；其不伤牙龈，不伤结合上皮的优点很明显；节省时间；排龈效果可满足要求。

应用步骤如下：常规完成牙体预备，将排龈胶注入龈沟内及预备体颈部区域后，将与预备体大小匹配的专用棉卷套在预备体上，嘱患者用力咬住棉卷，约2分钟后排龈胶完成发泡；再保持5~8分钟，待材料完全硬固后取下棉卷检查排龈效果【图8-33~41】。排龈完成后常规取印模、灌模型。

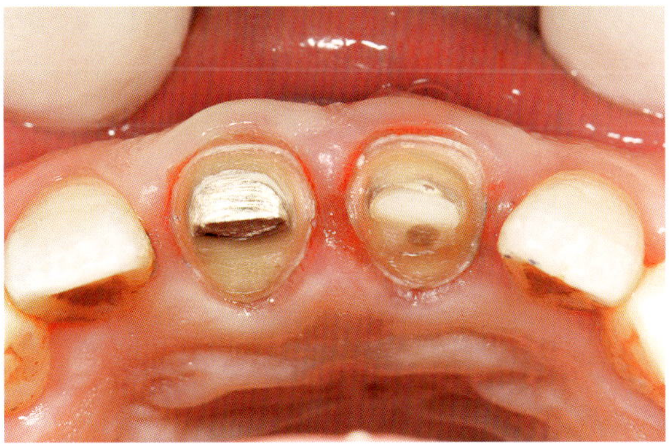
图8-33　常规完成牙体预备后

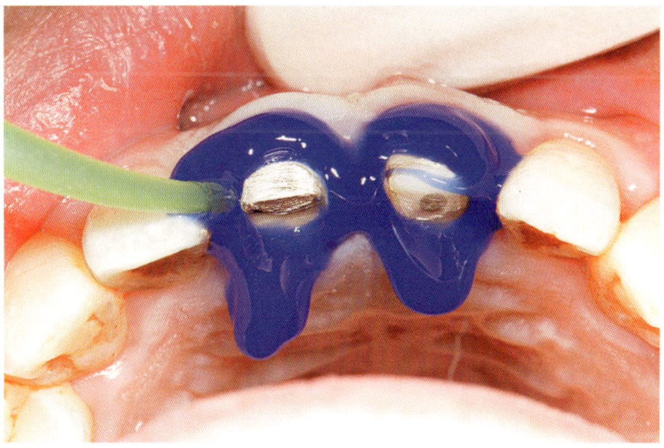
图8-34　将排龈胶注入预备体龈沟内

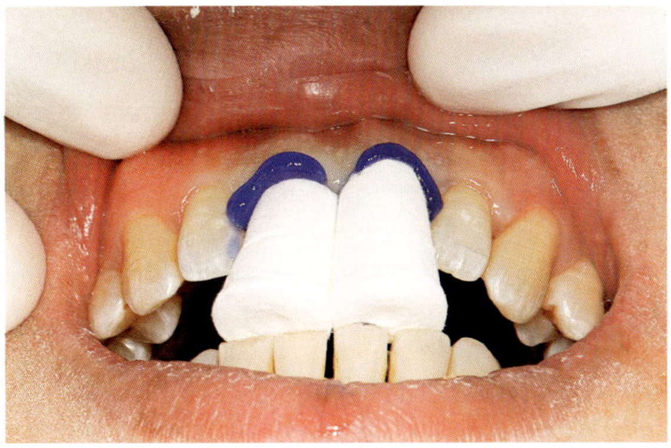
图8-35　用专用棉卷套在预备体上
患者用力咬住棉卷

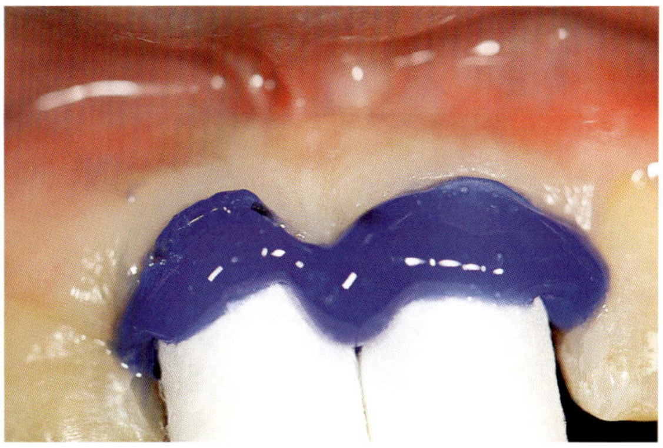
图8-36　压迫效果

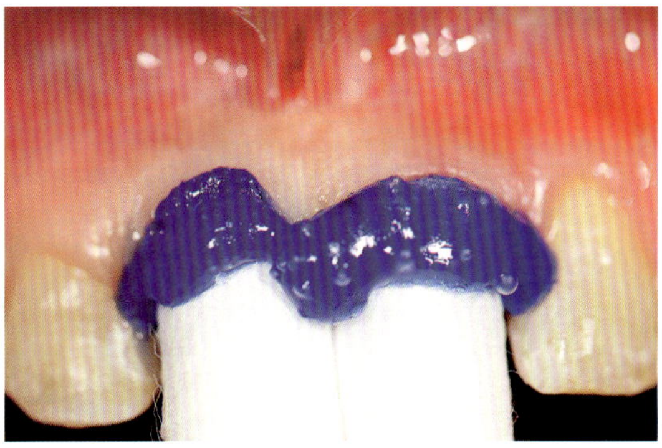

图 8-37　排龈胶发泡

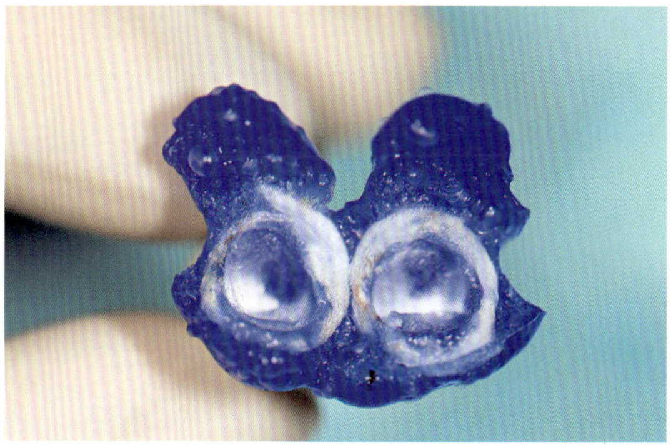

图 8-38　取下的棉卷及排龈胶

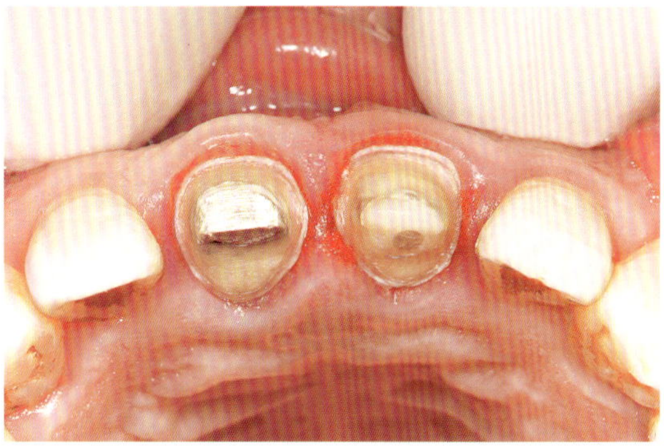

图 8-39　排龈胶排龈后的临床效果

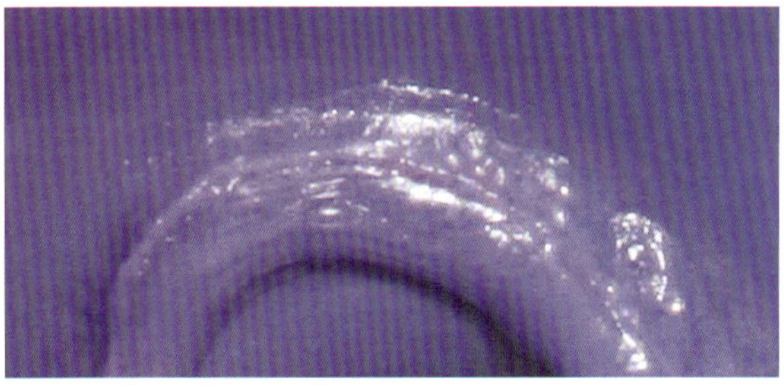

图 8-40　排龈胶排龈前的印模表现（局部）：印模材未能进入龈沟内

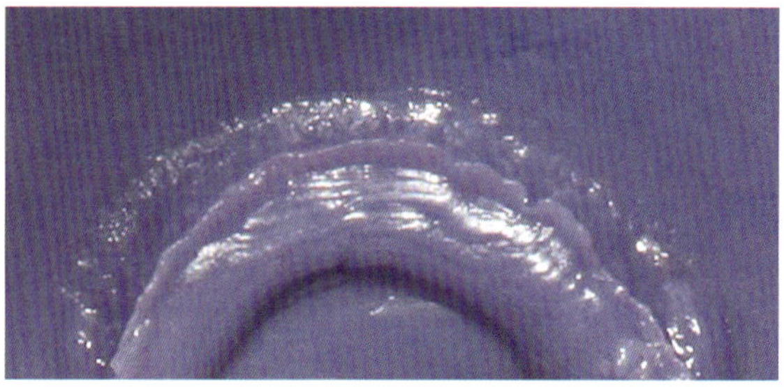

图 8-41　排龈胶排龈后的印模表现（局部）：印模材进入龈沟内

三、取印模

一般来说，用什么材料取印模取决于①工作环境的条件：如有灌模型的设备与材料，不需要寄印模给技工所，便不一定非要用加成型硅胶材；②基牙的情况：活髓牙，牙体制备量较大，最好不用需加热的琼脂材；③价格。

按照对印模的要求，理想的印模材料应能满足 14 项条件：

（1）弹性好，受力后无永久变形。

（2）强度高，从口内取出时不会断裂。

（3）精确度高，可以准确复制预备体的外形与尺寸。

（4）模型完成前能耐受工作环境温度、湿度的变化，并保持尺寸的稳定性。

（5）与模型材料的相容性好。

（6）易于消毒而不影响精确度。

（7）颜色、气味、口感良好。

（8）无毒性，无刺激性。

（9）性能价格比良好。

（10）使用简易。

（11）凝固时间适宜。

（12）粘稠度、质地适宜。

（13）能迅速湿润口内组织面。

（14）自身或模型凝固过程中无气体释放。

但到目前为止，尚无一种材料能满足全部要求。

1. 琼脂藻酸盐印模【图 8-42】

藻酸盐不宜单独用来取固定修复的印模，在全部14项要求中，藻酸盐印模材仅可满足后8项要求。近年来有人将琼脂材改性，使之可以与藻酸盐结合，大大增加了印模的精度；又保持了低廉的费用，缺点是琼脂材需加热后用，从而限制了对活髓牙的使用。

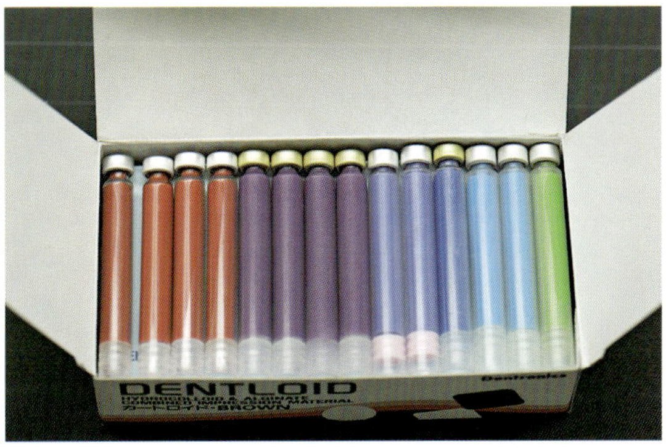

图 8-42 琼脂藻酸盐印模材

方法是：

（1）加热琼脂材【图 8-43】，同时选托盘，准备好藻酸盐。

（2）按厂商说明的温度、时间完成加热过程，取出装入注射器内【图 8-44】。

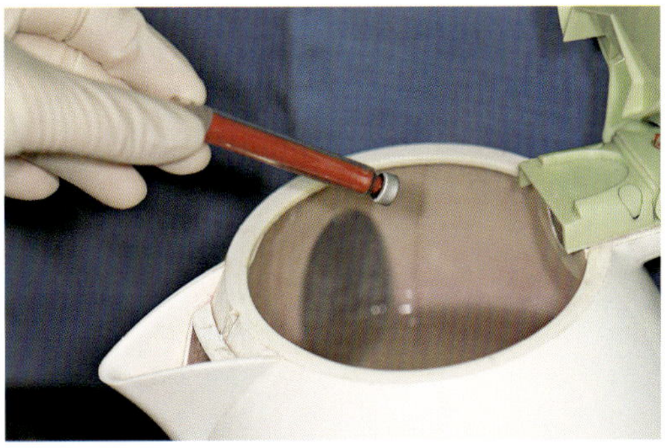

图 8-43 加热琼脂材

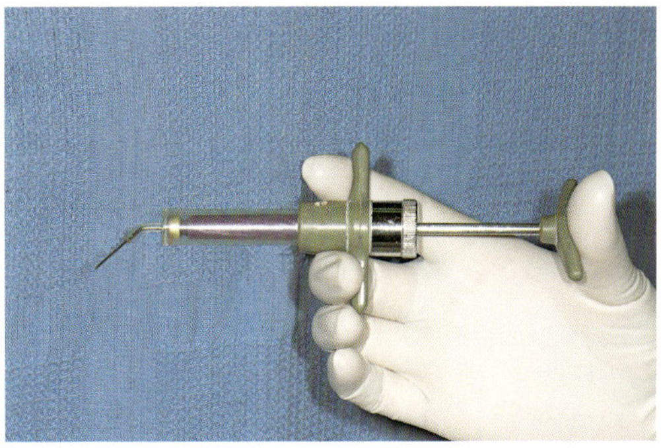

图 8-44 取出琼脂材装入注射器内

(3) 在适宜的温度范围内，在吹干的预备体周围将材料注入龈沟内与预备体肩台上，或把预备体轴面都包被住【图 8-45】。

(4) 藻酸盐放入托盘内，放入口中保持在位【图 8-46】。

(5) 藻酸盐凝固后取下印模，检查边缘、轴面、殆面，完整无气泡者为合格【图 8-47】。

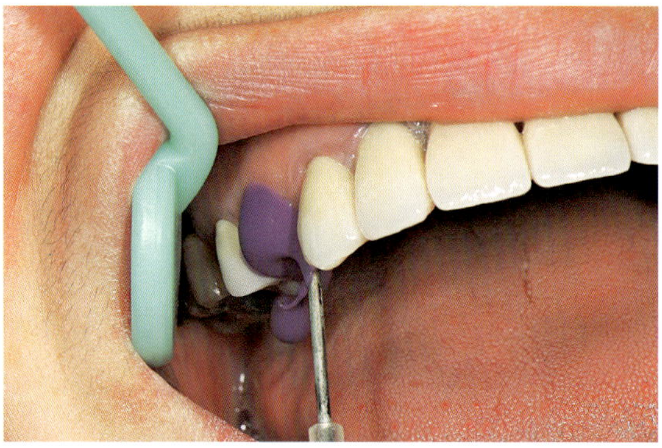

图 8-45　将琼脂材注射至预备体边缘处及表面

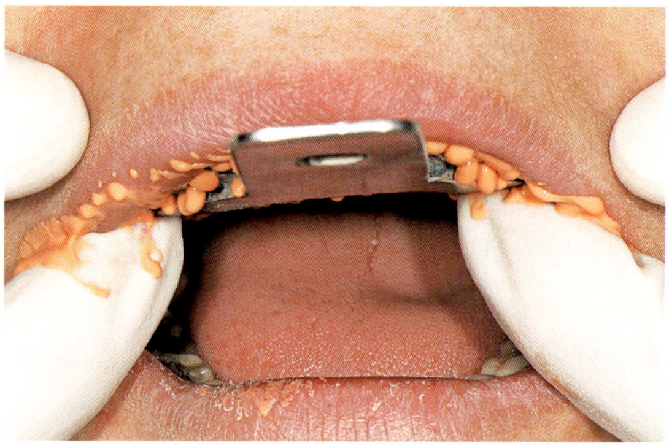

图 8-46　装有藻酸盐印模材的托盘在口内就位

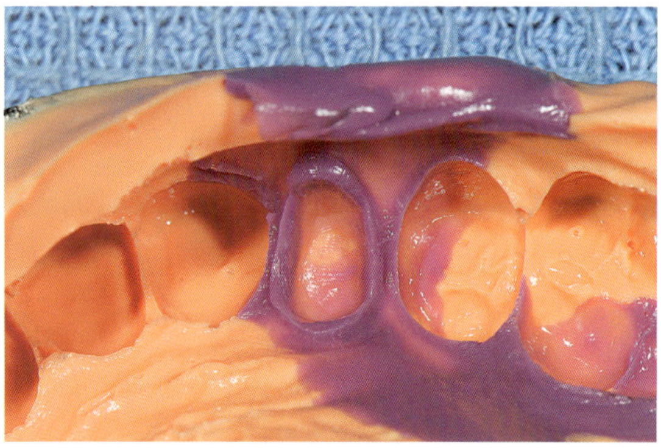

图 8-47　完成的工作印模

2. 缩合型硅橡胶印模

该材料除了凝固后不能放置需立即灌模及消毒会影响精确度外，可以满足 12 项要求，而且在橡胶印模材里是最廉价的一种。

方法是：

(1) 按厂商说明书调拌初印，放入口中【图 8-48~51】。

(2) 规定时间后初印材凝固，取出【图 8-52】。

(3) 初印刮除【图 8-53】。目的有三：

a．为终印材提供材料间隙；

b．去除进入硬组织倒凹部分以免影响就位与印模变形；

c．去除进入软组织倒凹部分以免印模变形。

当在口内取终印时，初印材的任何部分都不能处于被压迫变形状态，否则当终印材凝固后将与初印材结合在一起，初印材的任何变形恢复都会使终印材被牵拉变形。所以要求刮切量要较大，取终印时不要加压。

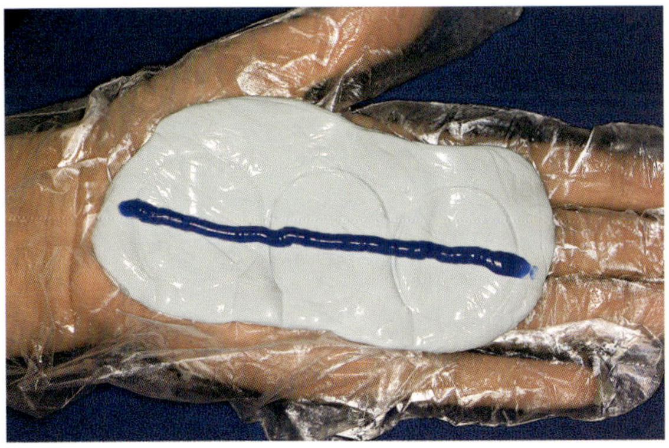

图 8-48 按比例取适量初印材料

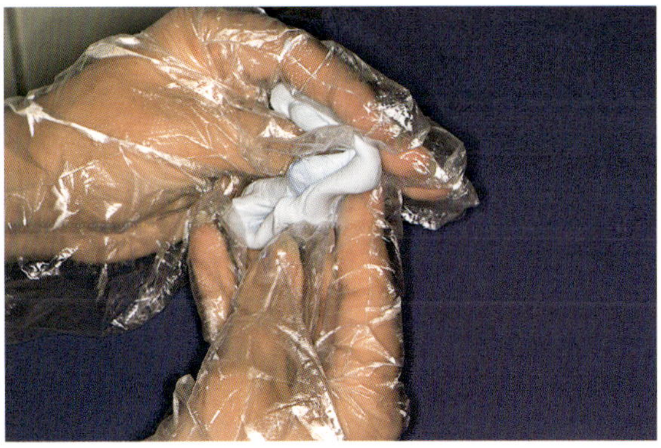

图 8-49 调拌初印材料

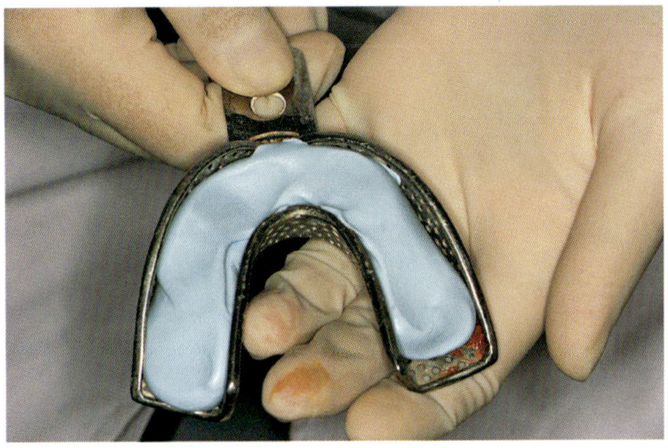

图 8-50 调匀的初印材料放入托盘内

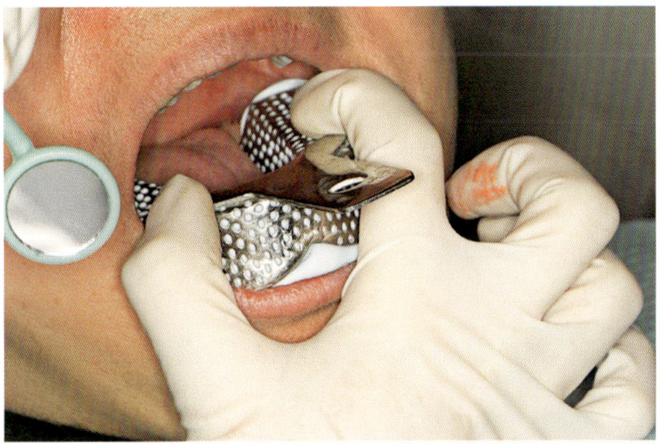

图 8-51 放好初印材料的托盘在口内就位

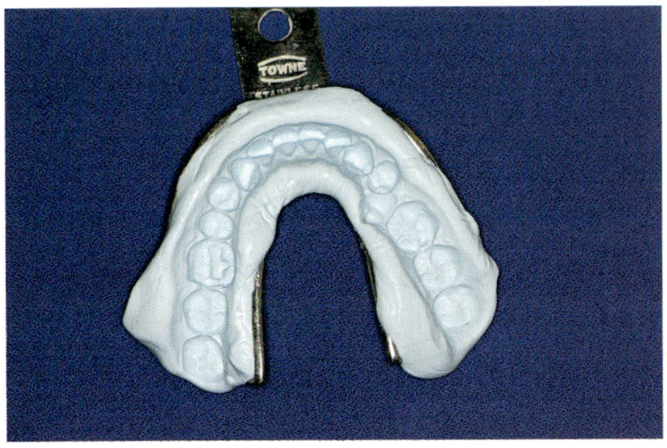

图 8-52 由口内取出的初印

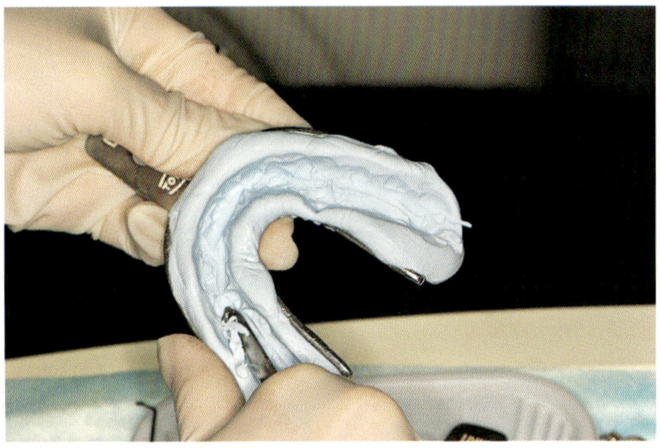

图 8-53 刮除初印表面材料

（4）吹干净初印表面，调拌终印【图 8-54~56】。

（5）吹干预备体表面，用注射器将终印材注入龈沟内与肩台上，或把预备体轴面都包被住【图 8-57】。

（6）将放好终印材的托盘放入口内，正确就位，稍施压力【图 8-58~59】。

（7）终印材凝固后取出印模，检查边缘、轴面、𬌗面，完整无气泡者为合格【图 8-60】。

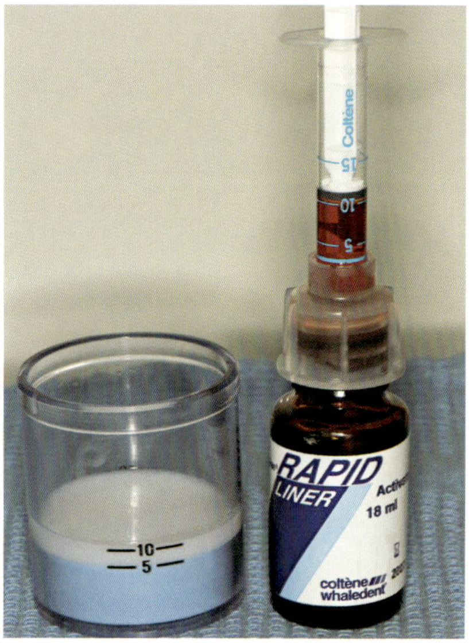

图 8-54　按比例取适量终印材料

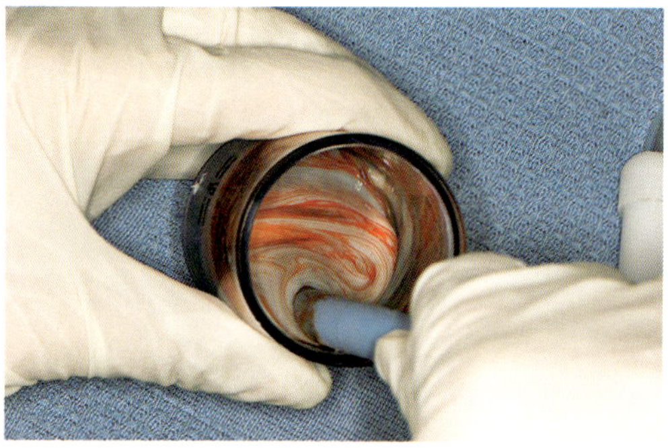

图 8-55　调拌终印材料

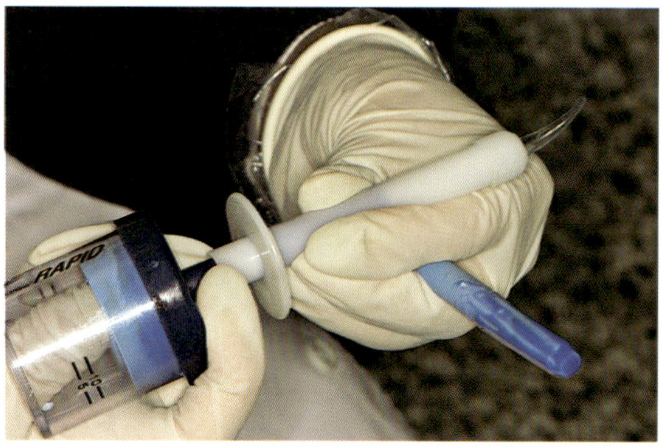

图 8-56　将调匀的终印材料注入专用注射器

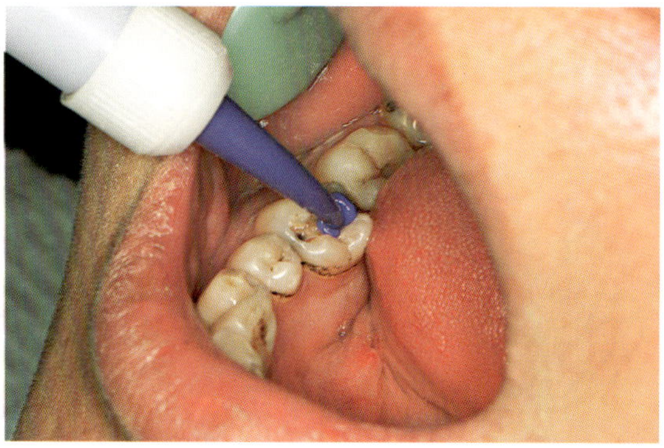

图 8-57　将终印材注射至预备体边缘处及表面

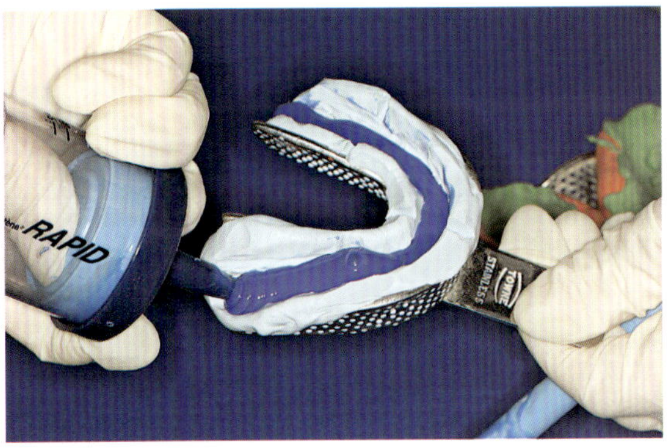

图 8-58 将终印材注入初印表面

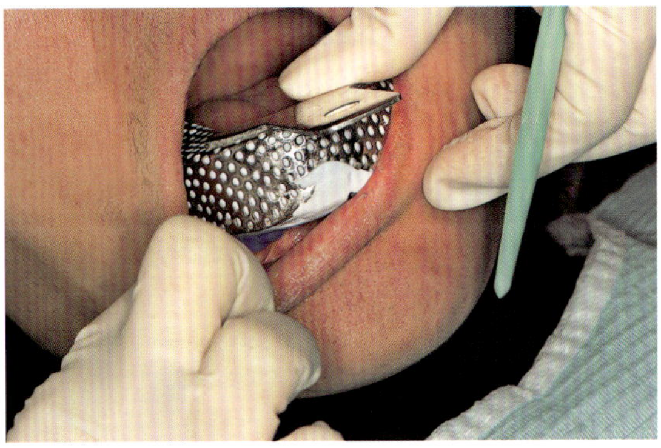

图 8-59 放好终印材的托盘在口内就位

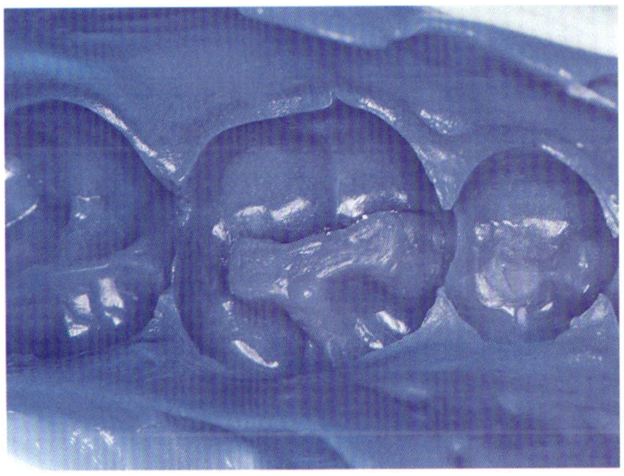

图 8-60 完成的工作印模

使用该种材料时不推荐采用一步法，因倒凹下方不易取完整，有将软组织压向根面的可能。但在全部或大部分余留牙均被预备去除了倒凹，且排龈良好的情况下可以采用一步法。

3. 聚醚橡胶印模材

该材料目前应用也较广泛，但较贵，在橡胶类印模材里是最不疏水的，味道也不佳。该材料只能用一次印模法，其粘稠度较高，凝固后也较硬，取出有困难。除此之外，其他性能均良好。

方法是：

（1）选好托盘，准备好注射器，开机调拌【图 8-61】。

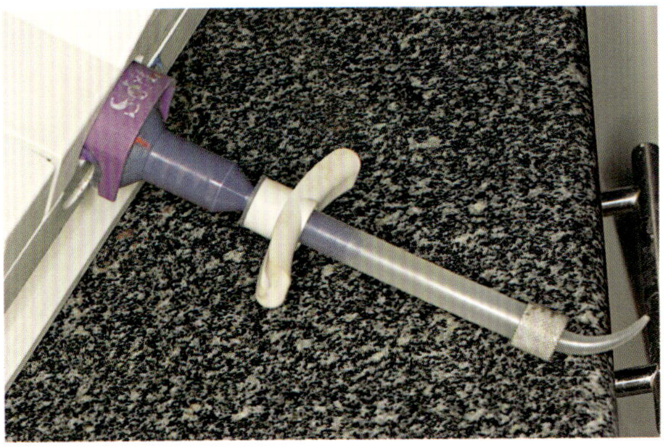

图 8-61a 开机调拌印模材料注入注射器

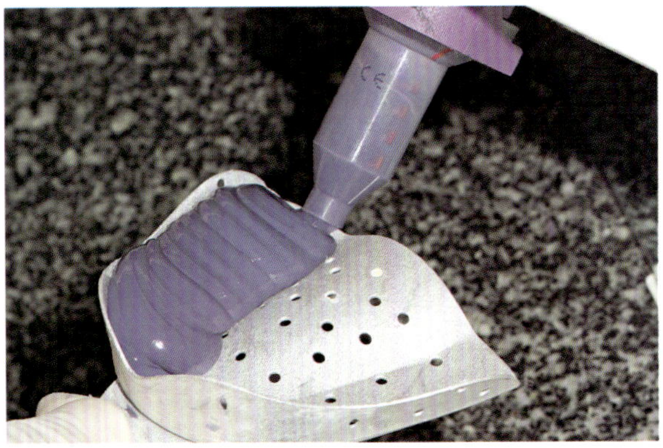

图 8-61b 开机调拌印模材注至托盘

（2）吹干预备体表面，用注射器将印模材注入龈沟内与肩台上，或把预备体轴面都包被住【图 8-62】。

（3）将放好印模材的托盘放入口内，正确就位，保持不动【图 8-63】。

（4）材料凝固后取出印模，检查边缘、轴面、殆面，完整无气泡者为合格【图 8-64】。冲洗后吹干备用，干燥状态下在一周内不影响模型的准确性。

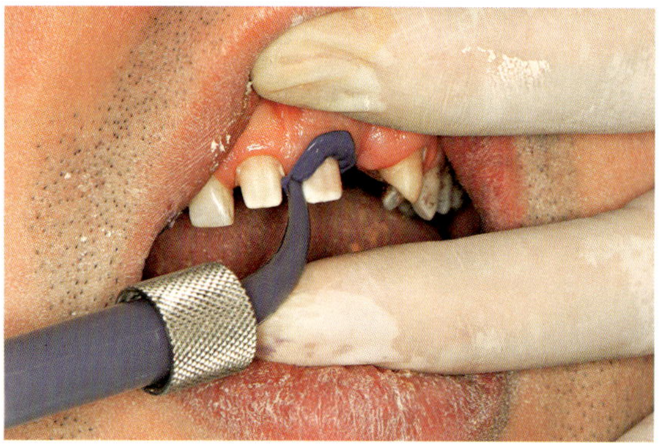

a 注射过程中

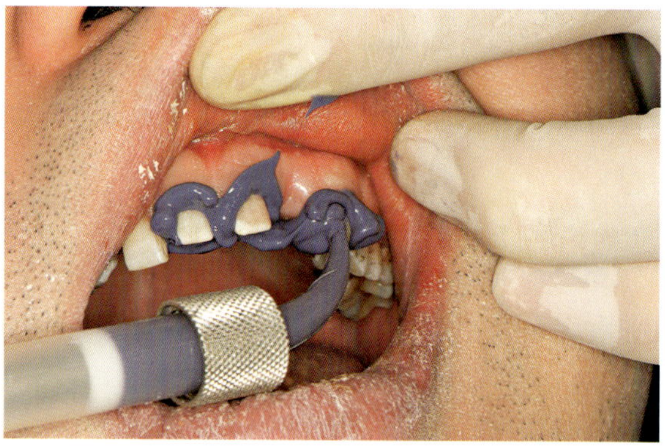

b 注射完成

图 8-62　将印模材注射至预备体边缘处及表面

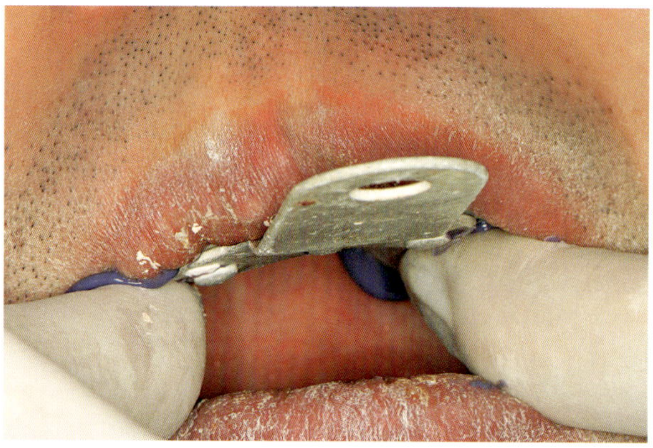

图 8-63　装有印模材的托盘在口内就位

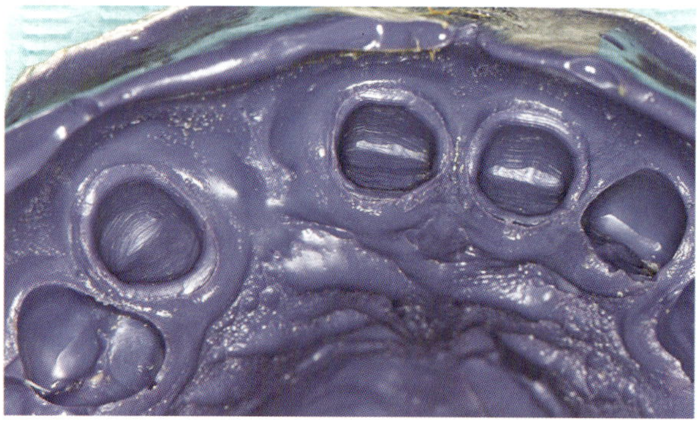

图 8-64　完成的工作印模

4. 加成型硅橡胶印模材

这是目前最贵也是性能最好的印模材。精确度、性能稳定性优于其他所有印模材料，可以重复灌模，往技工所邮寄印模时最好选用此种材料。

方法：二步法　除需在托盘表面涂粘结剂外，其他步骤同缩合型硅橡胶印模【图 8-65~72】。

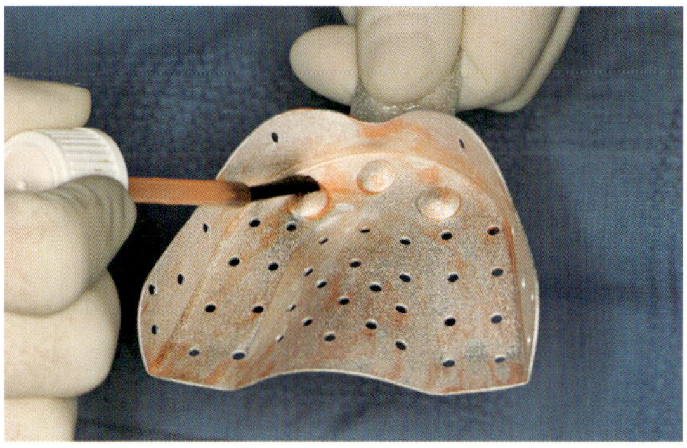

图 8-65　托盘表面涂粘结剂

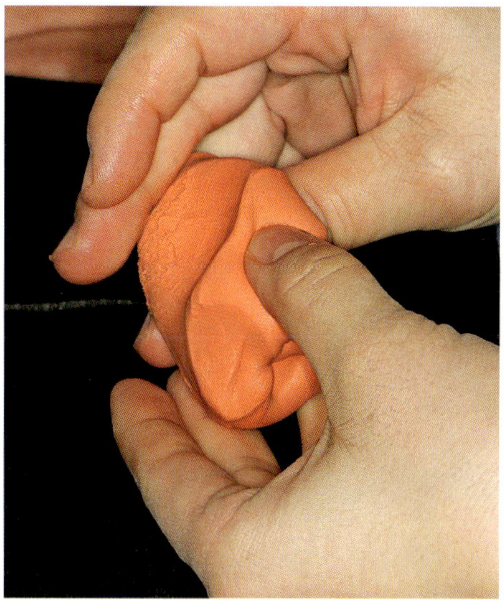

图 8-66　调拌初印模材

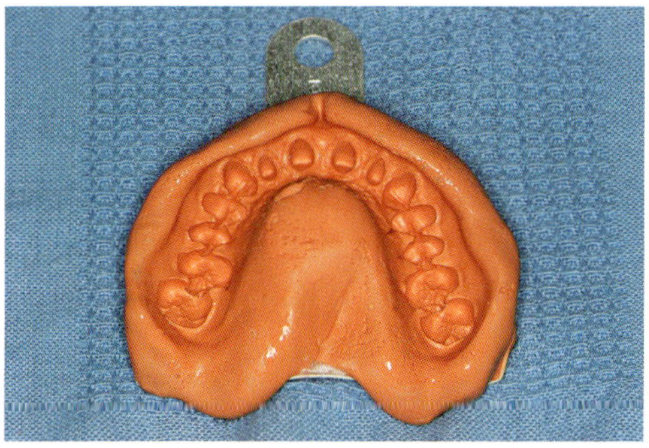

图 8-67　由口内取出的初印

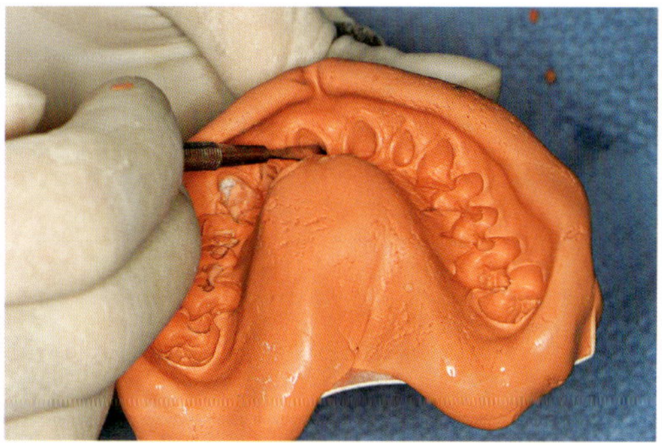

图 8-68　刮除初印表面材料

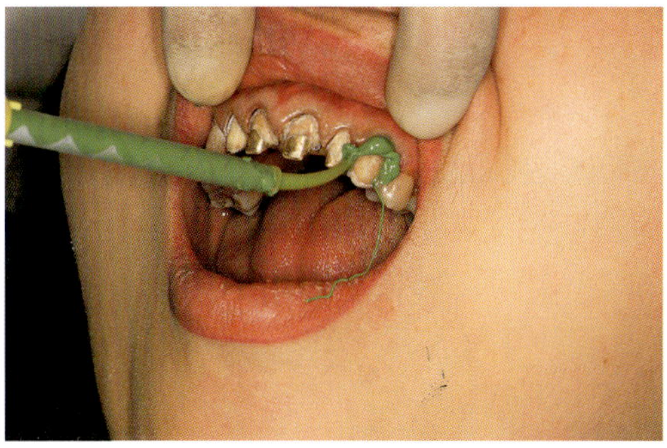

图 8-69　将终印材注射至预备体边缘处及表面

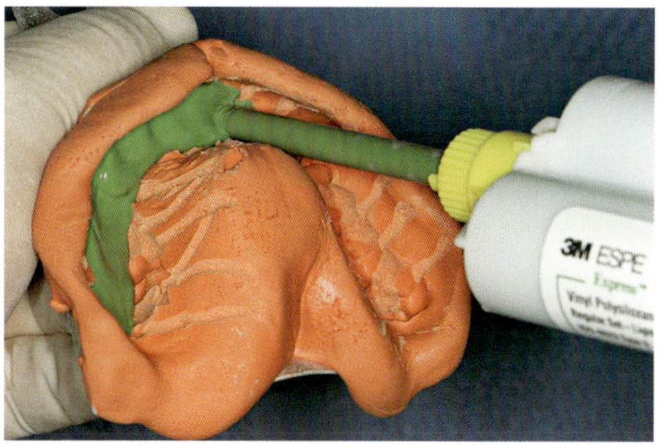

图 8-70　终印材料注射至初印表面

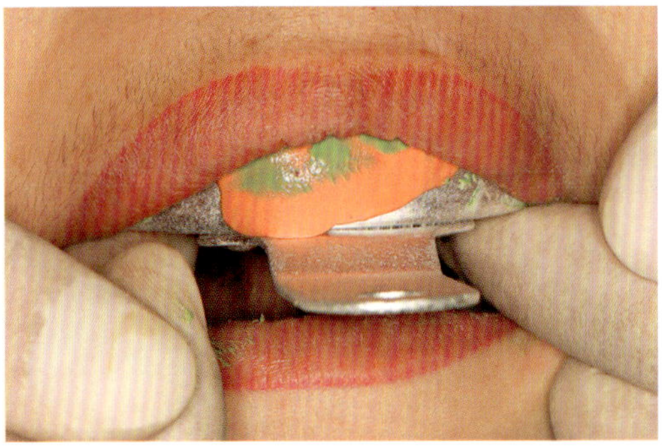

图 8-71　放好终印材的托盘在口内就位

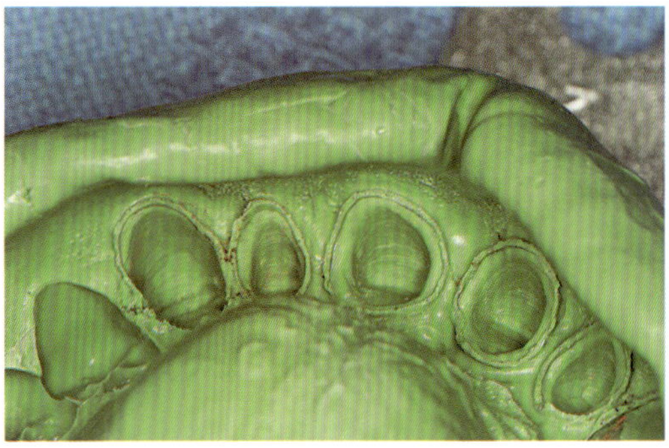

图 8-72　完成的工作印模

一步法　同聚醚橡胶印模【图 8-73~76】。

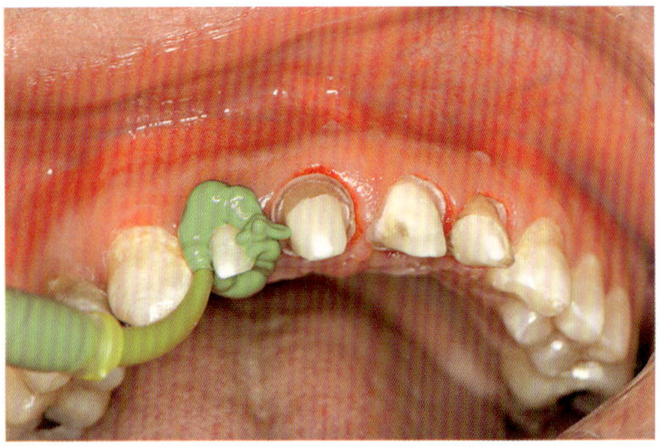

注射过程中

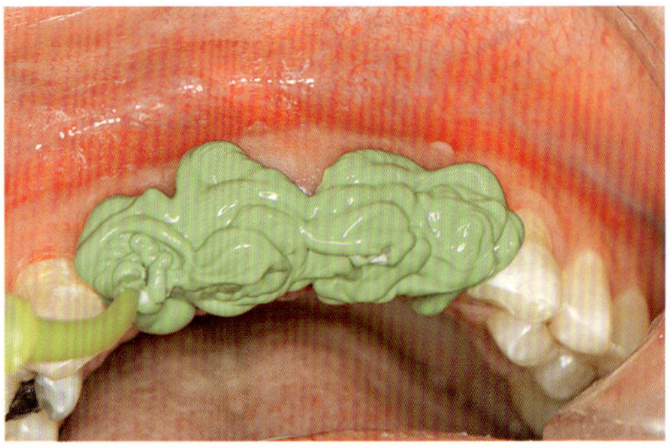

注射完成

图 8-73　将终印模材注射至预备体边缘及表面

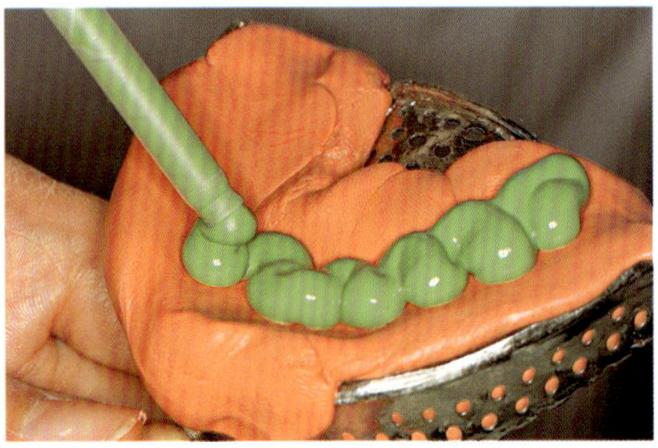

图 8-74　将终印模材注射至初印模材表面

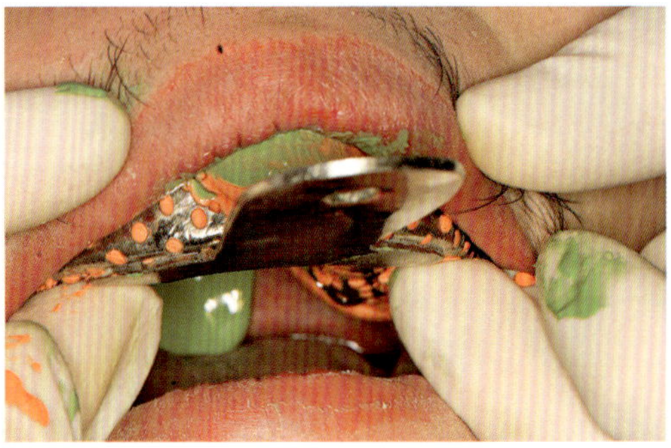

图 8-75　装有印模材的托盘在口内就位

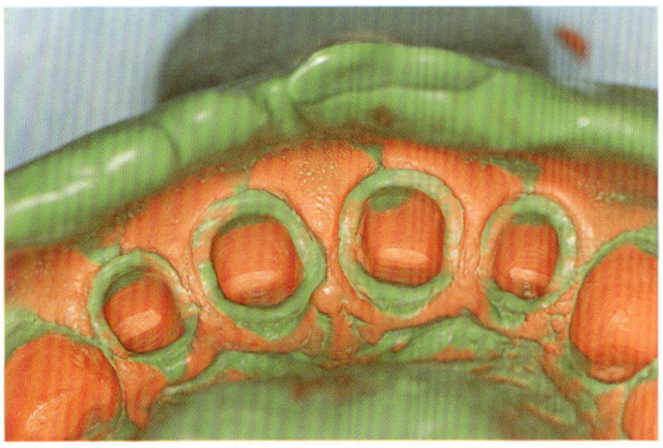

图 8-76　完成的工作印模

第九章

固定修复𬌗接触的设计

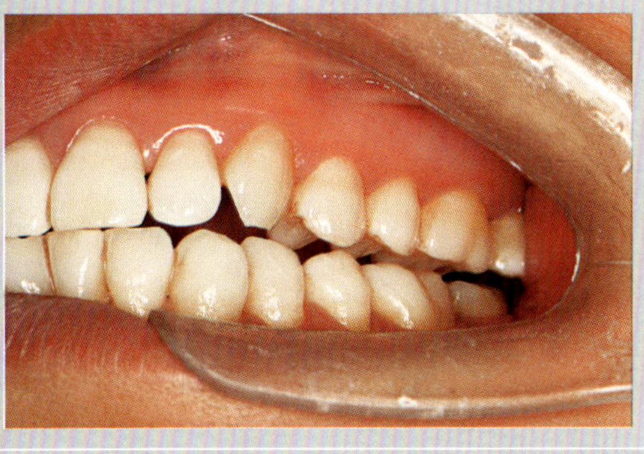 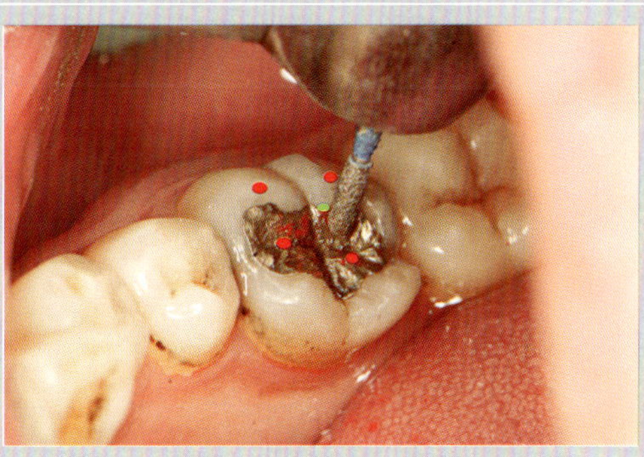 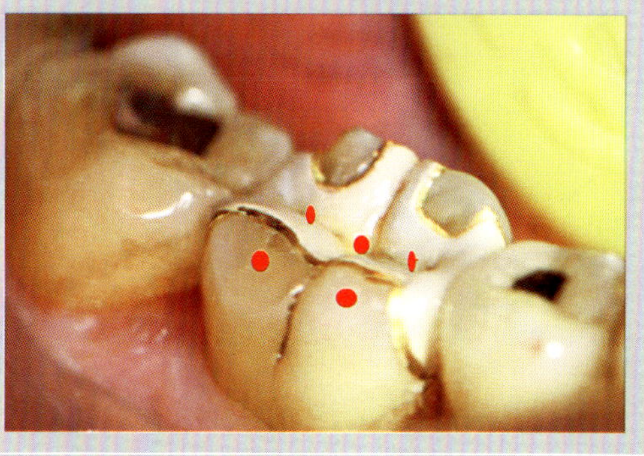

修复的目的是为了建𬌗，不论用了何种修复手段，“𬌗”与咬合最终都是通过𬌗接触实现的。

𬌗接触不仅是在修复体𬌗面上由𬌗纸的颜料所标记出的几何意义的点，它们是力点，是咀嚼肌在几千克～百千克力的范围内作功时的作用点。上颌𬌗面是受力平台，承力并产生反作用力。

在神经支配下咀嚼肌收缩的力量，决定了𬌗力的大小；下颌运动的方向决定了力的方向；食物的性状通过反馈又可以调节力的大小、方向与速度，𬌗接触处的外形，决定着力是否会产生分解，这会改变力的传导与力的性质。

牙体缺损时冠内修复体的固位与剩余牙体组织的抗力，全冠修复体的固位与抗折裂能力，固定桥的固位与基牙的支持；可摘局部义齿的固位，稳定性，基牙的受力，粘骨膜的受力，固位体的疲劳；全口义齿的固位，稳定，基托的折裂，剩余牙槽嵴保健等。无不受𬌗接触的影响。

一、正常𬌗的𬌗接触

（一）正中𬌗接触

是上下相对的牙齿在正中𬌗位（或牙尖交错位 ICP）的接触区域。

多半个世纪来，人们的基本思路沿用的仍是 Hellman 当年所描述的 138 点𬌗接触概念【图 9-1】。

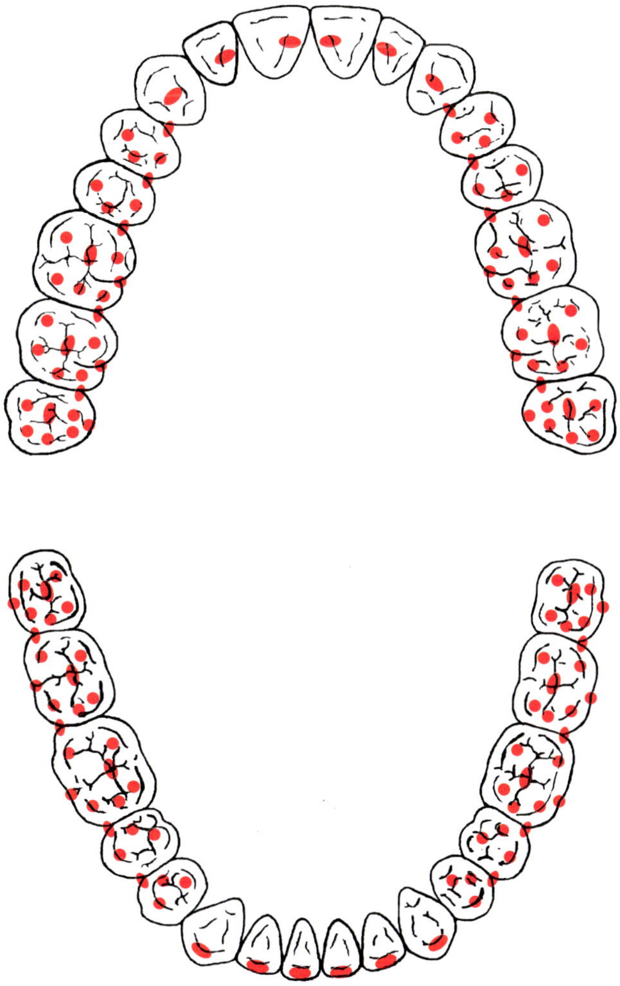

图 9-1　Hellman 138 点𬌗接触

这些接触区域在 32 颗牙齿上的分布为：

(1) 上颌切牙与尖牙的舌面	6 个
(2) 下颌切牙与尖牙的唇面（或切缘）	6 个
(3) 上颌前磨牙与磨牙颊尖的三角嵴	16 个
(4) 下颌前磨牙与磨牙舌尖的三角嵴	16 个
(5) 下颌前磨牙与磨牙颊外展隙	8 个
(6) 上颌前磨牙与磨牙舌外展隙（包括 43|34）	10 个
(7) 上颌前磨牙与磨牙舌尖顶	16 个
(8) 下颌前磨牙与磨牙颊尖顶	16 个
(9) 前磨牙的远中窝	8 个
(10) 磨牙的中央窝	12 个
(11) 下颌磨牙的近中窝	6 个
(12) 上颌磨牙的远中窝	6 个
(13) 上颌磨牙的舌沟	6 个
(14) 下颌磨牙的颊沟	6 个

后来的研究者将殆接触的分布进行了简化与改动，成为 90 个点殆接触【图 9-2】。

保留了	删除了	增加了
(1) 6 个	(3) 6 个	上颌第一前磨牙近中边缘嵴 2 个 相邻前磨牙磨牙的两个边缘嵴 32 个
(2) 6 个	(4) 16 个	
(7) 16 个	(5) 8 个	
(8) 16 个	(6) 10 个	
(10) 12 个	(9) 8 个	
	(11) 6 个	
	(12) 6 个	
	(13) 6 个	
	(14) 6 个	
		共 90 个接触点

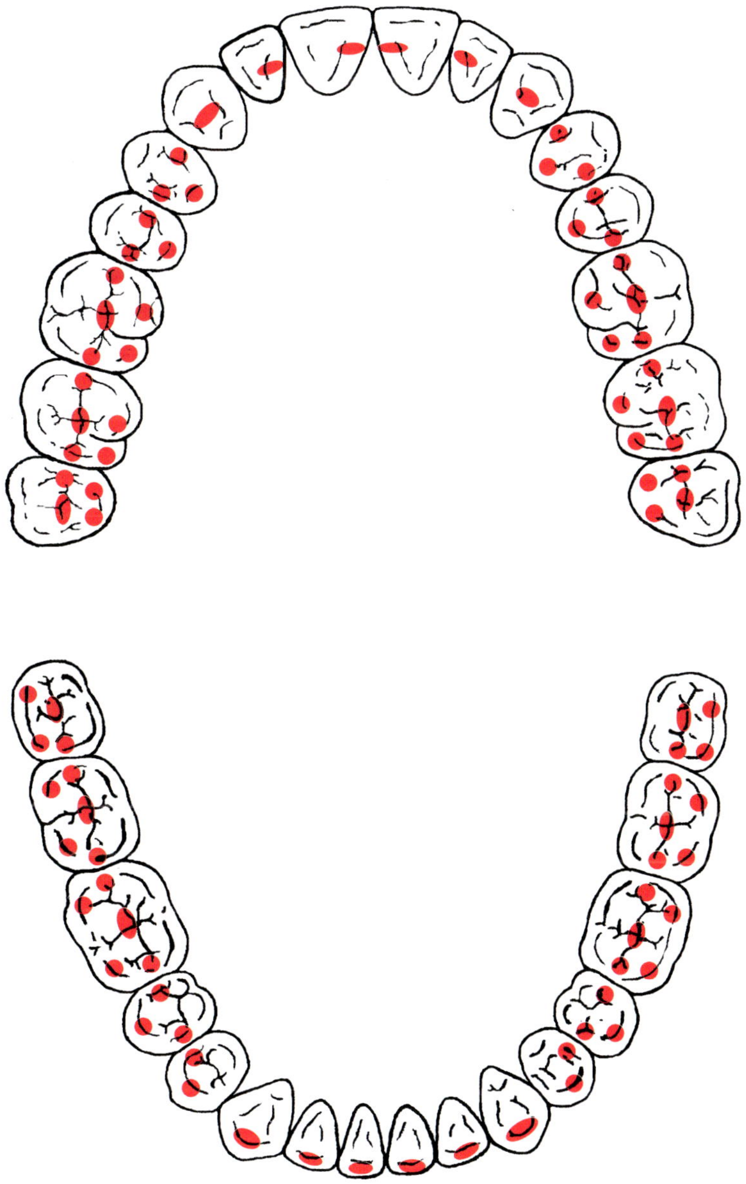

图9-2　90点殆接触分布

还有些研究者与应用者更加灵活，认为与相邻边缘嵴的接触可在近中边缘嵴，也可在远中边缘嵴，将二者归为一个区域，可在边缘嵴上，也可在邻近边缘嵴的近中窝或远中窝内，都属正常状态。有76个接触点【图9-3】。

保留了	增加了
(1)　6个 (2)　6个 (7)　16个 (8)　16个 (10)　12个	边缘嵴附近20个
	共76个接触点

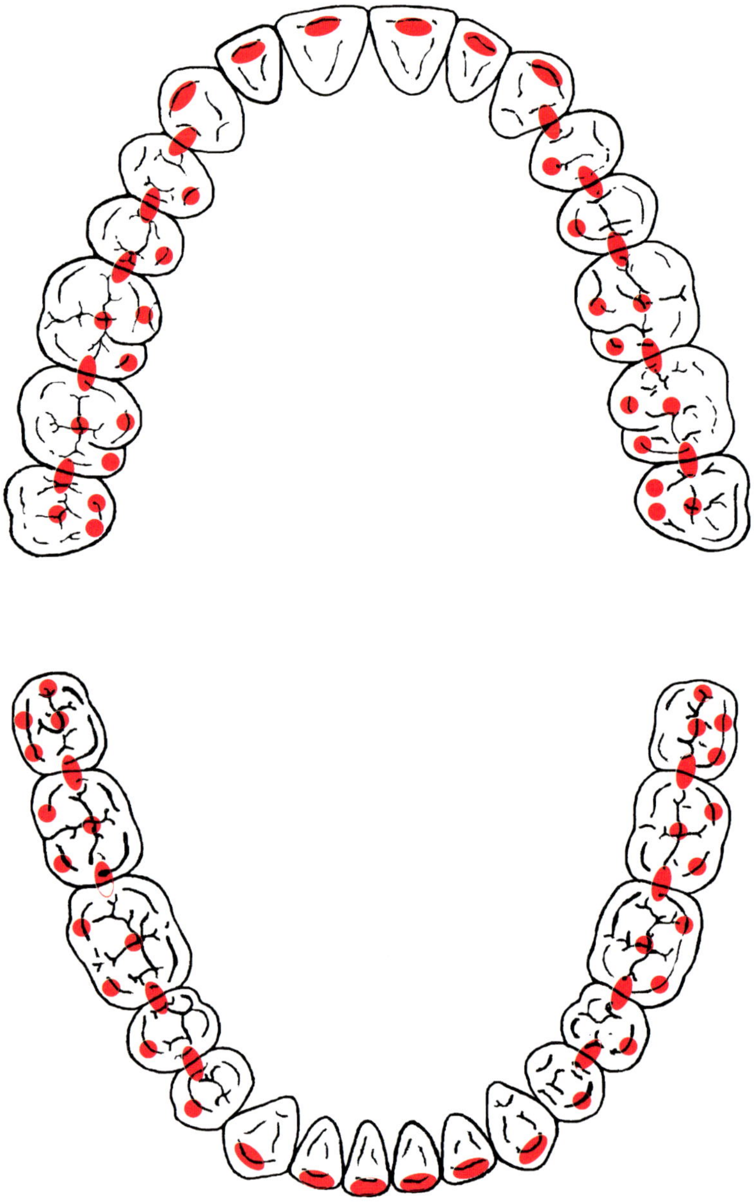

图 9-3　76 点骀接触分布

如果第三磨牙缺失，则：

保留了	减去了
(1)　6 个	
(2)　6 个	
(7)　12 个	4 个
(8)　12 个	4 个
(10)　8 个	4 个
边缘嵴 16 个	4 个

此时正中骀有 60 个接触点【图 9-4】

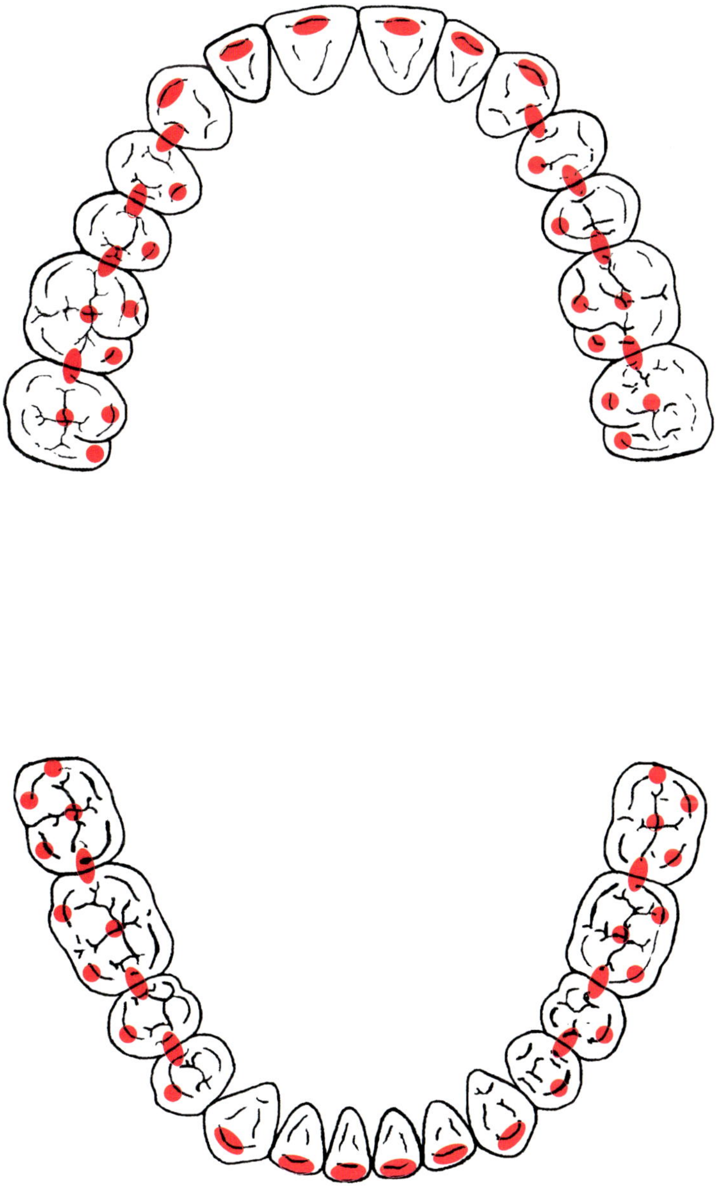

图 9-4　60 点殆接触分布

（二）非正中殆接触

正中殆接触是在闭口终末产生的，是最广泛的牙尖交错接触。离开正中殆接触，在边缘运动最外缘之内的非正中殆位的殆接触，为非正中殆接触。有近远中向的前伸与后退运动时的殆接触，有颊舌向的左侧方与右侧方运动时的殆接触，但这是一种简化分解的描述，真实的非正中殆接触是三维范围内的运动接触，如前伸与侧方之间还有任意角度的前伸侧方运动接触。

1. 前伸运动时的殆接触

（1）前牙接触，后牙无接触【图 9-5】。

（2）前牙双侧组牙接触。

（3）上颌牙，接触区域从切缘至舌窝正中殆接触处。

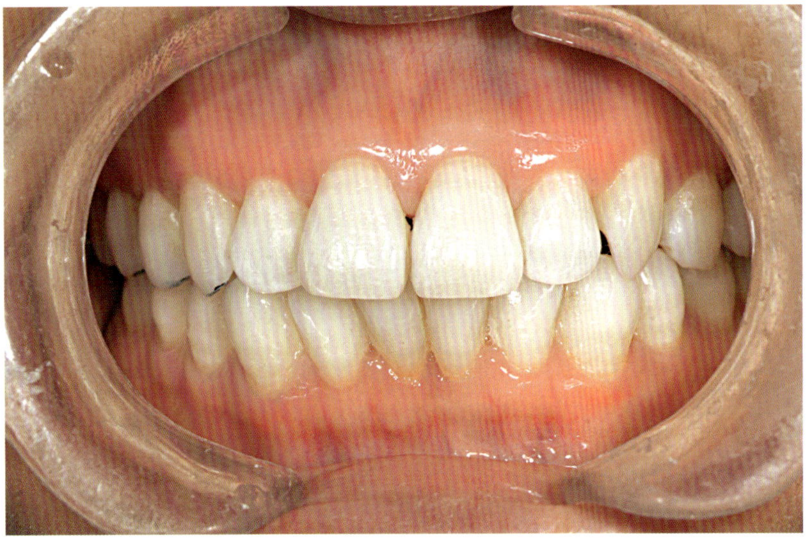

图 9–5a ICP

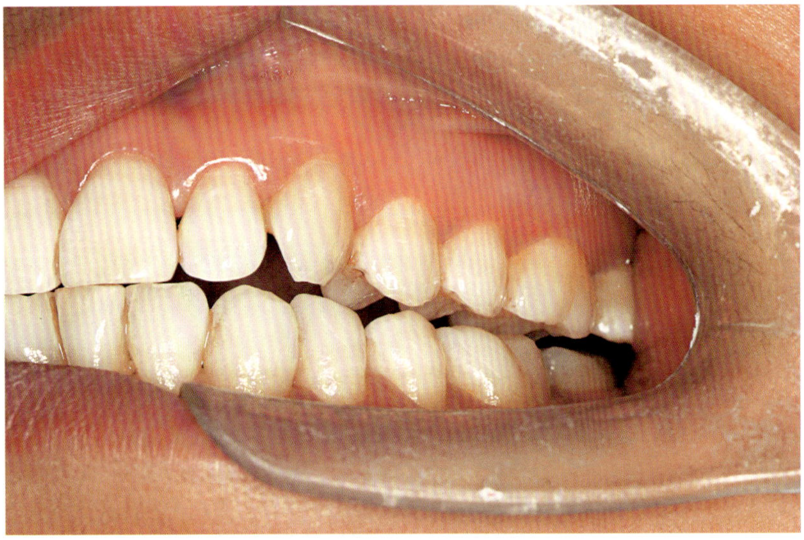

图 9–5b 前伸时前牙接触，后牙不接触

（4）下颌牙，接触区域在切缘唇侧与靠近切缘的少许唇面。

（5）上前牙有𬌗接触时牙无移位现象。

2. 侧方运动时的𬌗接触

（1）尖牙保护𬌗

1）工作侧尖牙接触，后牙不接触；非工作侧无接触【图 9-6】。

2）在上颌尖牙，接触区域从尖牙舌侧至舌窝正中𬌗接触处【图 9-7】。

3）在下颌尖牙，接触区域在尖顶唇侧与少许唇面【图 9-8】。

（2）组牙功能𬌗

1）工作侧尖牙与后牙组牙接触，非工作侧无接触【图 9-9，10】。

2）在上颌，接触区域从颊尖顶舌侧始至正中𬌗接触【图 9-11】。

3）在下颌，接触区域从颊尖顶颊侧始至正中𬌗接触【图 9-12】。

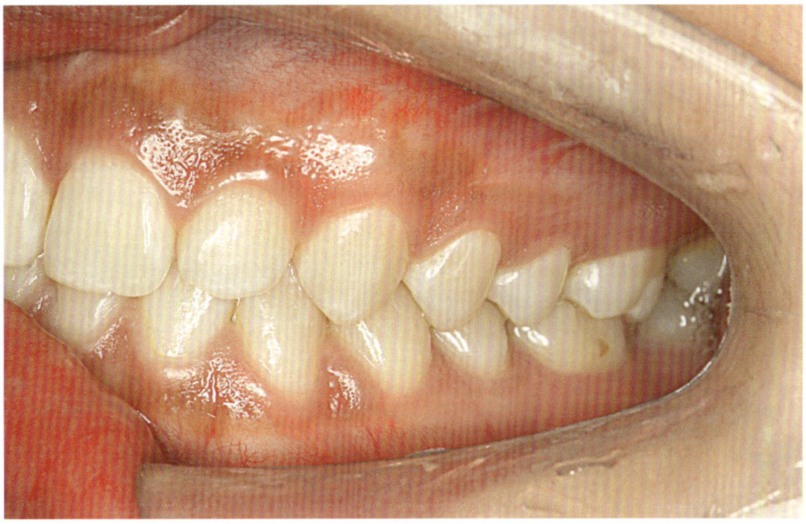

图 9-6a　ICP

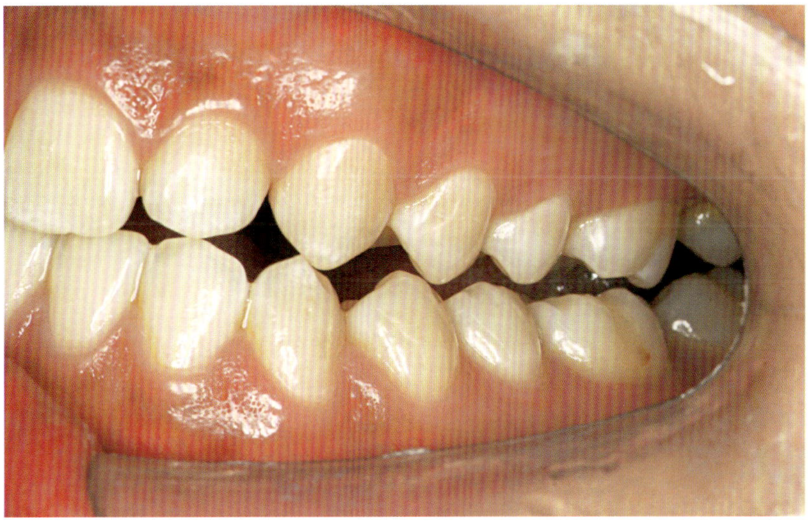

图 9-6b　侧方殆时，尖牙接触，后牙不接触

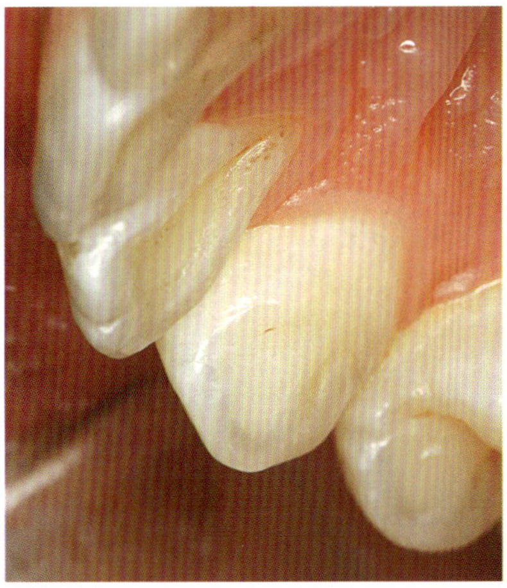

图 9-7a　侧方殆时上颌尖牙的殆接触区域－磨耗面

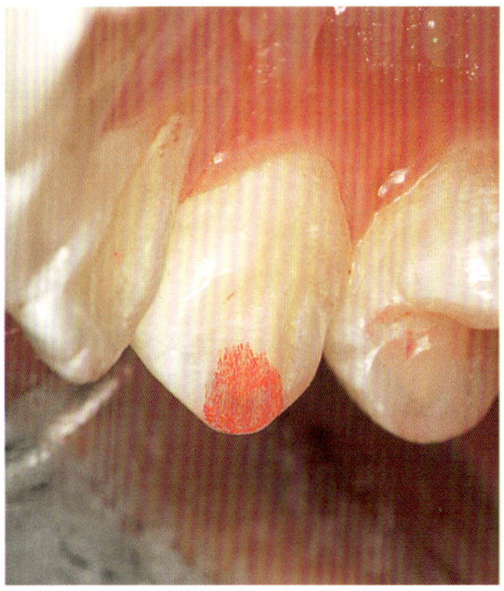

图 9-7b　殆纸印记

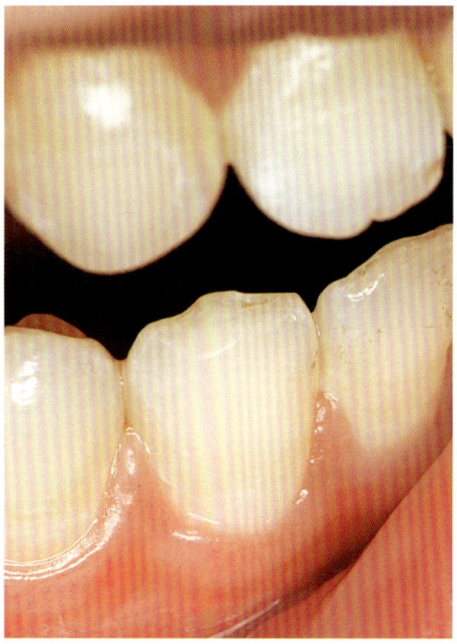

图 9–8a　侧方𬌗时下颌尖牙的𬌗接触区域 – 磨耗面

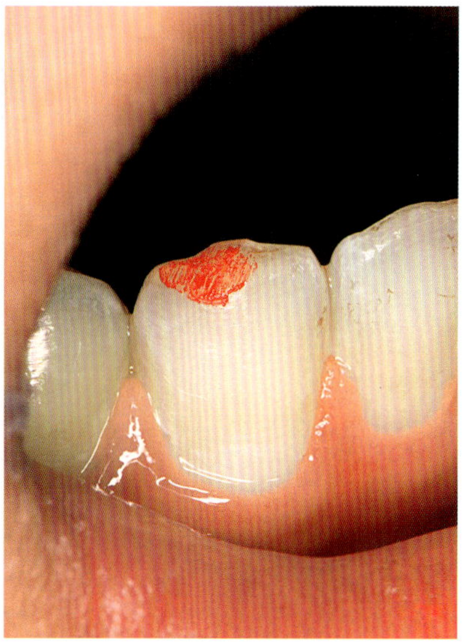

图 9–8b　𬌗纸印记

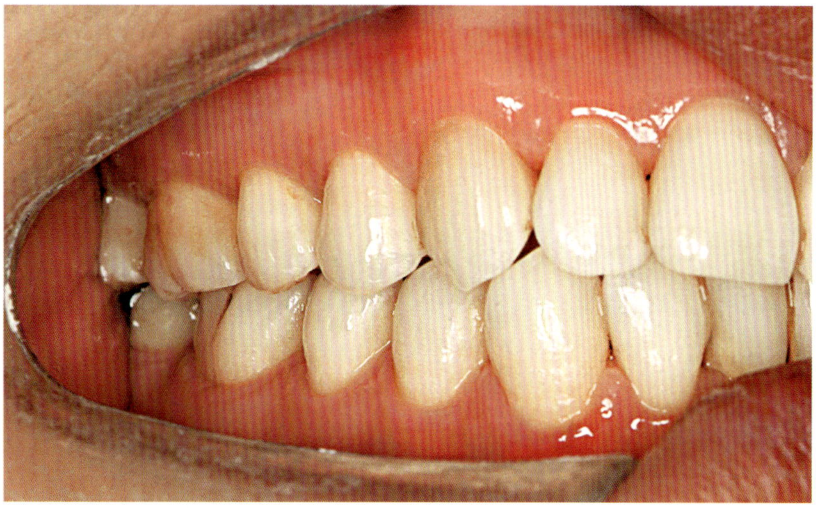

图 9–9a　ICP

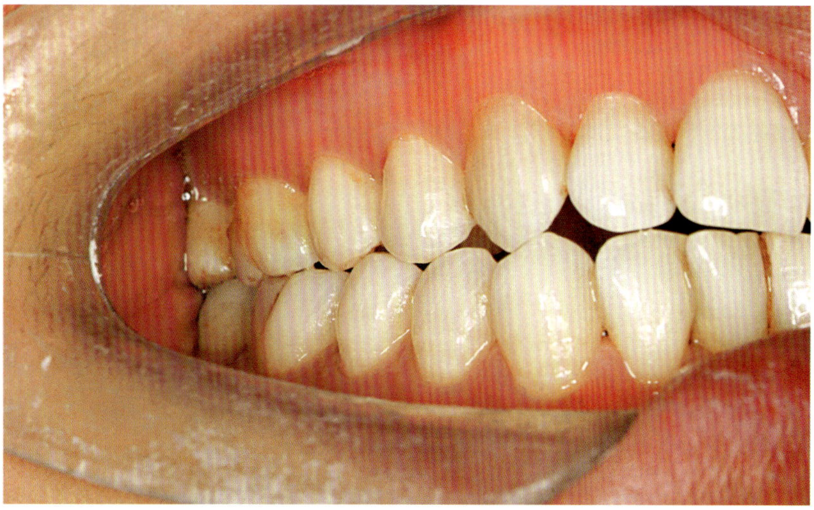

图 9–9b　组牙功能𬌗工作侧 – 侧方𬌗时

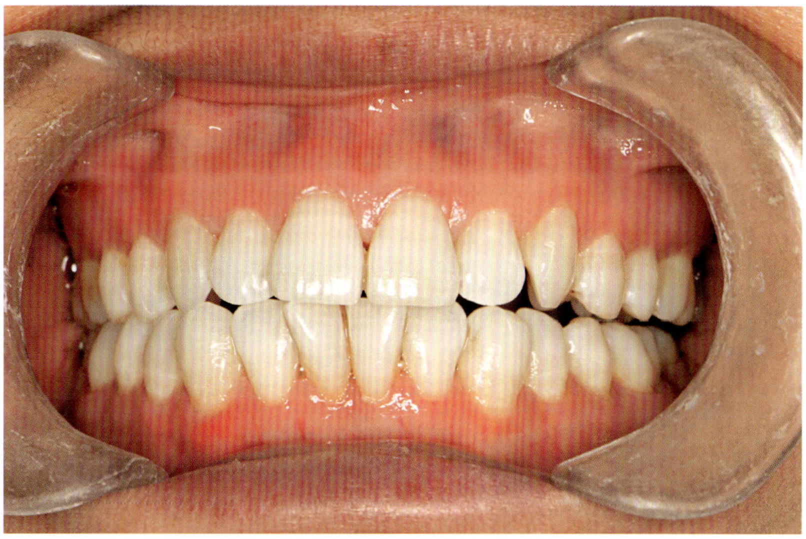

图 9-10　组牙功能殆非工作侧无接触

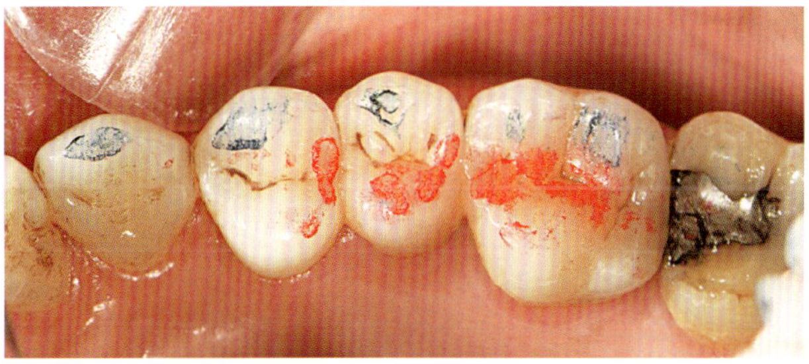

图 9-11　上颌侧方殆接触区域（蓝印迹）

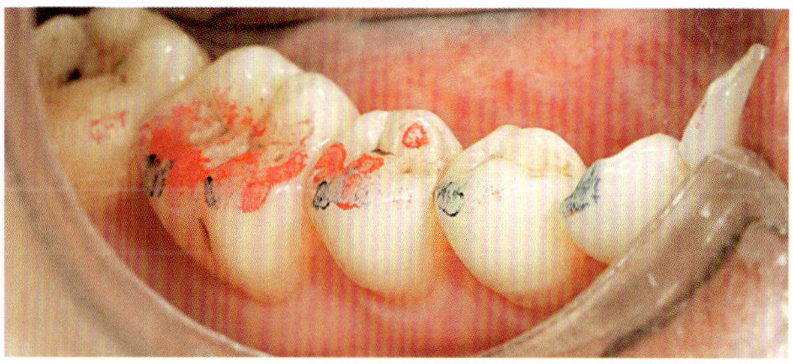

图 9-12　下颌侧方殆接触区域（蓝印迹）

4）侧方运动时的殆接触还可表现为侧方运动时尖牙与前磨牙，尖牙与磨牙，等多种组合形式的殆接触【图 9-13，14】。

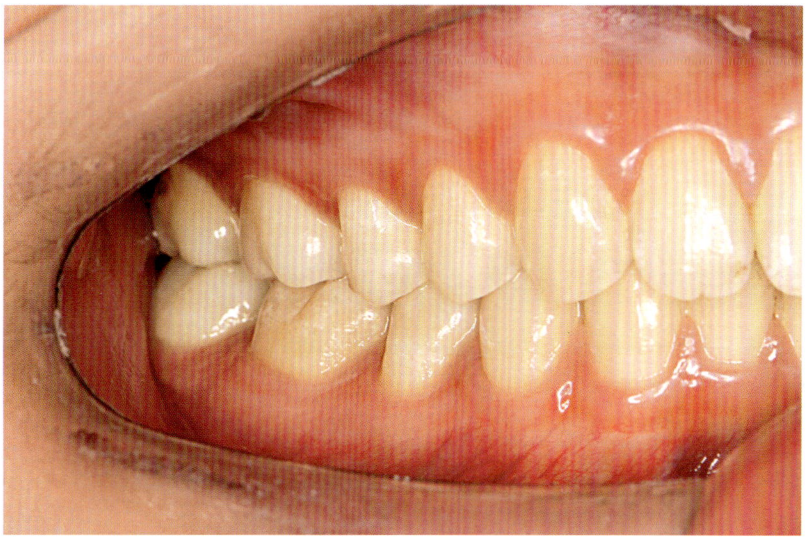

图 9-13a　ICP

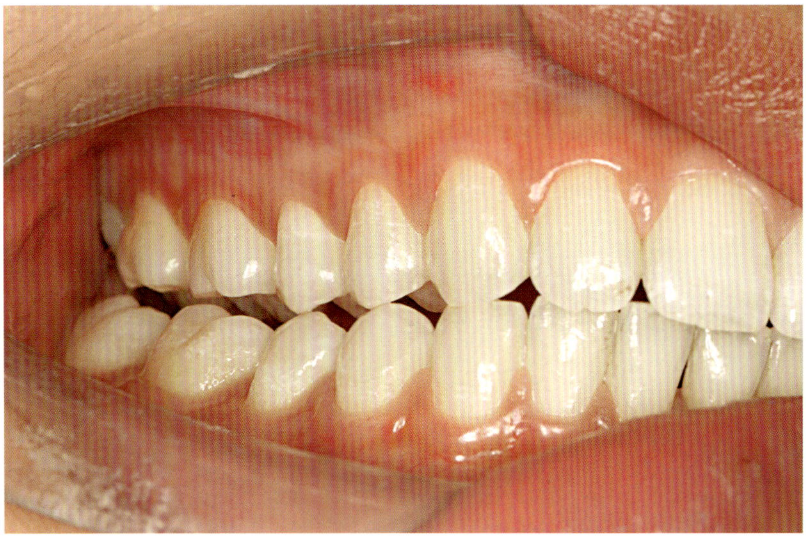

图 9-13b　尖牙与前磨牙的组牙功能𬌗

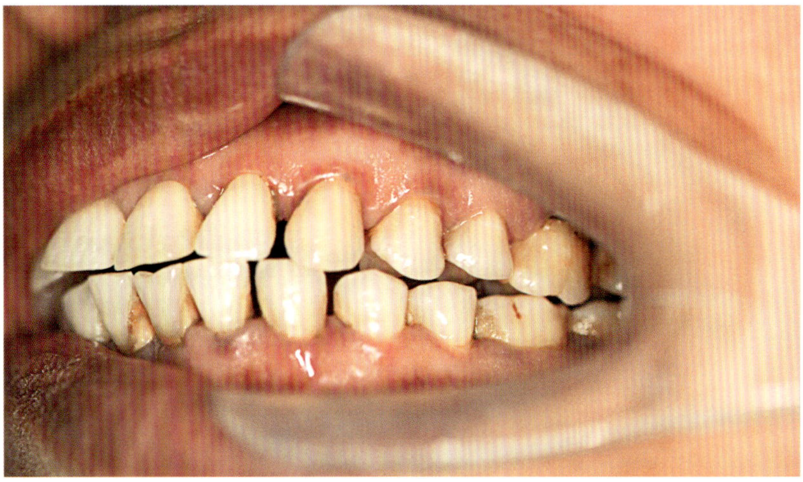

图 9-14　尖牙与磨牙的组牙功能𬌗

3. 后退运动时的𬌗接触

与前伸、侧方运动的幅度相比，后退运动的幅度是最小的【图 9-15】。绝对不能作后退运动的人是极少的，关节的构造提供了这种可能性，一个𬌗关系如只能作前伸与侧方运动，便意味着在后退方向上失去了宽容度。在各个方向上都有宽容度，对于防止𬌗创伤是有益的。可以假设，如果某次咬合在接近ICP附近的某个位置时，本体感受器感受到了继续向前会引起不适，及时的少量后退即可解除创伤比停止闭口而转为开口要更为迅捷。

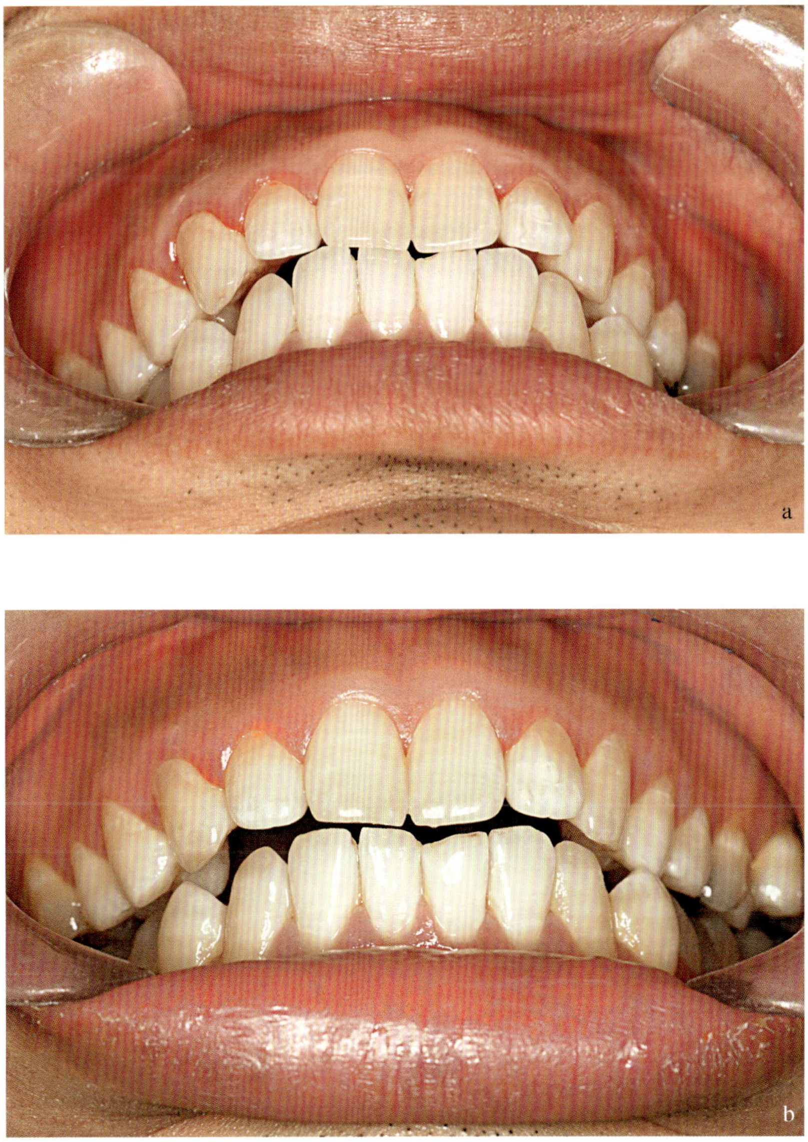

图 9-15　后退运动，后牙接触，前牙不接触

（1）上颌，接触区在接近窝底的三角嵴、边缘嵴、牙尖的近中斜面上【图 9-16】。

（2）下颌，接触区多在颊尖远中斜面上【图 9-17】。

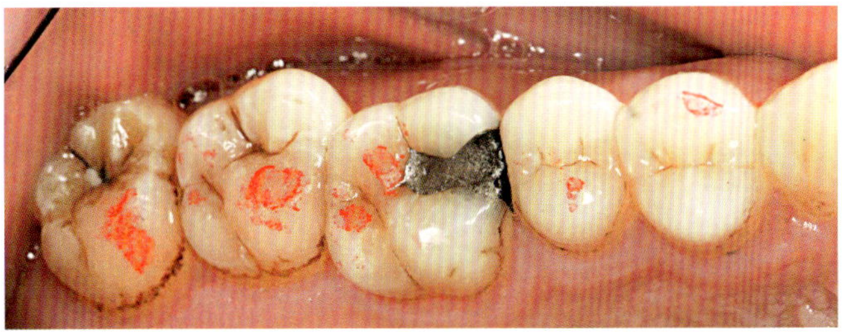

图 9-16　上颌后退殆接触区

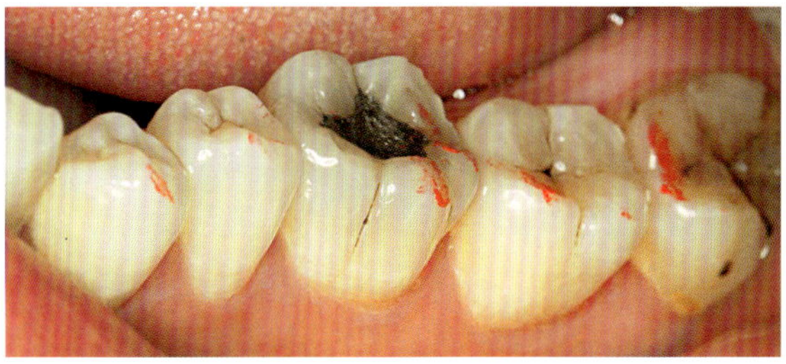

图 9-17　下颌后退殆接触区

二、𬌗磨耗与𬌗接触的改变

𬌗接触产生𬌗磨耗,𬌗磨耗又改变着𬌗接触。口腔修复科的从业人员,可能都喜爱未经磨耗的解剖形态的牙齿,看上去是那样的复杂而美丽,人们都了解磨耗的生理意义,但却为无论哪个年龄段的病人都在制作着有高牙尖解剖形态的修复体【图 9-18】。一来磨耗后的𬌗面形态是那样的简单,用于教课没有内容,二是𬌗面磨耗是一个动态的变化过程,没有固定的形态可以参照,三是认为沟窝嵴明显的修复体,咀嚼效率高,四可能认为现在食物很精细,牙齿的磨耗可以忽略不计了,磨耗较重便可能是病理性的。

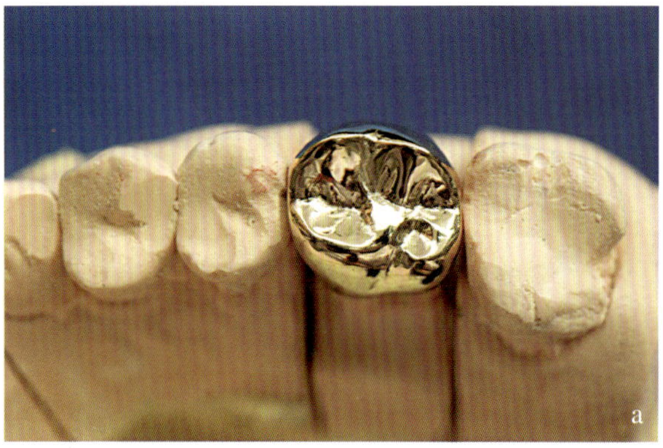

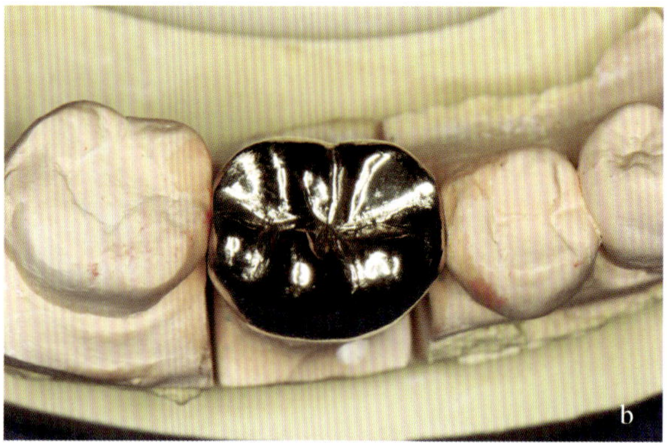

图 9-18　常见的固定修复体𬌗面外形

上下牙齿𬌗面作为一个磨擦对,不磨耗是不可能的,适度的生理性磨耗是有益的,而不是有害的。32 颗牙的生长发育萌出建𬌗过程中,进食中的𬌗接触与𬌗磨耗也是建𬌗的调控因素之一。可以协助扭转,调整牙位,可以消除不协调的早接触点。随着年龄的增长,牙槽骨的高度不断降低,抵抗侧向力的能力越来越差,牙尖高度随磨耗有所降低直至变平,正是与冠下方牙槽骨的降低相协调的变化。生命的各个器官各处部分同步变老是最符合生命变化规律中的节能原则的。人既是社会人,更是自然人【图 9-19】,尽管二百多年来,清洁高效的瓷磨,钢磨取代了石磨,受工业革命影响的区域的人们食用低磨耗性的食物越来越多,但牙齿仍然有一定程度的磨耗。人应该尊重自然,敬畏自然,效仿自然,尊重磨耗规律来建立𬌗接触,才不会与历史,与自然相对立,人类毕竟经历了几百万年的进化。

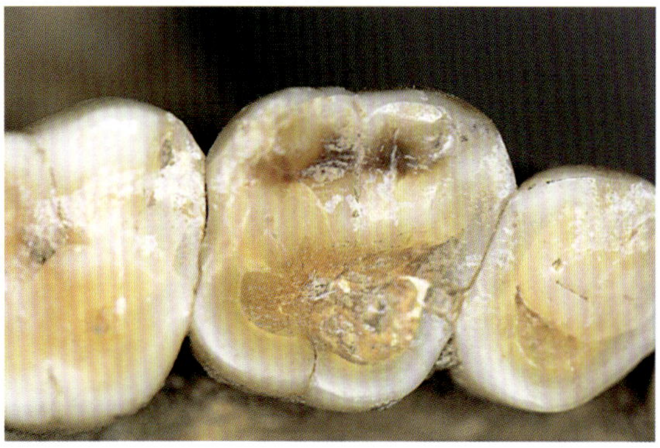

a 上颌

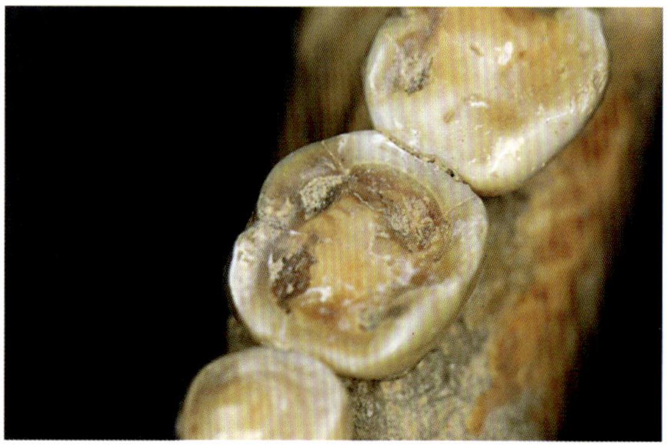

b 下颌

图 9-19　夏朝时期古人(男性,30～35 岁)的𬌗面磨耗状况

（一）𬌗面磨耗的分级与𬌗面外形的改变

人们对𬌗磨耗进行研究已有几十年的历史，产生了众多研究报告，这些研究的对象有着不同的种族，地域，食物种类，习惯，年龄等差别，因观察对象与目的不同而产生了不同分级方法与描述。这些研究都遵循𬌗磨耗从轻到重的变化规律，有代表性的2种分类方法如下：

前牙

Smith	1级	小磨耗面形成（无牙本质暴露）	见图9-20
		1．舌侧（下唇侧）出现小磨耗面	
Woda		2．切缘（下唇侧）出现小磨耗面	
		3．舌侧（下唇侧）+切缘出现小磨耗面	1/3以内
		4．舌侧（下唇侧）+切缘出现小磨耗面	＞1/3冠长
			见图9-21
Smith	2级	牙本质点状或切缘发丝状牙本质暴露	见图9-22
Smith	3级	牙本质线状（有一定宽度）暴露	见图9-23
Smith	4级	中度牙本质暴露（不复线状）	见图9-24
Smith	5级	大量牙本质暴露，釉质环完整	见图9-25
Smith	6级	大量牙本质暴露，釉质环一侧缺失	见图9-26
Smith	7级	大量牙本质暴露，釉质环两侧缺失	见图9-27
Smith	8级	冠丧失，无釉质，呈现根外形	见图9-28

前磨牙

Smith	1级	小磨耗面形成（无牙本质暴露）	见图9-29
Smith	2级	牙尖中度磨耗	见图9-30
Smith	3级	牙尖磨除，中度牙本质暴露	见图9-31
Smith	4级	起码一处牙尖大量牙本质暴露	见图9-32
Smith	5级	两处牙尖大量牙本质暴露	见图9-33
Smith	6级	暴露牙本质融合成一整块，釉质环尚完整	见图9-34
Smith	7级	𬌗面完全是牙本质，釉质环开始出现缺损	见图9-35
Smith	8级	冠高度完全丧失，呈现根外形	见图9-36

磨牙：

Smith	1级	小磨耗面形成（无牙本质暴露）	见图9-37
		1．颊舌向长度＜1/3牙尖斜面	见图9-38
Woda		2．颊舌向长度＞1/3牙尖斜面	
		3．颊舌向长度＝牙尖斜面	
		4．颊舌向长度占据3个牙尖斜面	
		5．≥3个牙尖斜面，处于同一额状面	
Smith	2级	牙尖中度磨耗，1~2处牙本质点状暴露	见图9-39
Smith	3级	牙尖磨除，中度牙本质暴露	见图9-40

Smith	4 级	几处大块牙本质暴露	见图 9-41
Smith	5 级	两处暴露牙本质融合	见图 9-42
Smith	6 级	三处暴露牙本质融合	见图 9-43
Smith	7 级	全殆面暴露牙本质，釉质环尚完整	见图 9-44
Smith	8 级	冠宽度完全丧失，釉质环不完整，呈现根外形	见图 9-45

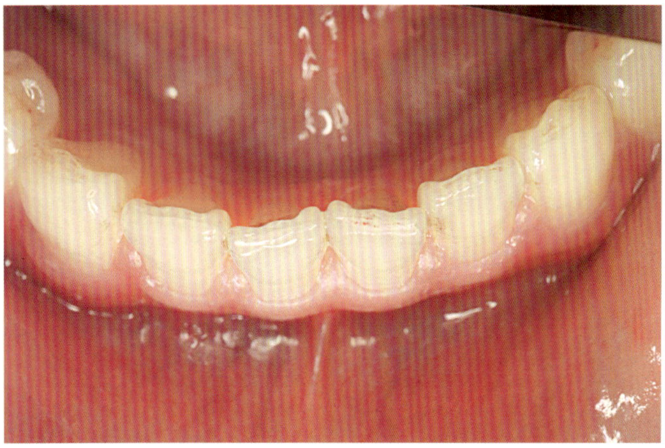

图 9-20　前牙 Smith 1 级
小磨耗面形成（无牙本质暴露）

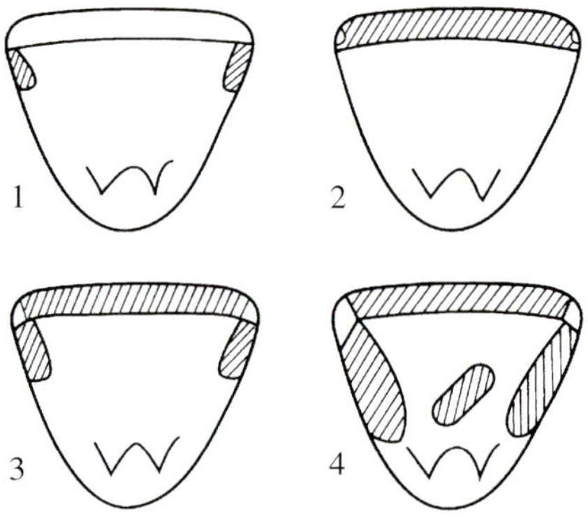

图 9-21　前牙 Woda 磨耗分级
1. 舌侧（下唇侧）出现小磨耗面
2. 切缘（下唇侧）出现小磨耗面
3. 舌侧（下唇侧）+ 切缘出现小磨耗面
4. 舌侧（下唇侧）+ 切缘出现小磨耗面

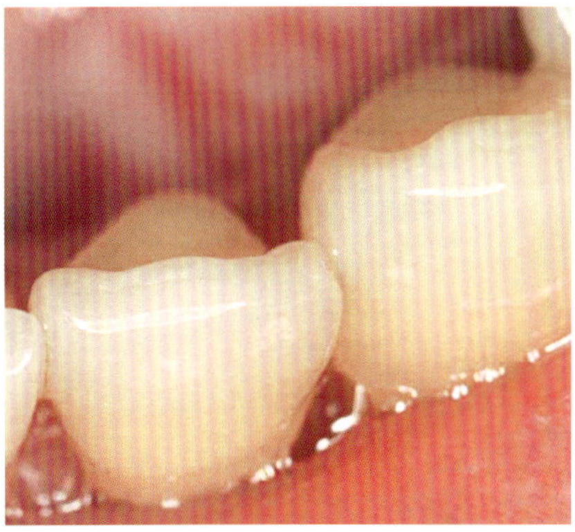

图 9-22　前牙 Smith 2 级　牙本质点状或切缘发丝状牙本质暴露

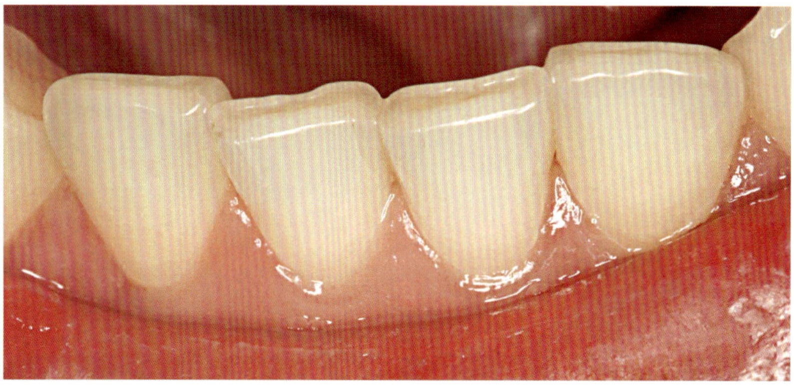

图 9-23　前牙 Smith 3 级　牙本质线状（有一定宽度）暴露

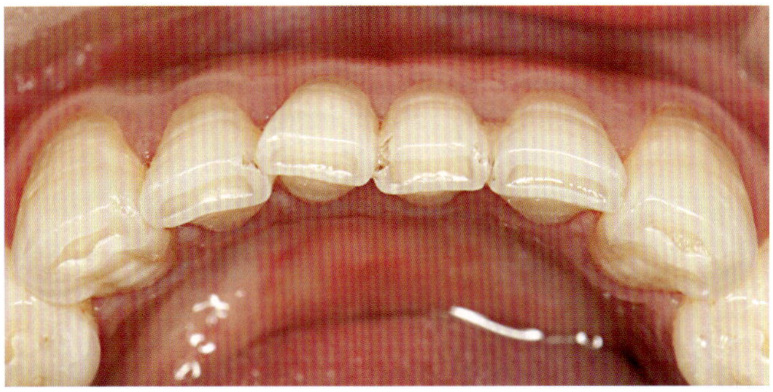

图 9-24　前牙 Smith 4 级　中度牙本质暴露（不复线状）

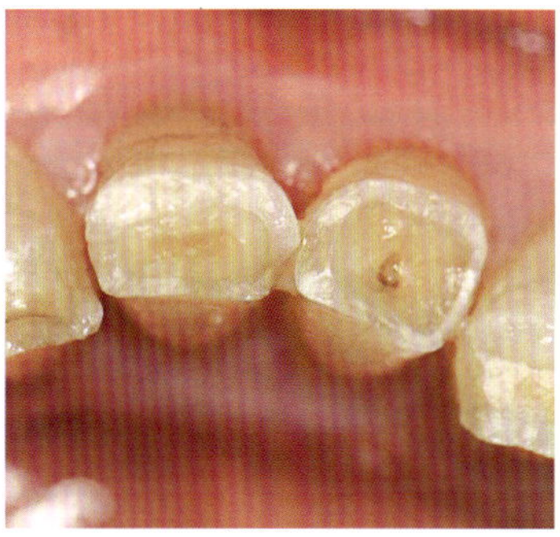

图 9-25　前牙 Smith 5 级　大量牙本质暴露，釉质环完整

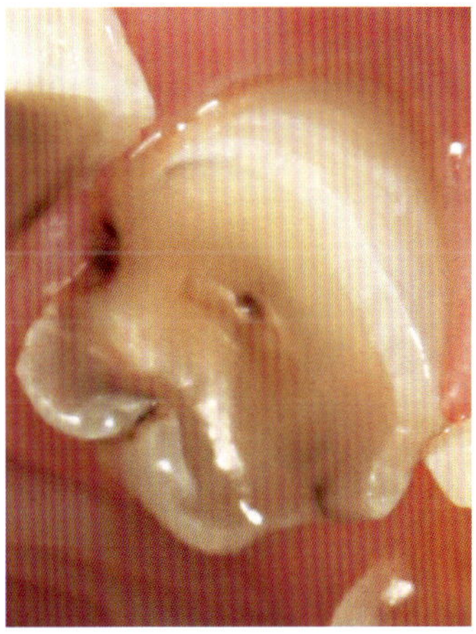

图 9-26　前牙 Smith 6 级　大量牙本质暴露，釉质环一侧缺失

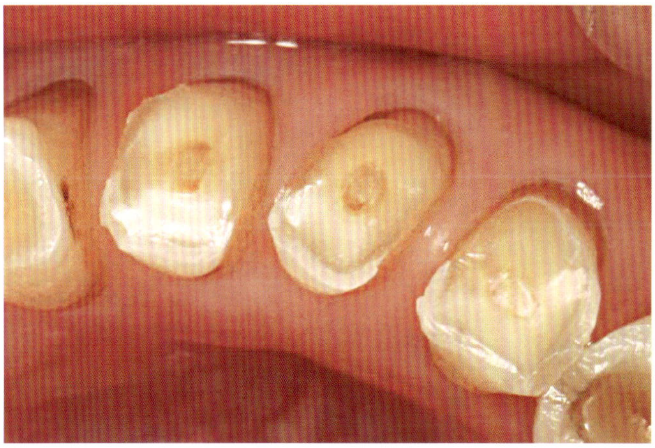

图 9-27　前牙 Smith 7 级　大量牙本质暴露，釉质环两侧缺失

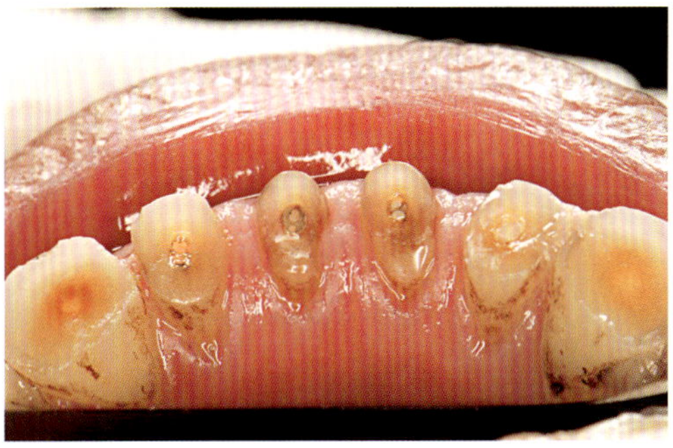

图 9-28　前牙 Smith 8 级　冠丧失，无釉质，呈现根外形

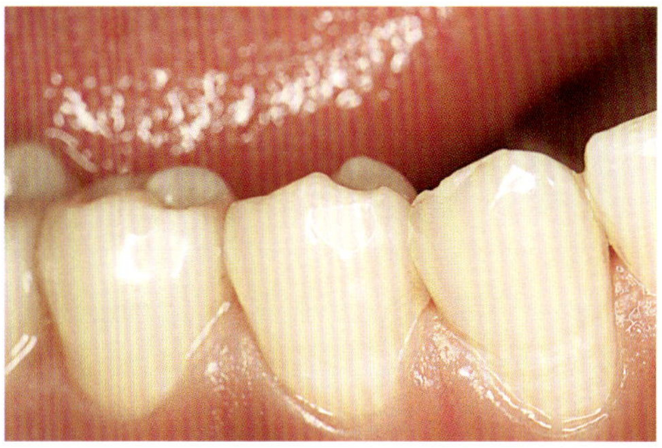

图 9-29　前磨牙 Smith 1 级　小磨耗面形成（无牙本质暴露）

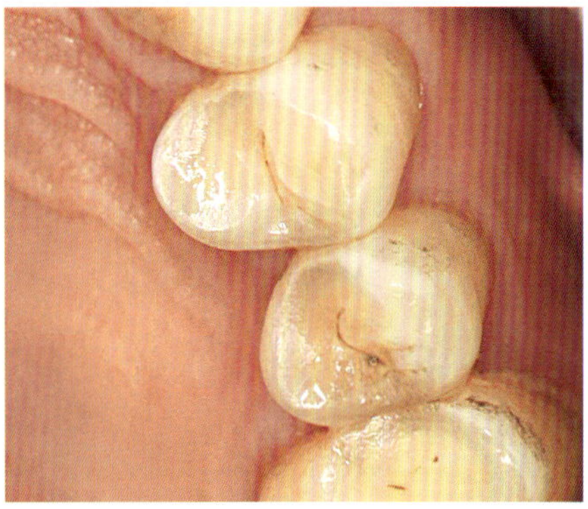

图 9-30　前磨牙 Smith 2 级　牙尖中度磨耗

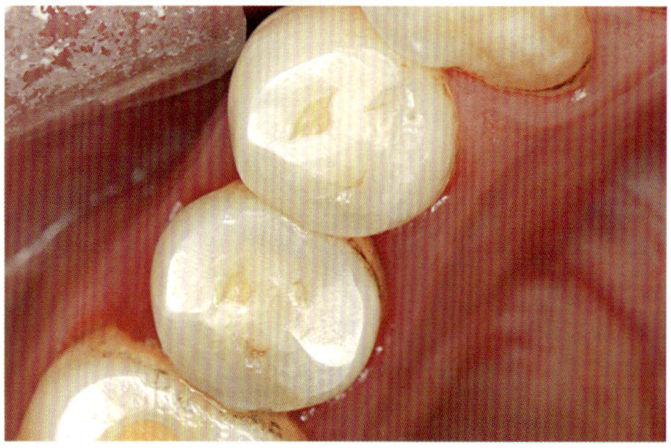

图 9-31　前磨牙 Smith 3 级　牙尖磨除，中度牙本质暴露

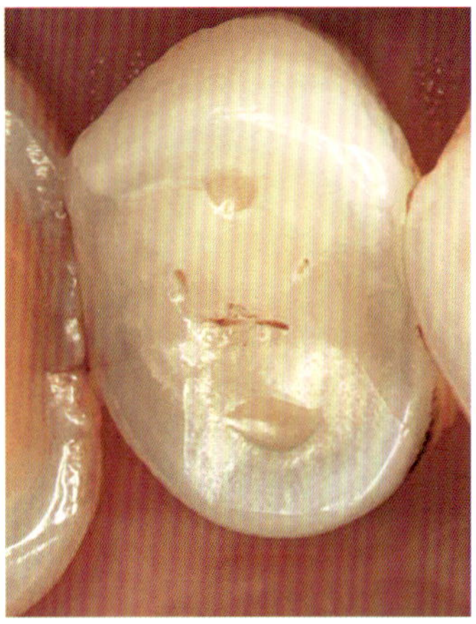

图 9-32　前磨牙 Smith 4 级　起码一处牙尖大量牙本质暴露

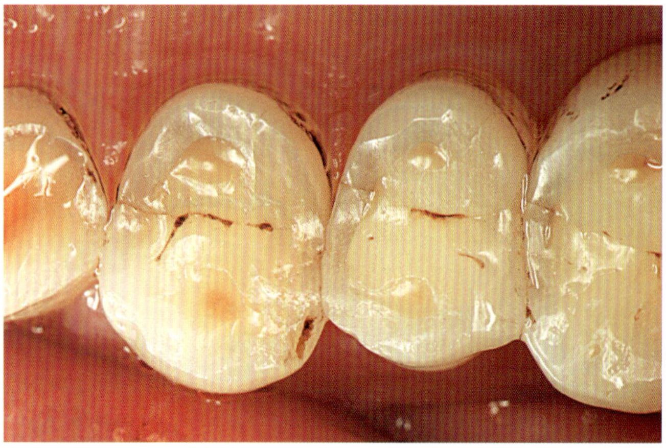

图 9-33　前磨牙 Smith 5 级　两处牙尖大量牙本质暴露

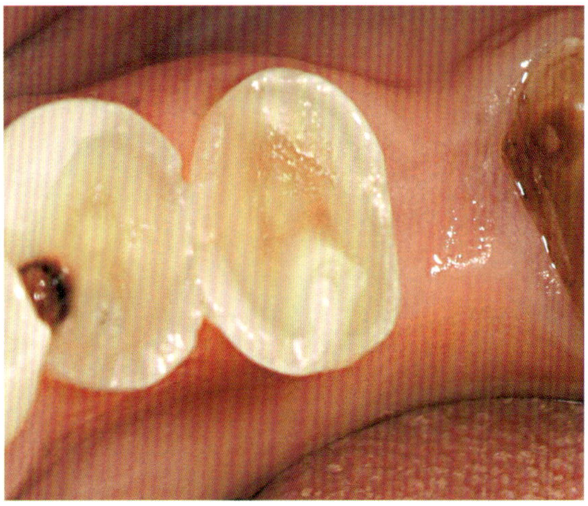

图 9-34　前磨牙 Smith 6 级　暴露牙本质融合成一整块，釉质环尚完整

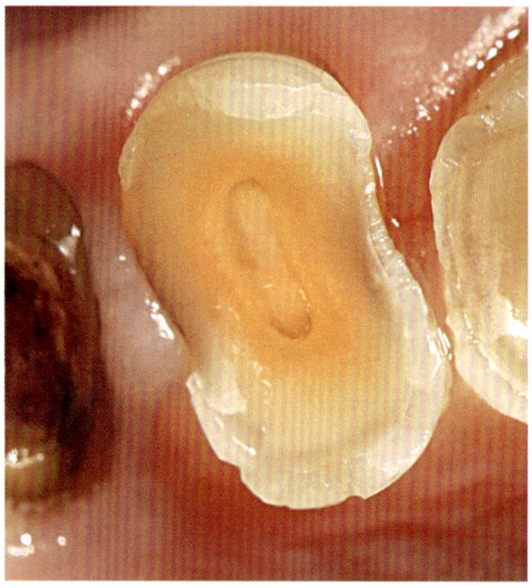

图 9-35　前磨牙 Smith 7 级　殆面完全是牙本质，釉质环开始出现缺损

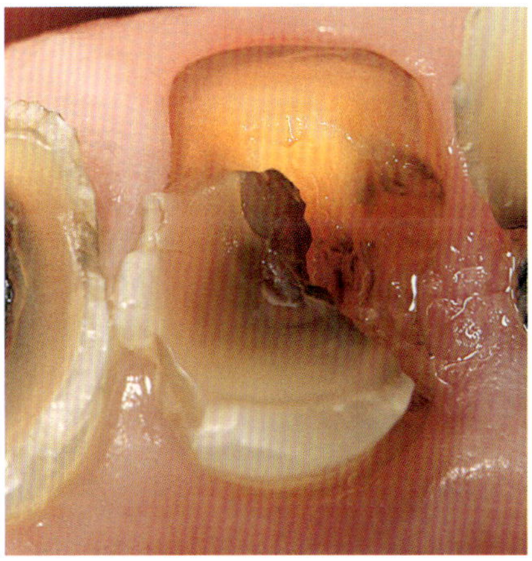

图 9-36　前磨牙 Smith 8 级　冠高度完全丧失，呈现根外形

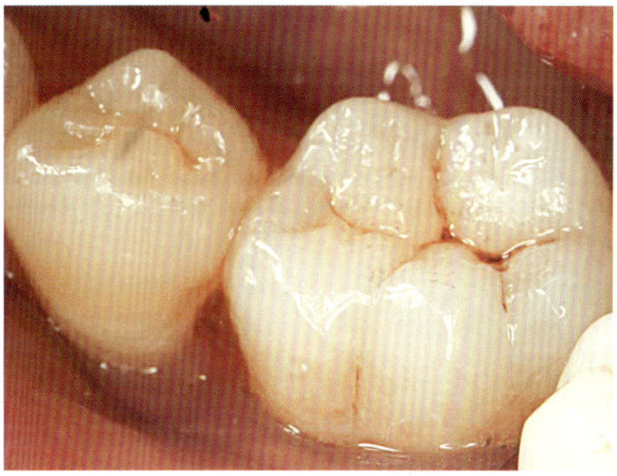

图 9-37　磨牙 Smith 1 级　小磨耗面形成（无牙本质暴露）

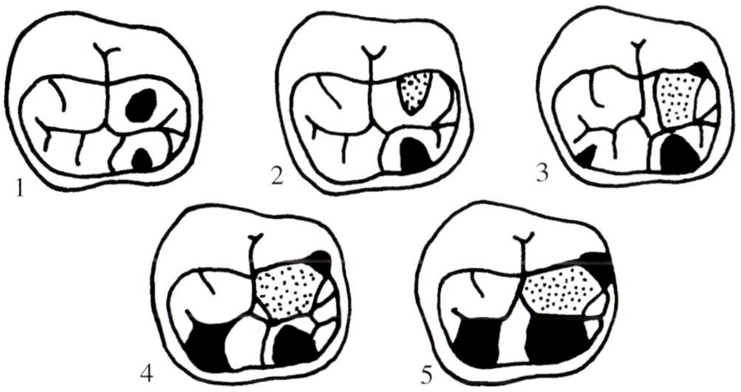

图 9-38　后牙 Woda 磨耗分级

1. 颊舌向长度 < 1/3 牙尖斜面
2. 颊舌向长度 > 1/3 牙尖斜面
3. 颊舌向长度 = 牙尖斜面
4. 颊舌向长度占据 3 个牙尖斜面
5. ≥ 3 个牙尖斜面，处于同一额状面

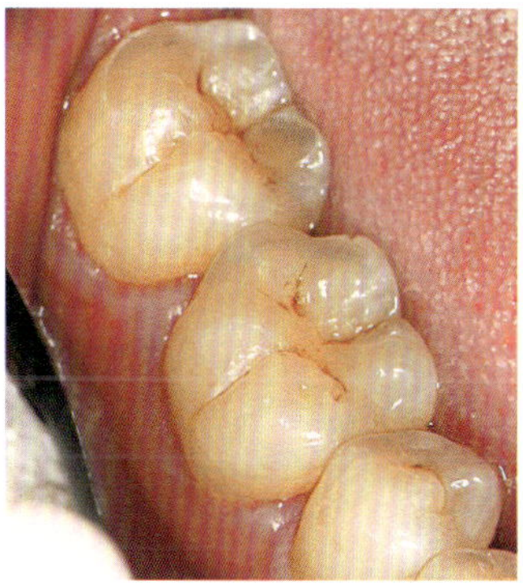

图 9-39　磨牙 Smith 2 级　牙尖中度磨耗，1~2 处牙本质点状暴露

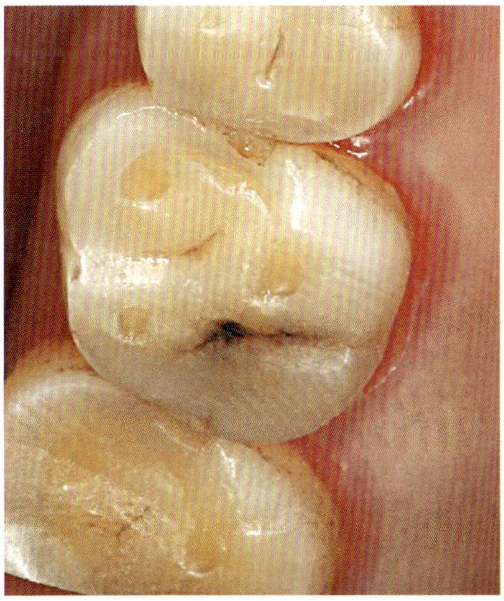

图 9-40　磨牙 Smith 3 级　牙尖磨除，中度牙本质暴露

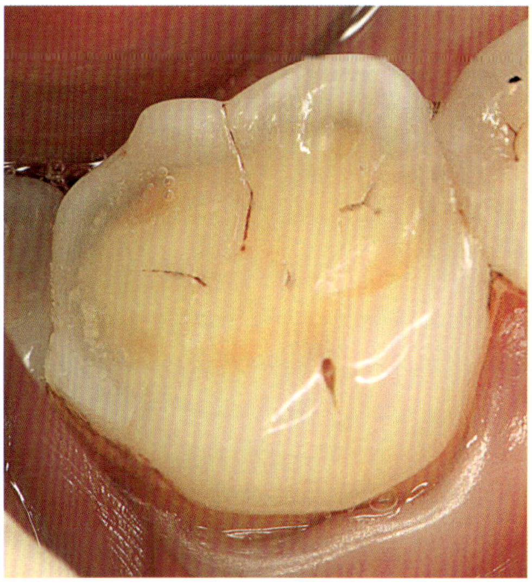

图 9-41　磨牙 Smith 4 级　几处大块牙本质暴露

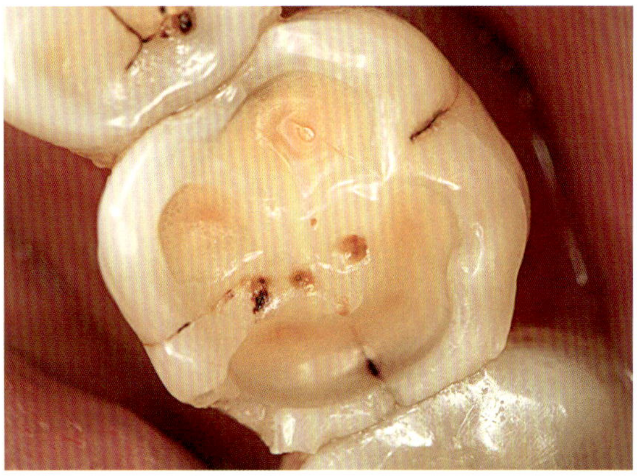

图 9–42　磨牙 Smith 5 级　两处暴露牙本质融合

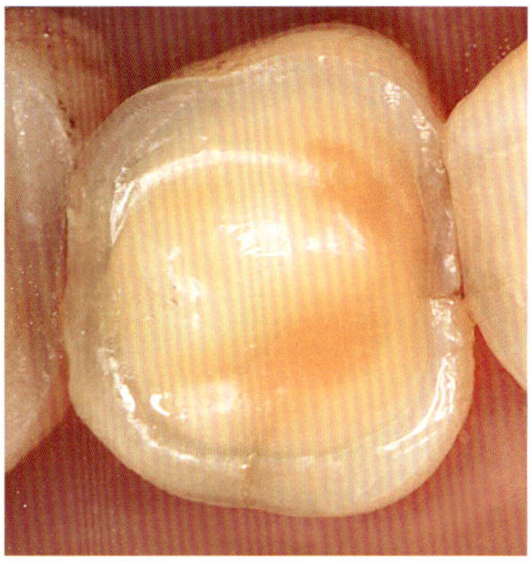

图 9–43　磨牙 Smith 6 级　三处暴露牙本质融合

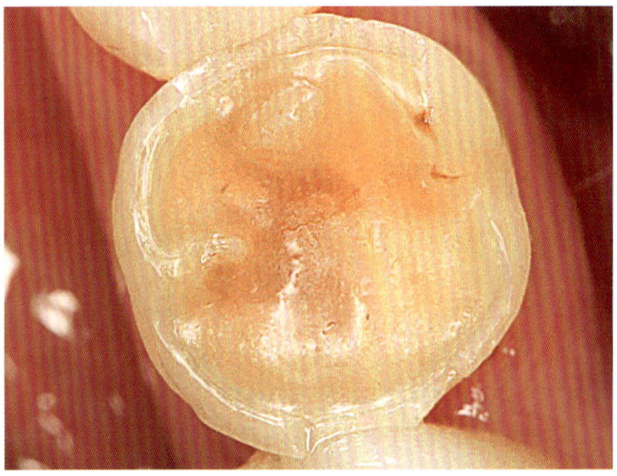

图 9–44　磨牙 Smith 7 级　全殆面暴露牙本质，釉质环尚完整

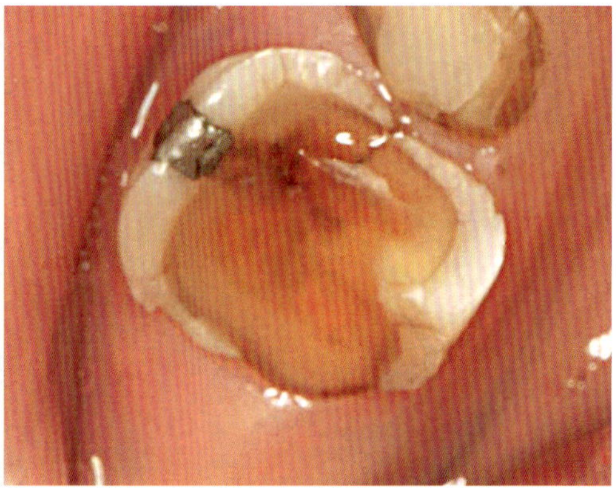

图 9–45　磨牙 Smith 8 级　冠宽度完全丧失，釉质环不完整，呈现根外形

很显然，Smith的分级偏重于对重度磨耗的分级，而Woda的分级偏重于轻度磨耗的分级，而Woda采用的指标是磨耗的大小和面积，而Smith采用的指标是牙釉质，牙本质的磨耗与暴露程度。

现代人终其一生，在正常状态下很少有人能产生Smith 6级以上的磨耗了。但需要修复的中老年人也几乎无人在就诊时仅产生1级磨耗。这些分级尽管从磨耗角度详细描述了殆面磨耗的变化，但从牙体解剖学、从殆接触设计的角度，其形态学的变化并没有详细地描述出来。轻度的磨耗面都是殆接触区，但随着磨耗的加重，介质与酸蚀的作用等会使相对应的殆面呈现不完全接触的形式。

（二）磨耗面的形成与殆接触位置的改变

1. 前牙

上颌切牙与尖牙的舌面所产生的磨耗面是正中殆接触与非正中殆接触中磨耗形成的。

正中殆接触在磨耗面的最龈端处，前伸殆接触在正中殆接触至切缘的舌面磨耗面上【图9-46，47】。边缘嵴磨平以前，接触在边缘嵴上【图9-48】；边缘嵴磨平以后，舌间的釉质才开始产生接触与磨耗。接触区在边缘嵴舌面上与原边缘嵴处【图9-49】。

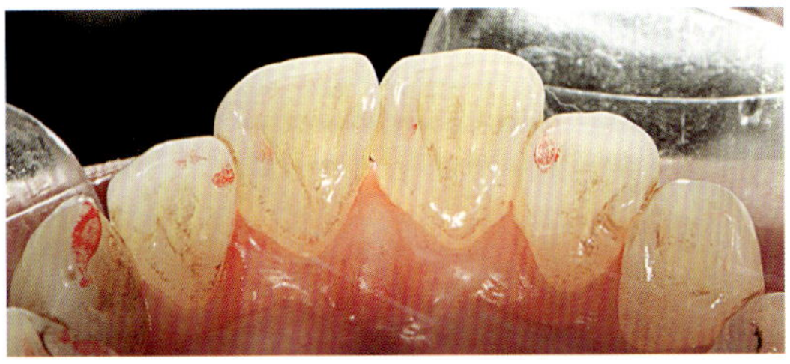

图 9-46　上前牙正中殆接触位置

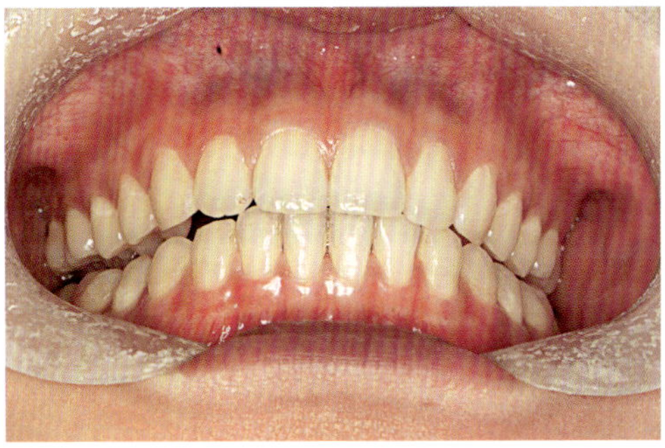

图 9-47　前伸殆接触

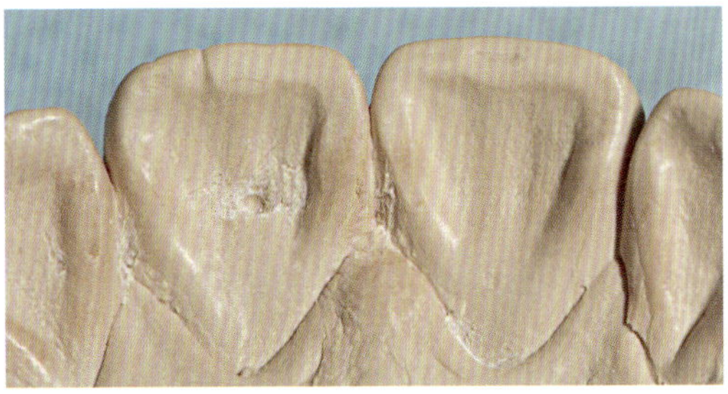

图 9-48　接触在边缘嵴上

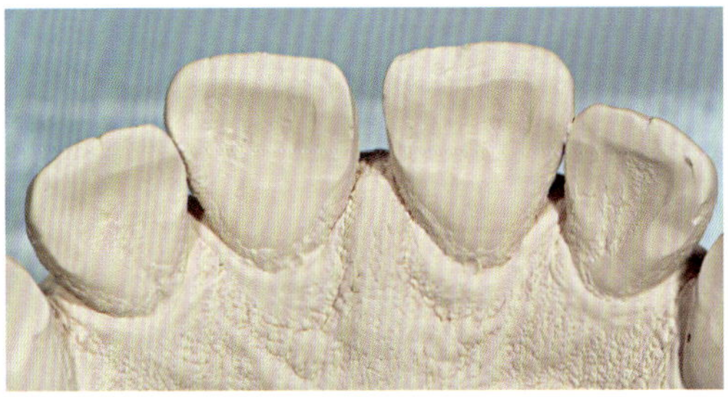

图 9-49　边缘嵴磨平后的接触

提示：上前牙舌侧边缘嵴的高低、有无，修复个别牙时应与同名牙，邻牙一致，非个别上前牙修复时，舌侧可以不作出边缘嵴。可以节省空间，少磨牙，符合保存原则，减少露髓牙折的可能，可以保证唇舌侧材料的厚度接近。

下前牙的磨耗面是正中殆接触与前伸殆接触中磨耗形成的。

正中殆接触在切缘偏唇侧形成的磨耗面上【图 9-50】。

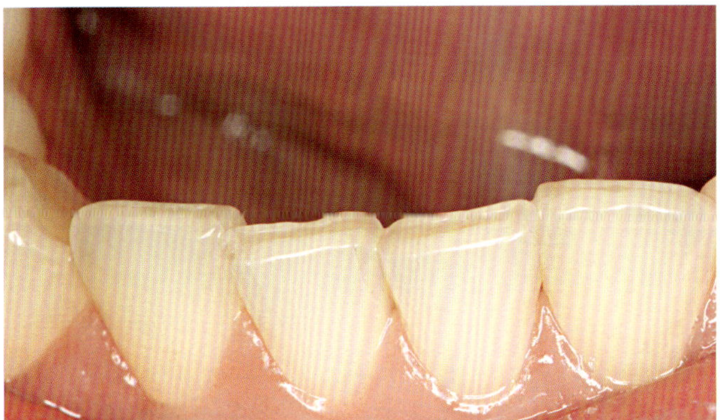

图 9-50　下前牙的磨耗面

前伸殆接触在切缘与唇侧形成的磨耗面上。切道斜度小，磨耗在切缘，且道斜度大，磨耗在唇面。覆殆深，唇侧磨耗面大【图 9-51】；覆殆浅，切缘磨耗面大【图 9-52】。

提示：切缘磨耗面的外形、大小、倾斜角度，应与对殆磨耗面相吻合，可保持殆稳定。

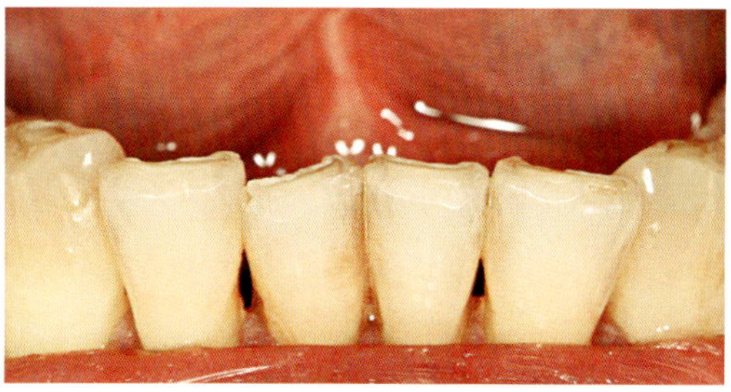

图 9-51　下前牙唇侧磨耗面

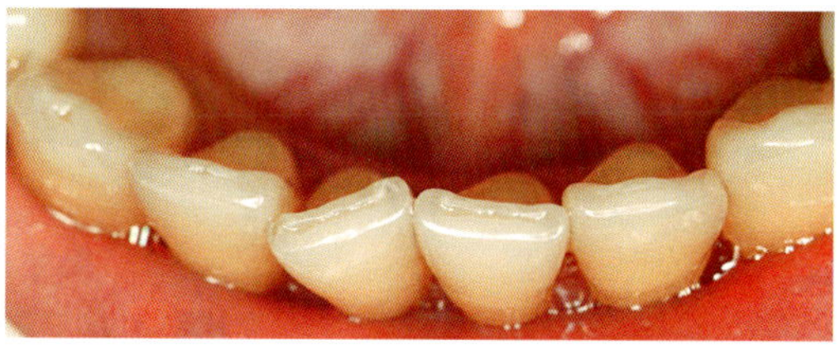

图 9-52　下前牙切缘磨耗面

2. 后牙

上后牙的磨耗面主要是正中船接触与侧方船接触中磨耗形成的。产生磨耗以后,船接触面逐渐增大,船接触的形态由点状逐渐过渡为面式接触，磨耗小平面越来越多，越来越大，直至相互融合，三角嵴、边缘嵴磨平以后，尖嵴关系不复存在，正中船时形成较宽而平的尖与较大的窝的船接触形式。

下后牙的磨耗面与上后牙的磨耗面相匹配。

（1）磨牙：磨牙的形态最为复杂。第一磨牙萌出早，第二、三磨牙又最接近三类杠杆的力点，磨耗也较重【图 9-53】，产生缺损与缺失的几率也高。

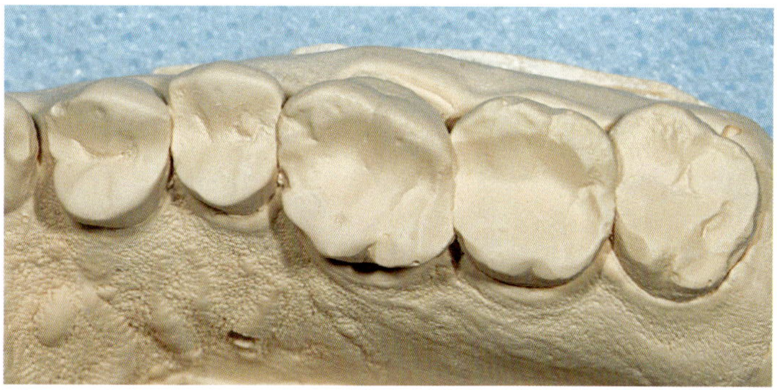

图 9-53　磨牙磨耗等级高于前磨牙，几乎全船面为磨耗接触面

患者会在磨耗的任何一个阶段来就诊，对船牙，同名牙，前后余留邻牙的磨耗情况应该可以帮助作出判断以利于作出一个符合该患者磨耗个性特点的生理修复体。

不同等级的磨耗，船接触的位置是不相同的。同等级的磨耗，船接触的位置也可是不相同的。如：同是 Woda 3 级："磨耗面的颊舌面长度占据整个牙尖斜面" 在考虑船接触位置时，则应观察是哪个牙尖斜面【图 9-54】？从逻辑上分析，这有多种可能性：支持尖两个内斜面相对【图 9-55】；支持尖外斜面对非支持尖内斜面【图 9-56，57】。两个斜面：支持尖内外斜面对支持尖，非支持尖内斜面见【图 9-58，59】；三个斜面都相对见【图 9-60】。这都是有可能的，为什么会是这样？为什么不都是 Hellman 所形容的船接触状态呢？

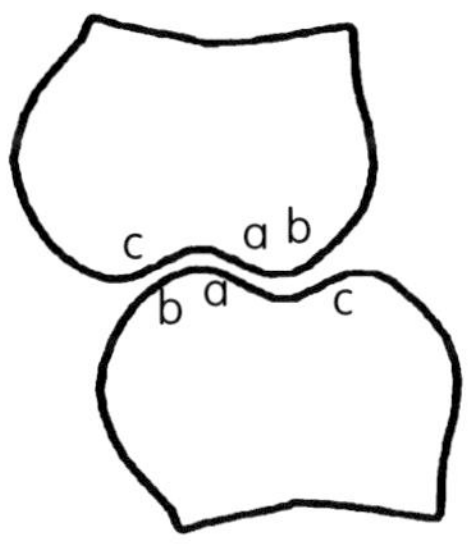

图 9-54 牙尖斜面的标号：a 支持尖内斜面；b 支持尖外斜面；c 非支持尖内斜面

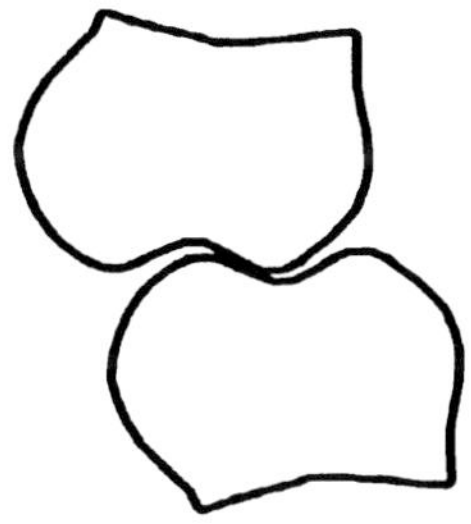

图 9-55 两个支持尖内斜面相对接触

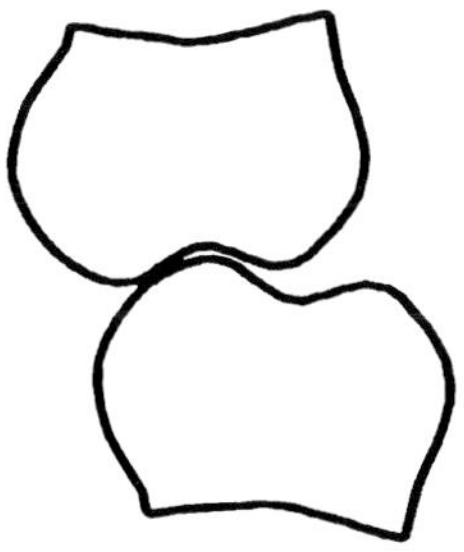

图 9-56 下支持尖外斜面对上非支持尖内斜面

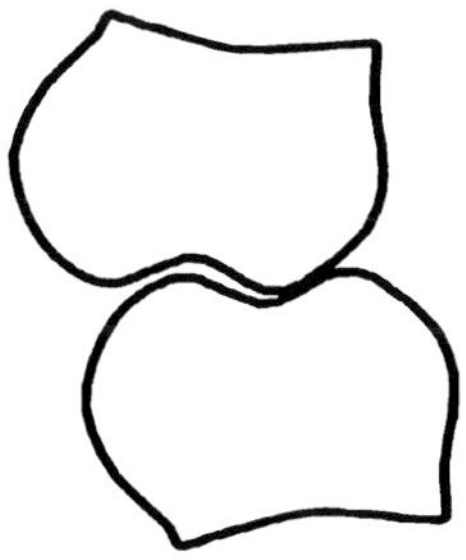

图 9-57 上支持尖外斜面对下非支持尖内斜面

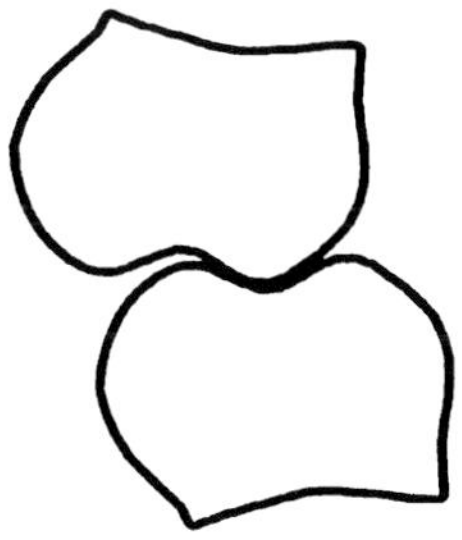

图 9-58 上支持尖内外斜面对下支持尖、非支持尖内斜面

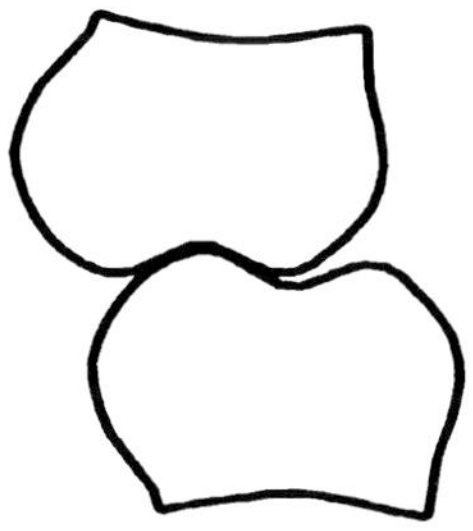

图 9-59 下支持尖内外斜面对上支持尖、非支持尖内斜面

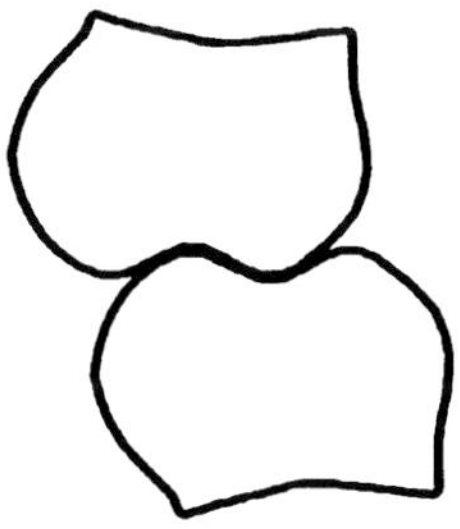

图 9-60 三个斜面都相对接触

受遗传、发育的影响，在三维动力下进行的建殆能建立一个基本正常覆殆覆盖，安氏I类，不拥挤的殆关系已属万幸了。而在不磨耗情况下建立有138点殆接触的理想建殆状态，几乎是不可能的。

李茵等曾研究了120名从20岁到70岁的正常殆的第一磨牙的殆面形态在颊舌断面上的磨耗变化，结果表明以上的逻辑推论基本是正确的：磨耗面出现在A：在支持尖内斜面上；B：支持尖内外斜面上；C：支持尖内外斜面与非支持尖内斜面上3种。其中如B为上支持尖，对殆磨耗面则为下支持尖与非支持尖内斜面。C已不是Woda 3级而是5级了，但在建殆的早期，出现A，B的几率与出现支持尖外斜面与非支持尖内斜面先接触产生磨耗面的几率是完全有可能相同的。看来，磨牙的磨耗面与殆接触位置并不象前牙那样容易判断与确定。

将a：a也可表述为前“S/V”型接触面形态（单斜面对接）

a+b：a+b 为“V”型接触面形态（单功能尖交错）

a+b+c：a+b+c 为“S”型接触面形态（双功能尖交错）

支持尖磨平为“一”字型接触面形态（双功能尖对接）

我们的研究结果产生生了以下提示：

① 随年龄的增长，有从前 S/V 型→S 或 V 型→“一”字型的趋势。

② 同名牙有参考价值但不是绝对的，因对称性只有 60% 多一点。

③ “一”字型即为支持尖磨平，出现了双颌 Smith 3 级以上磨耗。年龄平均为 60 岁左右，进一步产生 4 级，5 级甚至更重的磨耗也有可能。

现代人因磨耗速度较慢，食物软，侧方运动幅度小，产生与古人或现代土著人那样近似于平面聆的磨耗已不可能了，除非有磨牙症。更多的情况是，产生了 2 级磨耗后，牙本质率先暴露或暴露较多的一侧产生进一步磨耗的速度会大于牙本质未暴露或暴露较少的一侧，我们将其命名为“先入为主”现象，所谓“杯”形磨耗便是其表现之一，除外有酸蚀，否则不可能出现对聆牙也呈杯形磨耗，经常是对聆有一高耸的牙尖，磨耗仅为 2 级，而对聆全聆面牙本质暴露，中央凹陷，四周一圈釉质环。

（2）前磨牙：磨耗的产生与接触区的变化与磨牙近似只是相对简单，不仅可在支持尖内外斜面，非支持尖内斜面上产生磨耗，还会在支持尖近远中斜面，近远中边缘嵴处产生磨耗面，形成变化的接触区。支持尖磨平，产生 Smith 3 级磨耗很常见。

三、冠内修复体聆接触的设计

冠内修复体，聆接触设计应在设计嵌体，牙体预备之前就考虑，并在形成蜡型时设计好，嵌体戴入后完成。

1. 聆面嵌体

嵌体边缘 1mm 以外以内的原聆接触位置，原则上都可建立聆接触【图 9-61，62】

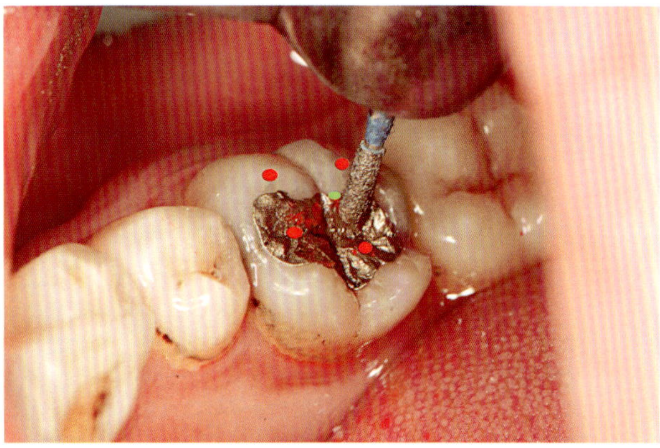

图 9-61　聆面嵌体的聆接触设计 1
红色：可建立聆接触处
绿色：不可建立聆接触处
以下同

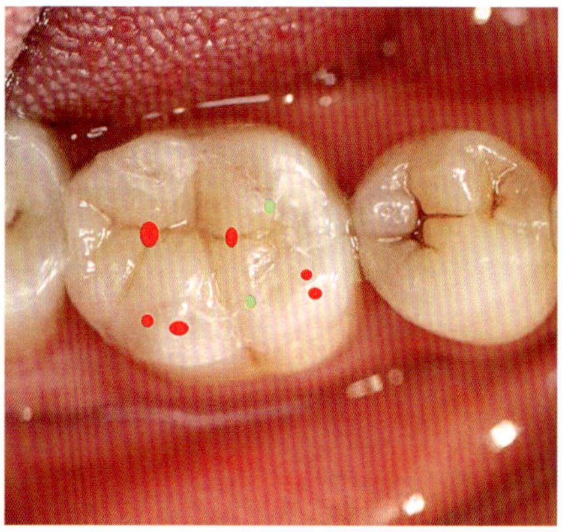

图 9-62　聆面嵌体的聆接触设计 2

2. 邻聆嵌体

邻聆嵌体，聆接触的位置主要取决于三个因素

（1）洞型的宽度（或洞型位置决定余留颊舌壁的宽度）

（2）洞型的深度

（3）邻面的突度

原则：

①洞型越宽、越深则洞型颊侧，颊尖内斜面处的接触应越少直至无接触；洞形舌侧，舌尖内斜面处的接触也应越少，直至无接触。上牙殆接触建立在洞形舌侧，舌尖外斜面上、尖顶处与嵌体上；下牙殆接触建立在洞型颊侧，颊尖外斜面上，尖顶处与嵌体上【图 9-63，64】。

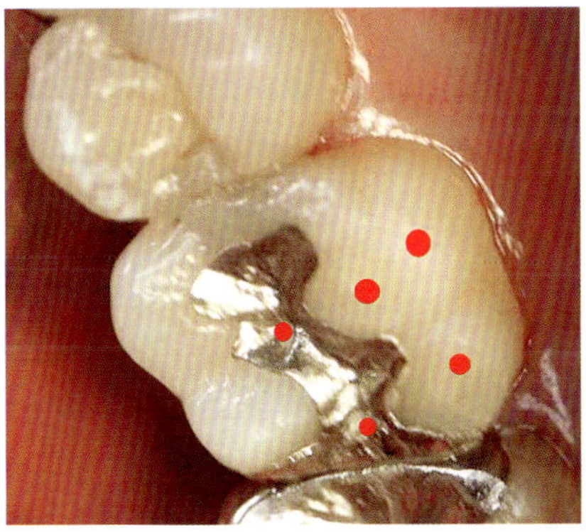

图 9-63　邻殆嵌体的殆接触设计 1

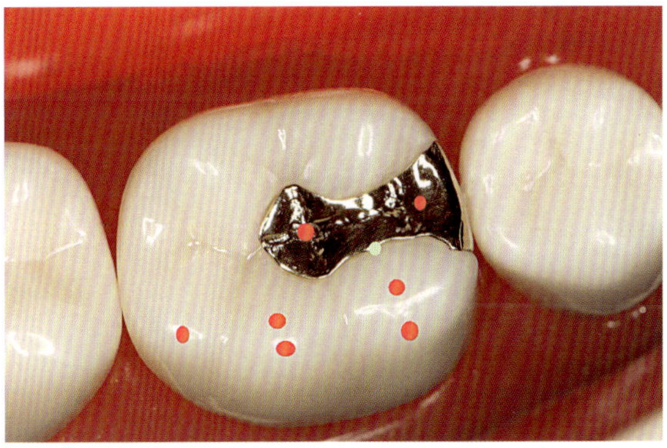

图 9-64　邻殆嵌体的殆接触设计 2

②如上下对殆牙均有嵌体则取消外斜面上的接触，只保留尖顶与嵌体上的接触。

③侧方殆时要避免上牙颊尖内斜面的接触，用其他部位，其他牙侧方殆时组牙接触来保护。

④殆接触在嵌体上近远中向的位置，取决于邻面的突度，突度越大，倒凹越大，边缘嵴距龈阶的近远中距离越远，嵌体受力时作用于鸠尾处的抗力壁的力越大。为防牙折发生，嵌体上在近远中向上殆接触的位置应位于龈阶最边缘处以内，能作到建立在龈壁与洞底线角以内最好【图 9-65】。这一点，尤其在 MO 嵌体时最需要注意，OD 嵌体因牙前倾角度的存在，情况要好于 MO 嵌体。

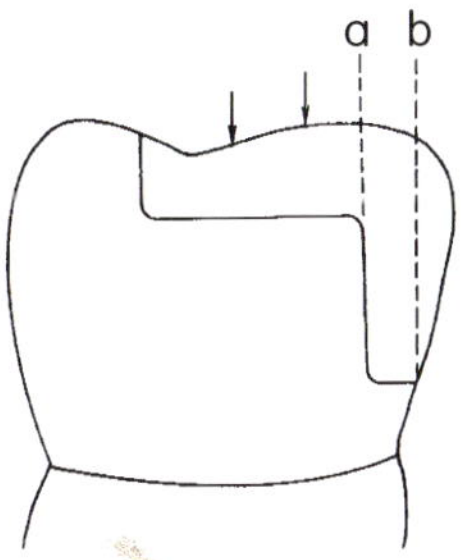

图 9-65　MO 嵌体殆接触点近远中位置的设计：最好在 a 以内；不能超出 b 以外

3. MOD 嵌体

（1）有 MOD 嵌体的上牙，不宜在侧方殆时有殆接触，用前后邻牙建立组牙功能殆。

（2）同邻殆嵌体，将正中殆接触建立在支持尖顶与嵌体上【图 9-66】。

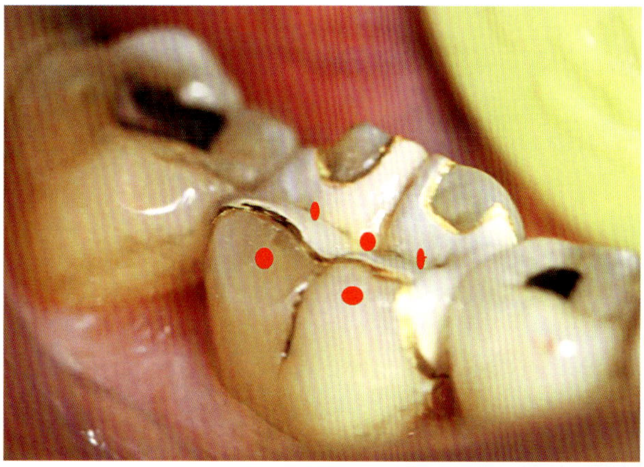

图 9-66　MOD 嵌体的𬌗接触设计

四、全冠类修复体𬌗接触设计

1. 要考虑冠的磨耗问题

全冠不同于嵌体，嵌体因其固位要求，都有一定的厚度，不必考虑磨耗问题，而全冠当设计不当时，某些部位会过薄，虽然固位力仍很好，但随着𬌗接触磨耗的进行易在其他部位均完好时而𬌗面某处磨穿，因而需要加以考虑。

人类目前还没有比金更适宜作后牙全冠的材料，可以在良好保证其它性能的前提出下基本保持与对𬌗牙同步的磨耗。一个后牙的铸造全冠，在卫生良好的前提下，应该可以使用30年甚至更长的时间。

如没有牙体缺损或缺损较小，全冠修复后𬌗接触的建立，应该与正常𬌗无异。但从双功能尖交错的S形𬌗接触（常为 Smith 1 级晚期或 2 级）变为双功能尖对接的“一”字形𬌗接触（Smith 3 级以上）是用不了 30 年的【图 9-67】。如果全冠不磨耗（如使用了镍铬合金），则对𬌗牙会被磨耗成 Smith 5 级以上；但如同步磨耗，常规制备又会产生牙尖处被磨穿问题，所以牙体预备时支持尖处在不露髓的前提下，预备出提前量，待支持尖磨平后仍可保持相当的冠的厚度，便可使全冠继续良好地使用下去【图 9-68】。

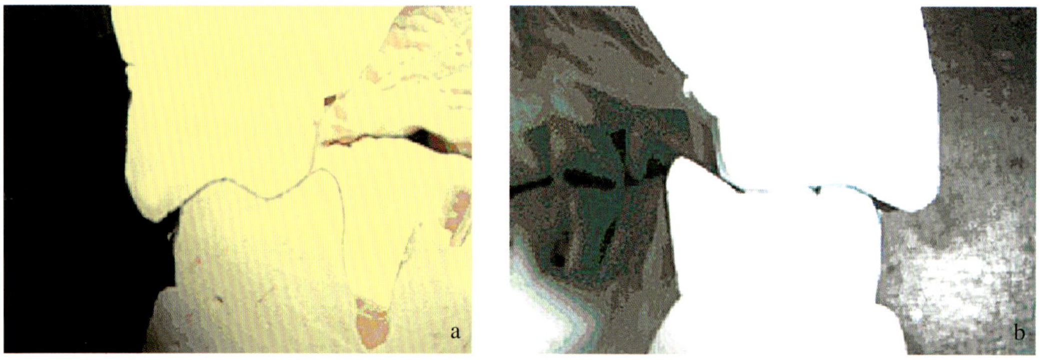

图 9-67　双功能尖交错的 S 形𬌗接触（a）与双功能尖对接的“一”字形𬌗接触（b）

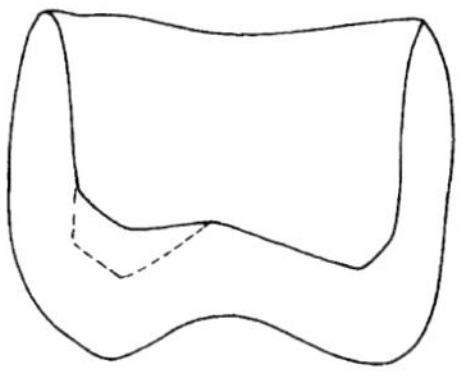

图 9-68　改良制备要求：加厚支持尖处冠厚度（虚线为常规制备外形）

2. 要考虑牙体缺损与预备体的抗力问题

除外固定义齿的固位体，全冠的适应证均有较严重的牙体缺损。全冠殆接触的建立应当与预防牙折相联系。

抗力壁有缺损或较薄弱时，不建立侧方殆时的殆接触，建立下窝与上颌支持尖的单功能尖交错殆接触【图 9-69】。

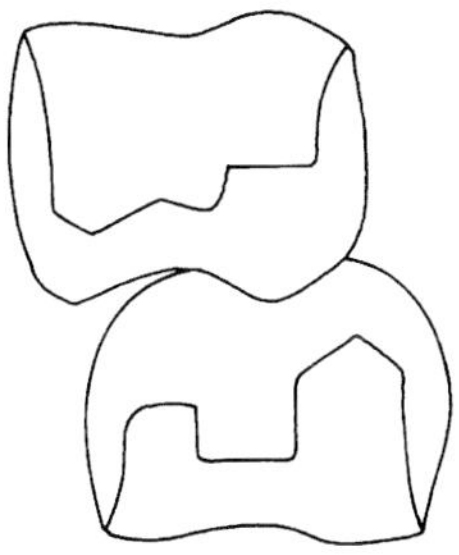

图 9-69　抗力壁有缺损时全冠的殆接触设计

另外还要考虑牙失髓后牙本质的疲劳问题。

在循环应力的作用下，牙体硬组织会产生微小的疲劳裂纹。活髓牙有修复能力，可以对牙本质上的微小裂纹进行修复而不会产生裂纹扩展；牙釉质的脆性大于牙本质，釉质的隐裂非常常见，而牙釉质不能被修复，因而在活髓牙上裂纹也会扩展，但不会因此产生牙折。死髓牙牙本质失去自行修复的能力，裂纹扩展后便有可能产生牙折。所以失髓牙作任何修复体都应该适当减轻殆力，集中载荷的殆力难以减轻，但靠设计可减少均布载荷的殆力；靠设计可减少拉应力状态下的循环应力【图 9-70】。

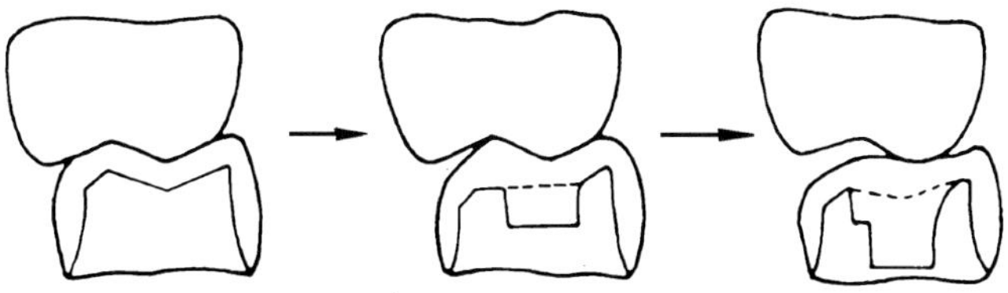

图 9-70　减少均布载荷的设计方法

3. 要考虑牙周的支持能力

牙周支持组织的部分丧失与牙体缺损的发生有可能发生在同一颗牙上、或对殆的牙上。牙体缺损会导致部分或全部丧失𬌗接触，在无𬌗力或受𬌗力较小的状态下，牙周支持不足的矛盾不会突出；但当全冠修复后，因𬌗接触设计不当导致𬌗创伤的时有发生。

原则如下：

(1) 前牙不建立前伸𬌗时的𬌗接触，只建立正中𬌗时的𬌗接触，并与其他牙同时组牙接触。

(2) 后牙不建立侧方𬌗的𬌗接触，只建立正中𬌗时的窝与支持尖的单功能尖交错𬌗接触。

(3) 多根牙将𬌗接触区设计在牙周支持组织较强壮的牙根上方的𬌗面处。

如：6|远中根骨吸收明显，6|需做冠，应将6|近中窝的𬌗面外形略作调整，将6|的冠的𬌗面形态作特殊设计。作蜡型时近中舌尖可向近中向𬌗面中央处移。与6|近中窝处建立𬌗接触。让𬌗面其他部位无接触。

再如：|6牙体缺损并有二颊根骨吸收1/2，根分歧暴露。|6需做冠，要建立近远中舌尖与对𬌗中央窝、远中窝的𬌗接触，颊尖内斜面如有接触，则该牙会有不适。

五、固定义齿的𬌗接触设计

固定义齿𬌗接触的设计，是与桥体减径联系在一起的，国内教科书原来是主张要减径的，目的是要减轻桥体承受的𬌗力，但国内外一直未以力学角度将需要减轻𬌗力的原因，用数据来解释清楚。近年来，关于桥体减径问题的讨论已见不到了，但临床上并非见不到固定义齿所造成的骨吸收与根折现象【见图 7-30】。对于三单位固定桥的选择可能会越来越多地被单个种植义齿所替代，但种植固定义齿仍然会涉及桥体减径的问题。

仅仅靠𬌗接触的设计与桥体减径并不能避免对基牙的创伤，前已述及安全系数的概念（见第七章），桥体减径与𬌗接触设计应在**符合 Ante 氏法则，满足强度条件，保证安全系数≥** 1 的两个前提下进行。

以下颌固定桥的设计为例：

1. 6 缺失 5-7 桥，见表 7-4

(1) 分布载荷 $[\sigma]=1/2\ \sigma_u$ $n=1.30$

如果患者偏软食，咀嚼肌不发达，对𬌗为 RPD，可在此强度条件下设计桥体𬌗面，与原缺失牙宽度、外形相同，不必减径，𬌗接触设计为双功能尖交错形式。

(2) 分布载荷 $[\sigma]=2/3\ \sigma_u$ $n=0.96$

桥体𬌗力需减少 11%，才可使 $n \geqslant 1$。

正常人，普通饮食，对𬌗真牙列，需在此条件下建立𬌗接触。仍可建立双功能尖交错形式𬌗接触，但需将桥体功能尖外斜面的接触面积减少 50%。原此处的𬌗接触消失，大约可减少 15% 的分布载荷 。

(3) 分布载荷 $[\sigma]=3/4\ \sigma_u$ $n=0.85$

桥体𬌗力需减少 42%，才可使 $n \geqslant 1$

对𬌗真牙列，牙齿磨耗较重，患者喜食硬食，或有夜磨牙症，需在此条件下建立𬌗接触。改双功能尖交错为对颌单功能尖交错，根据对𬌗支持尖外形与磨耗情况，或将桥体支持尖内斜面减少约 1/4 的𬌗接触，或将支持尖与非支持尖内斜面均减少 1/5 的𬌗接触，桥体支持尖外斜面不建立𬌗接触。

2. 56 缺失

（1）4-7 桥：这种设计违反了 Ante 氏法则，许用应力连 1/2 σ_u 也达不到（表 9-1）

表 9-1　$\overline{4-7}$ 固定桥的殆力分布与安全系数

牙位 [σ]	|4	|5	|6	|7	合计	n
σ_u(kg)	32	0.00	0.00	43.76	75.76	
1/3 σ_u	11	12	15	15	53	1.43
1/2 σ_u	16	18	22	22	28	0.97
2/3 σ_u	21	25	30	29	105	0.72
2/3 σ_u 强度条件	21	≤ 11.75 46.7%	≤ 14.10 46.7%	29	75.67	≥ 1

（2）34-7 桥：增加 3 作基牙，设计符合 Ante 法则，增加基牙也增大了许用应力，1/2 σ_u 时，n=1.11（表 9-2）。

表 9-2　$\overline{34-7}$ 固定桥的殆力分布与安全系数

牙位 [σ]	|3	|4	|5	|6	|7	合 计	n
σ_u(kg)	24.13	32	0.00	0.00	43.76	99.90	
1/3 σ_u	8.04	11	12	15	15	61.04	1.64
1/2 σ_u	12.07	16	18	22	22	90.07	1.11
2/3 σ_u	16.09	21	25	30	29	121.09	0.83
2/3 σ_u 强度条件	16.09	21	≤ 15.25 61.0%	≤ 18.30 61.0%	29	99.64	≥ 1

对殆真牙列，要想在 2/3 σ_u 建立强度条件 56 桥体上需减轻 40% 殆力，可用 1（3）时的处理方法来建立殆接触。

安全系统与牙周潜力一样，都是代表固定桥基牙的支持能力。先考虑基牙的支持能力，再设计桥体的殆接触及所能恢复的殆力大小，是符合逻辑的作法。

人咀嚼日常食物所需的殆力在 3~30kg 范围内，本文的许用应力在三种不同设计的固定桥中 1/3~2/3 σ_u 的范围为 8～30kg，与正常情况非常相符。食物的性质千差万别，人在漫长的生活中不可能为了避免固定桥失败永远小心谨慎地不让自己的殆力≥ 1/2 最大殆力。为此，在 2/3 σ_u 水平建立强度条件来设计殆接触是十分必要的。

参 考 文 献

1. Kenneth W Aschhiein, Bary G. Esthetic Dentistry： A clinical approach to techniques and materials. Dale. St Louis： Mosby. C2001

2. Shillingburg HT, Hobo S, Whitsett LD, et al. Fundamentals of fixed prosthodontics. 3rd ed. Chicago： Quintessence Publishing Co, 1997

3. Rosenstiel SF, Land MF, Fujimoto J. Contemporary fixed prosthodontics. 3rd ed. St Louis: the C V Mosby Company, 2002

4. Shillingburg HT, et al. Fundamentals of tooth preprations. Chicago： Quintessence Publishing Co, 1987

5. Ring ME. Dentistry- An illustrated history. St Louis：Mosby，1985

6. Nordbø H, et al. Clinical performance of porcelain laminate veneers without incisal overlapping： 3-year result. J Dent，1994，22：342-345

7. Herbert Dumfahrt, et al. Porcelain Laminate Veneers. A retrospective Evaluation after 1 to ten years of service： part I-clinical procedure. Int J Prosthodont，1999，12：505-513

8. Yoshinari M, et al. Fracture strength of all ceramic crown. Int J Prosthodont，1994，7：329-338

9. Giordano RA, et al. Flexural strength of an infused ceramic, glass ceramic and fledspathic porcelain. J Prosthrt Dent, 1995，73：411-418

10. Seghi RR, et al. Relative fracture toughness and hardness of new dental ceramics. J Prosthent Dent, 1995, 74: 145-150

11. Dong JK, et al. Pressed ceramics： technology and strength. Int J Prosthodont，1992，5：9-16

12. Myers, et al. Fatigue failure parameters of IPS Empress porcelain. Int J Prosthodont，1994，7：549-553

13. Sorensen JA, et al. Effect of veneer porcelain on all ceramic crown strength (abstract) J Dent Rec，1992，71：320

14. Dalloca LL, et al. A new esthetic material for laminate veneers： IPS-Empress. Quintessence Dent Tech，1994，17：167-171

15. Small BW, et al. Use of heat-pressed leucite reinforced porcelain in “difficult” veneer cases: a clinical report. J Prosthet Dent，1996，76：461-463

16. Cross JS, et al. Effect of fit adjustment on CEREC CAD-CAM veneers. Am J Dent，1997，10：46-51

17. 邵永新，江山 编著. 现代口腔烤瓷修复术. 北京：科学出版社，1998.3

18. Clyde JS, et al. Porcelain veneers： a preliminary review. Br Dent J，1988，164：9-14

19. Mclaughlin, et al. Porcelain fused to tooth-the state of art. Rest Dent，1988，4：90-94 Helman M. Factors influencing occlusion Development of occlusion. Philadelphia： Univ of Pennsylvania Press，1941

20. Ramfjord SP, Ash MM. Occlusion Philadelphia. St Louis：WB Saunders Company，1966

21. Okeson JP. Management of Temporomandibular Disorders and Occlusion.3rd ed.St Louis： Mosby Year Book，1993

22. Ash MM, Neson SJ. Wheeler′s Dental Anatomy, Physiology and Occlusion. 8th ed. St Louis：Saunders，2003

23. Smith BH. Patterns of molar wear in Hunter. Gatherers and Agriculturatists. Ameri J Phys Anthrop，1986，63：39-56

24. Woda D Gourdon AM, Fanaj M. Occlusal Contacts and Tooth Wear. J Prosthet Dent，1987，57：85-93

25. 四川医学院主编.口腔矫形学.北京：人民卫生出版社，1979

26. 皮昕主编.口腔解剖生理学.第三版.北京：人民卫生出版社，1994

27. 冯海兰，徐军 主编.口腔修复学.北京：北京大学医学出版社，2005